胆胰脾影像诊断图谱

——从关键征象到鉴别诊断

主　编　村上　卓道

主　译　龚向阳　王　振

科　学　出　版　社

北　京

图字：01-2020-6190

内 容 简 介

全书共涉及16个胆囊关键征象、17个胰腺关键征象、11个脾脏关键征象，涵盖胆、胰、脾影像诊断的常见及少见疾病，涉及超声、CT、MRI等领域，以完整的临床资料和优质的影像资料为切入点，以问题解析为基本要点逐步分析推理，对疾病的典型征象、诊断陷阱、鉴别思路进行了科学、系统、规范的讲解，强调注重影像知识点的横向、纵向联系和文献支持，收集了临床病例精华，资料翔实，每一种疾病都附有清晰、典型的图像，便于读者建立完整的鉴别诊断体系，有助于扩展思路，触类旁通，举一反三，提升胆、胰、脾疾病的影像诊断水平。

本书适用于临床消化内科和腹部外科医师。

图书在版编目 (CIP) 数据

胆胰脾影像诊断图谱：从关键征象到鉴别诊断 / （日）村上 卓道主编；龚向阳，王振主译. —北京：科学出版社，2020.11
　ISBN 978-7-03-066480-8

　Ⅰ. ①胆… 　Ⅱ. ①村… ②龚… ③王… 　Ⅲ. ①肝疾病－影像诊断－图谱②胆道疾病－影像诊断－图谱③胰腺疾病－影像诊断－图谱④脾疾病－影像诊断－图谱 　Ⅳ. ① R570.4-64 ② R551.104-64

中国版本图书馆 CIP 数据核字 (2020) 第 204319 号

责任编辑：高玉婷 / 责任校对：郭瑞芝
责任印制：赵 博 / 封面设计：龙 岩

KEY SHOKEN KARA YOMU KANTANSUIHI NO GAZOUSHINDAN KANZOU HEN
© TAKAMICHI MURAKAMI 2016
Originally published in Japan in 2016 by MEDICAL VIEW CO.,LTD
Chinese (Simplified Character only) 　translation rights arranged with
MEDICAL VIEW CO.,LTD through TOHAN CORPORATION, TOKYO.

科 学 出 版 社 出版
北京东黄城根北街 16 号
邮政编码：100717
http://www.sciencep.com

三河市春园印刷有限公司　印刷
科学出版社发行　各地新华书店经销

*

2020 年 11 月第 一 版 　开本：787×1092　1/16
2020 年 11 月第一次印刷　印张：18 1/2
字数：438 000

定价：138.00 元
（如有印装质量问题，我社负责调换）

译 者 名 单

主 译　龚向阳　浙江省人民医院放射科
　　　　王　振　浙江省人民医院放射科
译　者（以姓氏笔画为序）
　　　　王　振　浙江省人民医院放射科
　　　　王相权　浙江省人民医院放射科
　　　　刘一骏　浙江省人民医院放射科
　　　　肖雅楠　浙江省人民医院放射科
　　　　张远标　浙江省人民医院肝胆胰外科、微创外科
　　　　姚伟锋　浙江省人民医院肝胆胰外科、微创外科
　　　　龚向阳　浙江省人民医院放射科

编 者 名 单

主　编　村上　卓道

副主编　吉满　研吾　兼松　雅之　赤羽　正章

　　　　　鹤崎　正胜

编　者　浅山　良树　赤木　史郎　清水　辰哉

　　　　　本杉宇太郎　佐野　胜广　伊藤　茂树

　　　　　铃木耕次郎　市川新太郎　有薗　茂树

　　　　　矶田　裕义　五岛　　聪　山本　　亮

　　　　　东南　辰幸　中村　信一

译 者 前 言

　　影像学图谱能满足放射科或临床专科医生凭借类似影像学表现快速解决疾病诊断问题的需求，是临床上非常实用的参考书。然而，目前市上大部分的影像学图谱是按照解剖系统或部位、疾病分类编排，也有只提供病例序号而缺乏任何编排规律的图谱。在临床实践中，经常会遇到这样的困惑，即看懂了影像表现和征象特征，不但知道从什么线索或方向去考虑诊断和鉴别诊断，而此时影像学图谱也往往帮不上忙。由日本近畿大学医学部村上卓道教授主编的《胆胰脾影像诊断图谱——从关键征象到鉴别诊断》的特别之处，是按照常见的影像学征象进行分类，以征象为线索进行诊断和鉴别诊断，既能满足快速查找可疑疾病、解决临床问题的需求，也能很好地培养年轻影像科医生的诊断思维、拓宽知识面。因此，当我拿到原版书稿时，被它独特的编撰格式所吸引，立即答应了本书的翻译工作。

　　我本人曾经作为客座研究员在日本东北大学医学部进修学习一年，王振技师长与张远标副主任医生也曾经在日本静冈县立病院进修学习，与日本同行有过共事的经历，对他们的专业精神和认真态度由衷地钦佩。在翻译本书的过程中，从字里行间又一次体会到他们的专业精神。我们为此项工作组建的翻译团队包括了放射科医生、技师和肝胆胰脾外科医生。虽然日文中有大量的汉字，貌似翻译简单、容易，但实际工作中难度超过想象，我们尽可能通过直译和意译相结合，将原著的精神体现出来，便于读者理解。当然，翻译会不可避免地存在一些问题，希望读者不吝赐教。

　　在本书即将出版之际，特别感谢参与编译工作的每一位译者，感谢你们的辛苦付出！

龚向阳

浙江省人民医院

2020年10月于杭州

原著前言一

从メジカルビュー（Medical View）公司收到关于出版肝胆胰脾影像诊断教科书的任务之后已过去2年多。在这一领域已经陆续出版了一些教科书，如果是要出版新书的话，我认为必须要有所创新，因此造成了编撰工作迟滞。

然而，通过与参编本书的吉满 研吾、赤羽 正章、兼松 雅之、仙鹤 正胜等医生多次会议讨论，我决定摒弃以往按照疾病名到征象表现形式的教科书，制作一本反过来从关键征象到疾病名的教科书。年轻时，我负责读片会疑难病例讨论时，经常会根据关键征象所见从《Linda & Felson放射鉴别诊断学》的"放射学中的色域：X射线鉴别诊断的综合列表"中查阅怀疑的疾病。通过本教科书不仅可以学习到鉴别诊断的病例，也能好好地学习关于疾病本身的解释。不过，要实现这样的目标并不像口头上说得那么容易，参编的医生们就提出什么样的关键征象、关键征象表现应该给予什么样的鉴别诊断等问题进行了长时间的讨论。另外，为了寻找具有关键征象的图例，具体执笔的医生花费了极大的努力。所有的努力都是有意义的，我认为这次出版的《胆胰脾影像诊断图谱》，不仅对放射科医生，还对消化内科、腹部外科医生们的临床工作会有很大的帮助。

如果本书能为各诊疗科医生选择适当诊断和有效治疗有所贡献，我将感到非常荣幸。

近畿大学医学部 放射医学教研室 放射诊断部　主任教授

村上 卓道

2016年2月

原著前言二

大约2年前，从村上 卓道先生处第一次听到制作日本版Gamuts教科书的想法，我和赤羽 正章、兼松 雅之、仙鹤 正胜等编者都非常赞同。根据影像表现提出鉴别诊断，缩小到最终诊断是我们放射科医生日常诊疗中进行的工作，但是以这种体系编撰的日语教科书很少，全体编者都觉得编撰这样一本日语教科书很有必要。我记得第一次编者会议结束时，兼松 雅之医生提出了本书的基本格式，接下来大家集思广益，把能想到的内容补充进去。随着具体工作的进展，内容逐渐明晰、丰富，编者会议总是从肝脏开始，到胆胰脾结束，这种模式一直持续着。我觉得担心"这本书真的能出版吗？"的人不止于我。

为了保持关键影像征象一致性，在指导活跃在各个领域第一线的执笔医生的过程中，由于我们的笨拙而无法很好地传达意图，给执笔的医生们带来了很大的麻烦，我想借这个机会表示歉意和感谢。

在本书的编撰过程中遇到了各种各样的困难，几次都想放弃，但Medical View公司负责人中泽惠先生善解人意并有很强的忍耐力，每次都能耐心细致地应对，这本书终能出版，多亏了他，我非常感谢。

不管怎么说，对于本书能够顺利出版，我感到无比高兴。在向执笔医生们深表歉意的同时，我希望本书能为更多的年轻学习者提供帮助，并以此为序。

福冈大学医学部　放射医学教研室主任　教授　吉满 研吾

近畿大学医学部　放射医学教研室　放射诊断副教授　鹤崎 正胜

东日本关东医院　放射科主任　赤羽 正章

岐阜县综合医疗中心　消化影像诊断中心主任　兼松 雅之

2016年2月

本书使用方法

本书是从关键特征性影像表现出发进行鉴别诊断的一个组织架构

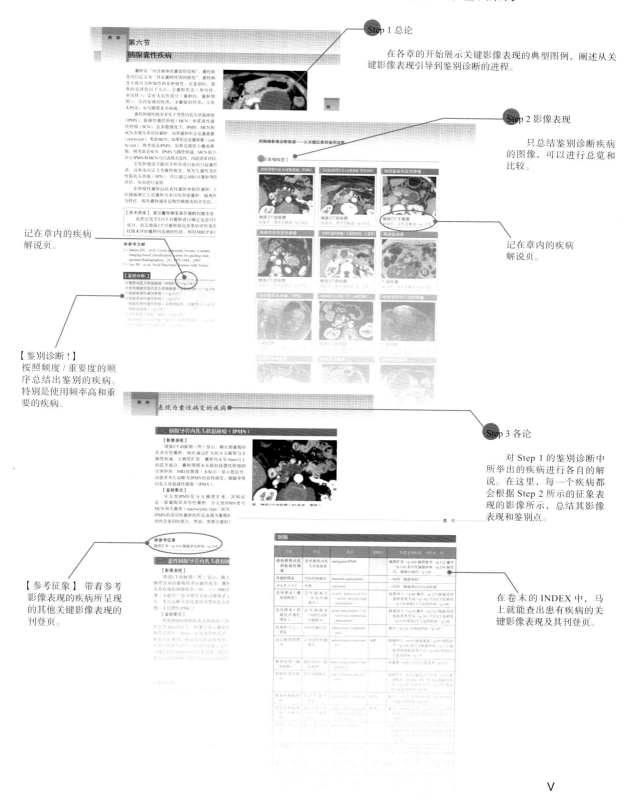

Step 1 总论

在各章的开始展示关键影像表现的典型图例，阐述从关键影像表现引导到鉴别诊断的进程。

Step 2 影像表现

只总结鉴别诊断疾病的图像，可以进行总览和比较。

记在章内的疾病解说页。

记在章内的疾病解说页。

【鉴别诊断！】
按照频度／重要度的顺序总结出鉴别的疾病。特别是使用频率高和重要的疾病。

Step 3 各论

对 Step 1 的鉴别诊断中所举出的疾病进行各自的解说。在这里，每一个疾病都会根据 Step 2 所示的征象表现的影像所示，总结其影像表现和鉴别点。

【参考征象】 带着参考影像表现的疾病所呈现的其他关键影像表现的刊登页。

在卷末的 INDEX 中，马上就能查出患有疾病的关键影像表现及其刊登页。

目　录

第1章　胆囊·胆管

第2章　胰　　腺

第1章

胆囊・胆管

第一节
胆囊壁肥厚

　　胆囊壁可因各种疾病变厚（参照下述【鉴别诊断！】一览表）。需要鉴别的疾病包括平时发病率较高的慢性胆囊炎、胆囊息肉和腺肌症等，以及发病率低但恶性程度高的胆囊癌。

　　影像诊断最主要的任务是将胆囊癌从多数的良性病变中鉴别出来。

　　胆囊癌在影像学上分为隆起型、壁厚型和浸润型3种类型。因此，在鉴别诊断问题上分别是隆起型胆囊癌与胆囊炎、壁厚型胆囊癌与慢性胆囊炎和腺肌瘤、浸润型胆囊癌与黄色肉芽肿性胆囊炎的鉴别。

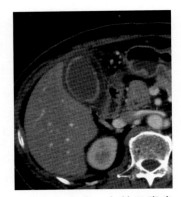

图 典型影像：急性胆囊炎（50余岁，女性）

黏膜中断，周围脂肪组织混浊，AML治疗中，右上腹部疼痛

　　隆起型病变： 鉴别的关键在以下3点：肿块大小、动态增强模式和弥散加权成像表现。病变大小在1cm以上，增强CT呈现早期-延迟模式，高b值弥散加权像呈高信号及ADC减低，均提示恶性病变的可能性。

　　壁厚型病变： 首先应关注有无罗-阿窦（Rokitansky-Aschoff sinus，RAS）。有RAS存在，应首先考虑胆囊腺肌症（有RAS样影像表现的胆囊癌的报道，需要特别注意）。无RAS存在，应考虑慢性胆囊炎与胆囊癌的鉴别。胆囊壁光滑且呈缓慢-延迟强化模式提示良性，而胆囊壁不规则且呈早期-延迟强化模式则提示恶性。

　　浸润型病变： 对于黄色肉芽肿性胆囊炎（xanthogranulomatous cholecystitis，XGC），有价值的影像征象是胆囊壁内低密度区（脓肿）、黏膜面强化且连续性保存、弥漫性胆囊壁肥厚等。然而，胆囊癌与黄色肉芽肿性胆囊炎的影像表现存在较多的重叠，实际鉴别很困难。此外，XGC的炎症很容易累及周围组织，病变累及肝和周围脂肪组织形成软组织影，形态上酷似胆囊癌。

　　胆囊壁增厚鉴别诊断中影像学的次要任务，是在急腹症中正确判断急性胆囊炎，并对其严重程度进行评估。急性胆囊炎超声和CT诊断的灵敏度、特异性分别为超声83%、95%，CT39%、93%。CT还可以用于评估有无气肿性胆囊炎、胆囊周围脓肿等严重并发症。主要与胆囊壁增厚相鉴别的疾病是胆囊浆膜下水肿性增厚，但结合临床症状，通常容易鉴别。

■参考文献

1）Harvey RT，Miller WT Jr：Acute biliary disease：initial CT and follow-up US versus initial US and follow-up CT. Radiology，213（3）：31-836，1999.

【鉴别诊断！】

◎急性胆囊炎（→p.4）　　　　　　◎胆囊浆膜下层水肿（→p.7）
◎慢性胆囊炎（→p.4）　　　　　　气肿性胆囊炎（→p.7）
◎黄色肉芽肿性胆囊炎（→p.5）　　肝细胞癌胆囊床浸润（→p.8）
◎胆囊腺肌症（→p.5）　　　　　　IgG4相关性胆管炎（→p.8）
◎胆囊癌（→p.6）

【征象缩略图】

胆囊·胆管

急性胆囊炎

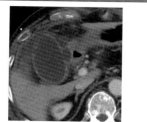

增强CT门静脉期
70余岁，男性【解说→p.4】

慢性胆囊炎

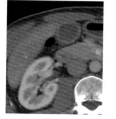

增强CT动脉期
60余岁，女性【解说→p.4】

黄色肉芽肿性胆囊炎

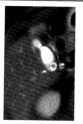

HASTE
50余岁，男性【解说→p.5】

胆囊腺肌症

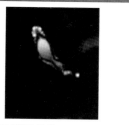

MRCP横断位像
60余岁，男性【解说→p.5】

胆囊癌

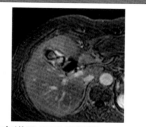

动态增强MRI平衡期
50余岁，女性【解说→p.6】

胆囊浆膜下层水肿

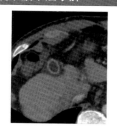

增强CT门静脉期
50余岁，男性【解说→p.7】

气肿性胆囊炎

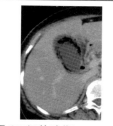

增强CT门静脉期
60余岁，男性【解说→p.7】

肝细胞癌胆囊床浸润

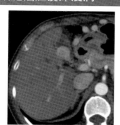

增强CT动脉期
50余岁，男性【解说→p.8】

一、急性胆囊炎

【影像表现】

胆囊壁厚超过3mm即为病理状态。90%的病例伴有胆结石。胆囊大、胆囊颈消失。水肿性（卡他性）胆囊炎表现为胆囊壁增厚，反映了炎症细胞浸润与充血，在CT增强动脉期可见肝胆囊床一过性强化现象，70%的急性胆囊炎病例可见这一影像表现，这是由于炎症造成了胆囊静脉逆流增加所致，是诊断早期急性胆囊炎非常有效的征象。另外，超声可见多层的透声层（lucent layer），这是与表现为单层透声层的浆膜下水肿性增厚的主要鉴别点。在坏疽性胆囊炎中，胆囊黏膜线中断，被称为中断环征（interrupted rim sign）（图：→）。如果胆囊内压力进一步上升，动脉分支的血液循环受阻造成胆囊坏死，形成不对称的胆囊壁增厚、壁内脓肿及壁内血肿。胆囊壁穿孔可形成胆囊周围脓肿。

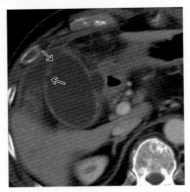

图 增强CT门静脉期（70余岁，男性）

【鉴别要点】

值得注意的是，ICU患者可出现无结石的胆囊炎，发病多为原因不明的败血症。发病初期即形成胆囊动脉闭塞和坏疽，很多病例无胆囊饱满、胆囊壁增厚等表现。超声影像上的墨菲征（sonographic murphy sign）也常呈假阴性，这在诊断时需要注意。因此，必须仔细观察增强CT上强化的黏膜线是否连续和完整。

■参考征象

胆囊・胆管脂肪层不明显→p.18/胆囊床异常阴影→p.43/平扫CT胆囊壁低密度→p.69

二、慢性胆囊炎

【影像表现】

大部分情况下，慢性胆囊炎是由胆结石的慢性刺激引起的。胆囊壁因慢性炎症细胞浸润和纤维化，表现为全周性增厚（图：→）。但胆囊壁层状结构保留，无断裂和不规则等表现。胆囊周围也无液体积聚，通常不会引起误诊。但也有很多时候胆囊失去收缩性而萎缩，在这种情况下，特别是在超声中表现为类似消化管的影像表现，胆囊的判断会出现困难。

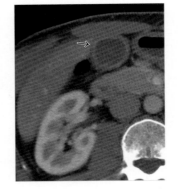

图 增强CT动脉期（60余岁，女性）

【鉴别要点】

慢性胆囊炎需要与平坦型（壁肥厚型）的胆囊癌相鉴别。胆囊癌囊壁通常较慢性胆囊炎厚。在动态增强图像上，慢性胆囊炎的囊壁光滑，呈缓慢-持续强化。而胆囊癌通常表现为囊壁不完整，呈早期-持续强化。即与胆囊癌相比，慢性胆囊炎早期强化并不明显，这一点可资鉴别。局限性囊壁增厚在胆囊癌屡见不鲜，但慢性胆囊炎合并腺肌症的情况下也可见这一影像表现。在胆囊癌病例中，胆囊壁更厚且厚薄不均。增厚的胆囊壁钙化后，可呈高回声。如果钙化波及全周，即为瓷器样胆囊。

■参考文献

1）Yoshimitsu K，et al: Dynamic MRI of the gallbladder lesions differentiation of benign from malignant J Magn Reson Imaging，7: 696-701，1997.

三、黄色肉芽肿性胆囊炎

【影像表现】

与胆囊癌相比，提示该病的影像表现有：①胆囊壁内的低密度结节（脓肿或肉芽肿）；②胆囊黏膜强化，并保持连续性；③有胆囊结石（图：→）；④弥漫性/对称性壁肥厚（图：▶）等。通过综合上述影像表现，可以提高诊断准确率。

【鉴别要点】

胆汁通过胆囊黏膜和罗-阿窦（RAS）破裂口向胆囊壁内的渗透，由此产生炎症反应和纤维化。炎症累及胆囊周围脂肪组织和胆囊床，形成肉芽组织、纤维化等情况并不少见，通常难以与胆囊癌相鉴别。虽然既往有很多鉴别诊断的研究报道，但对临床治疗方案产生重要影响的研究报道仍然缺乏。该疾病没有特异性的血清标志物，活体标本检查也较困难，大多数情况下不得不通过手术同时进行诊断和治疗。

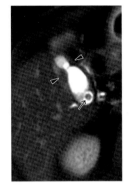

图　HASTE（50余岁，男性）

■参考文献

1）Catalano OA, et al: MR imaging of the gallbladder a pictorial essay. Radiographics, 28: 135-155, 2008.

■参考征象

胆囊·胆管脂肪层不清晰→p.18/胆囊床异常阴影→p.44/平扫CT胆囊壁低密度→p.70

四、胆囊腺肌症

【影像表现】

增厚的胆囊壁内可见扩张的RAS。根据病变范围，分为弥漫型、节段型和局灶型胆囊腺肌症3类。本病的诊断则主要基于胆囊壁内的RAS征象（图：→）。根据该特征性的影像表现，许多在【鉴别要点】中提到的影像表现（征象），但其本质都是RAS。

【鉴别要点】

超声：闪烁伪像、彗星尾伪像，胆囊壁内高回声和后方声影，它是由于胆囊壁内的RAS充满小结石而产生的。

CT：念珠征（rosary征），rosary是指念珠，这是由于在CT增强图像上，胆囊壁肌层内无强化、低密度的RAS，呈连续串珠状的影像表现。

MRI

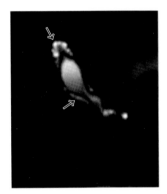

图　MRCP横断像（60余岁，男性）

沙漏征（hourglass appearance）：这是胆囊体部发生局限性增厚时的影像表现。

珍珠项链征（pearl neckless sign）或串珠征（string of beads sign）：该征象是因为胆囊壁内的RAS在T_2加权像中显示为高信号而形成的征象。使用MRI T_2加权SSFSE（single shot fast spin-echo）序列显示最佳。有报道指出，串珠征在与胆囊癌的鉴别中的特异性可达92%。但是，当病变较小、RAS内含高蛋白胆汁或充满结石时，T_2加权像可以不呈现高信号，诊断敏感性降低60%～70%。

■参考文献

1）Catalano OA, et al: MR imaging of the gallbladder a pictorial essay. Radiographics, 28: 135-155, 2008.

■参考征象

胆囊萎缩→p.46、47/平扫CT胆囊内低·等密度结节→p.56/平扫CT胆囊壁高密度→p.64/平扫CT胆囊壁低密度→p.68

五、胆囊癌

【影像表现】

以下是胆囊癌各期侵犯深度（T分期）的MRI表现。虽然T1期和T2期的鉴别是最重要的，但对于T2期以上，正确评价上游（肝门侧）和下游（十二指肠侧）是否侵犯也十分重要。

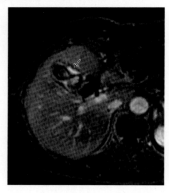

图　动态增强MRI平衡期（50余岁，女性）
胆囊癌，侵犯深度T2（SS）

T1a：呈乳头状，基底部胆囊壁不增厚。在T_2加权像中，表示肌层的低信号带仍保存。

T1b：呈乳头状，基底部胆囊壁可见结节状增厚，基底部胆囊壁碎片化（＋）。在T_2加权像中，表示肌层的低信号带受浸润，增强MRI显示胆囊外层（浆膜下低信号）仍保存。

T2：肿瘤结节明确显示，但浆膜侧边缘仍完整。T_1加权像反相位（out-of-phase）可见肿瘤向浆膜下脂肪内突出，但连续性存在。增强后胆囊壁全层强化，可见延迟浆膜下强化（图：→）。

T3：肿瘤结节明确显示，浆膜侧边缘不光整。T_1加权像反相位可见浆膜下脂肪层不连续。T3a：肝实质浸润，浆膜浸润，或邻近脏器浸润（1处）；T3b：胆管浸润。

T4：T4a，肝以外2处邻近脏器浸润；T4b，门静脉主干，肝总动脉，或肝固有动脉浸润。

【鉴别要点】

胆囊癌侵犯深度不同术式也不同，因此术前侵犯深度的判断很重要。T1a（M癌）行胆囊摘除术（腹腔镜下）；T1b（MP癌）行扩大胆囊摘除术（胆囊床肝2cm切除）＋肝十二指肠韧带淋巴结廓清，T2（SS癌）以上侵犯深度选择扩大胆囊摘除术，S4b/5切除加肝右叶切除。

■参考文献

1）Kim SJ, et al: Preoperative staging of gallbladder carcinoma using biliary MR imaging. J Magn Reson Imaging, 41: 314-321, 2015.

■参考征象

胆囊·胆管脂肪层不清晰→p.19/胆囊床异常阴影→p.43/胆囊萎缩→p.46/内膜断裂·不连续→p.52/平扫CT胆囊内低·等密度结节→p.55/平扫CT胆囊壁低密度→p.70

六、胆囊黏膜下层水肿

【影像表现】

　　胆囊壁内层由黏膜和肌层组成，在增强时常有强化。胆囊壁水肿增厚主要累及外层浆膜下组织，CT显示为与水相似的密度改变（图），MRI T_2 加权像显示为均匀高信号。然而，由于浆膜下存在丰富的脂肪组织，所以不能将化学位移成像检测到的浆膜下脂肪解释为黄色肉芽肿性胆囊炎中出现的泡沫组织细胞内的脂肪。

【鉴别要点】

　　本病常见于急性肝炎、肝硬化、充血性心力衰竭、肾功能不全、低蛋白血症等病症。结合临床表现通常容易诊断，但仅凭影像表现很难与急性胆囊炎相鉴别。本病与急性胆囊炎的鉴别要点有：①胆囊通常紧张度不高，可出现轮廓凹陷现象；②超声检查在肥厚的胆囊壁内可见一低回声带；③超声墨菲征为阴性；④增强CT，黏膜连续无断裂；虽然是主观判断，但是重要的鉴别点，当观察到朝向胆囊内腔凸出或体部腰部缩窄时，可以认为胆囊紧张度不高。

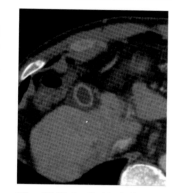

图　增强CT门静脉期（50余岁，男性）

■参考征象

胆囊·胆管脂肪层不清晰→p.19／平扫CT胆囊壁低密度→p.68

七、气肿性胆囊炎

【影像表现】

　　这是重症急性胆囊炎的特殊表现形式。在肥厚的胆囊壁内出现气体（图）。超声检查提示胆囊壁内和腔内高亮度的气体，伴有声影。

【鉴别要点】

　　本病需要与胆囊壁内结石、消化道气体相鉴别，如怀疑本病应积极行CT检查。注意不要与胆道积气或ERCP后胆道壁内气体混淆。多数情况下胆囊黏膜无强化。

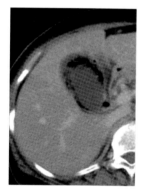

图　增强CT门静脉期（60余岁，男性）

■参考征象

胆囊·胆管脂肪层不清晰→p.20／内膜断裂·不连续→p.52／平扫CT胆囊壁低密度→p.69

八、肝细胞癌的胆囊床浸润

【影像表现】

一般情况下，因为肝细胞癌生长变大而侵犯胆囊的情况是极少见的，但肝细胞癌可能沿胆囊静脉逆向浸润，形成突出于胆囊腔的肿块。根据背景肝病变、肿瘤指标、动态增强CT/MR影像等，可以明确诊断肝细胞癌（图：→）。但是，肝细胞癌胆囊床浸润则是一种罕见的情况，血管造影显示大多是由胆囊动脉供血，因此需要与胆囊癌肝脏浸润相鉴别。

特别是在乏血供的低分化肝细胞癌浸润性生长，侵犯胆囊的情况下，与同为乏血供的胆囊癌肝浸润鉴别可能会变得更加困难。

【鉴别要点】

如果只是浸润至黏膜下，可见脂肪层模糊不清，但强化黏膜的连续性仍然保存，这种情况即可以排除胆囊癌。如果浸润突破黏膜，突出到内腔，就难以与胆囊癌区分了。

另外，富血供肝细胞癌，经常引起肿瘤出血，有时还可伴有胆道出血。胆道出血在胆囊癌中极其少见，因此可成为肝细胞癌的旁证。

■参考征象

胆囊·胆管脂肪层不清晰→p.23/胆管扩张→p.40/胆囊床异常阴影→p.44

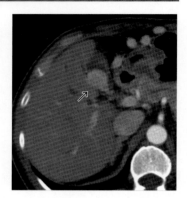

图　增强CT动脉期（50余岁，男性）

肝细胞癌胆囊浸润。可见边界清楚的富血供肿块从肝脏突出到胆囊内腔（→）。根据强化模式可以诊断为肝细胞癌

九、IgG4相关性胆管炎

【影像表现】

25%的IgG4相关疾病会导致胆囊壁肥厚，扩张的胆囊内伴有胆泥。壁厚4～6mm为轻度。通常合并胰腺和胆管病变，因此鉴别诊断不难。

■参考征象

胆管壁肥厚→p.14/胆管狭窄/闭塞→p.28/胆管扩张→p.39

■参考文献

1）平野賢二，ほか：自己免疫性膵炎の膵外病変. 胆と膵，26：761-768，2005.
2）Sahani DV，et al：Autoimmune pancreatitis：imaging features．Radiology，233：345-352，2004.

MEMO

第二节

胆管壁肥厚

胆管壁增厚见于下述【鉴别诊断！】中的各种病变。胆管是头尾方向走行狭长的管腔结构，胆管壁增厚可以见于炎症、良性病变和胆管癌，鉴别并不容易。超声和血液检查怀疑胆管壁增厚引起上游胆管扩张，这时就要进行增强CT检查，并尽可能在行胆管切除术之前进行。也可以行MRI（MRCP）、直接胆道造影，超声内镜、胆内镜等检查。细胞学检查和组织检查也很重要。即使经过这样的诊断程序被判定为恶性，术后病理结果是良性的情况也有5%～15%。炎症引起胆汁细胞变异性增强，导致假阳性率增高是原因之一。

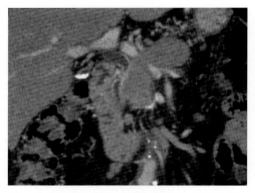

图　典型影像：IgG4相关胆管炎（70余岁，男性）

增强CT门静脉期MPR冠状面像

依靠CT和MRI（MRCP）鉴别良性胆管狭窄和癌性胆管狭窄，以下情况可以提示恶性的可能：①增强CT门静脉期不强化，而平衡期明显强化；②长范围的病变；③胆管壁明显增厚；④胆管外壁不清楚；⑤内腔不光整；⑥不对称性增厚。根据报道，②和③的阈值（cut off值）略有不同，病变长为12～13mm、壁厚为2.8～5mm的报道居多。

MRCP显示胆管突然变窄或中断是恶性病变的典型表现，但也通常见于由炎症引起的良性狭窄，特异性较低（约30%）。另外，病变T_2加权像高信号的灵敏度也较低（40%左右）。

近年来，在胆道MRI中也有很多人使用普美显（EOB）。肝细胞期胆汁中会排出造影剂，可以得到良好的胆道造影结果。良性病变比恶性病变更可能观察到高信号造影剂通过狭窄部位，但其敏感性、特异性、准确性并不高，为66%～69%。需要注意的是，使用EOB造影剂检查，平衡期评估间质成分较困难。

弥散加权像也有助于鉴别良、恶性，恶性病变在高b值的弥散加权像呈高信号，ADC值降低。有报道称，如果在常规MRI的基础上加上弥散加权像的信息，会提高诊断正确率。

■参考文献

1）Kim JY，et al：Contrast-enhanced MRI combined with MR cholangiopancreatography for the evaluation of patients with biliary strictures：differentiation of malignant from benign bile duct strictures．J Magn Reson Imaging，26：304-312，2007．

2）Park HJ，et al：The role of diffusion-weighted MR imaging for differentiating benign from malignant bile duct struc-tyres．Eur radiol．24：947-958，2014．

【鉴别诊断！】

◎肝门部胆管癌（→p.12）　　　　　　◎IgG4相关性胆管炎（→p.14）

◎肝外胆管癌（→p.12）　　　　　　　胆总管结石（→p.15）

◎原发性硬化性胆管炎（→p.13）　　　胆管断端神经瘤（→p.15）

◎急性梗阻性化脓性胆管炎（→p.13）

【征象缩略图】

肝门部胆管癌

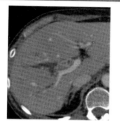

增强CT门静脉期
60余岁，女性【解说→p.12】

肝外胆管癌

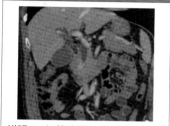

增强CT门静脉期MPR冠状面像
60余岁，男性【解说→p.12】

原发性硬化性胆管炎

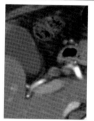

增强CT动脉期
60余岁，女性【解说→p.13】

急性梗阻性化脓性胆管炎

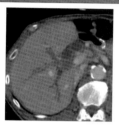

增强CT门静脉期
60余岁，男性【解说→p.14）

IgG4相关性胆管炎

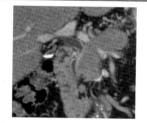

增强CT动脉期，MPR冠状面像
70余岁，男性【解说→p.14】

胆总管结石

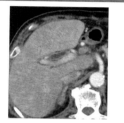

增强CT动脉期
70余岁，男性【解说→p.15】

胆管断端神经瘤

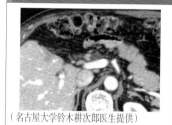

（名古屋大学铃木耕次郎医生提供）
增强CT
60余岁，男性【解说→p.15】

表现为胆管壁增厚的疾病

一、肝门部胆管癌

【影像表现】

右肝管管壁明显增厚（图：→）。肝内胆管的前支和后支扩张。

【鉴别要点】

2D-厚层MRCP或3D-MRCP MIP像有助于对病变整体的显示。虽然判断肿瘤进展范围最终需要直接胆道造影，但CT可同时评价胆管肿瘤在水平方向和垂直方向的进展、动脉和门静脉侵犯、淋巴结及远处转移等情况。尤其是病变对侧（主要病变位于右肝管时评估左侧肝叶）和下方胆管的进展程度及脉管侵袭等方面进行评估，以决定是否存在手术适应证或手术方式（右半肝切除，肝中叶切除，右三叶切除，系统肝切除＋胰十二指肠切除等），所以需要注意薄层扫描的读片。

■参考征象

胆囊·胆管脂肪层不清晰→p.21/胆管狭窄/闭塞→p.29/胆管扩张→p.36

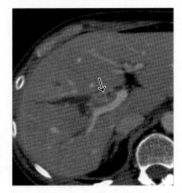

图　增强CT门静脉期（60余岁，女性）

二、肝外胆管癌

【影像表现】

高分化～中分化腺癌以沿着黏膜面形成隆起的方式浸润生长。因此，在动态增强扫描中多呈现早期强化。而中分化～低分化腺癌由于伴随着丰富的纤维间质，常以胆管壁整体性增厚的形式进展，在增强后呈现延迟性强化。

【鉴别要点】

在读片时，除了关注肿块和胆管壁增厚等肿瘤表现，还需要特别注意横断面影像上仔细评价肿瘤进展、侵犯的情况。在垂直方向上，最重要的是对血管侵袭的评估。通过血管闭塞、变形、与肿瘤有半周以上接触等征象可以判定为血管侵袭阳性。另外，水平方向的评估对于决定切除范围是不可缺少的。胆管支架可以成为管壁肥厚的原因，但支架可对肿瘤进展的准确评价造成困难，因此支架放置前的检查极为重要。MPR（图）对诊断的灵敏度、特异性、准确度的提高没有帮助，但提高了Az值和观察者之间的一致性。

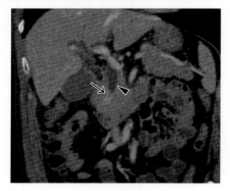

图　增强CT门静脉期MPR冠状位（60余岁，男性）

中部胆管癌。胆管壁肥厚（→），上游胆管扩展（▶）

■参考文献

1）Kakihara D，et al：Usefulness of the long-axis and short-axis reformatted images of multidetector-row CT in evaluating T-factor of the surgically resected pancreaticobiliary malignancies. Eur J Radiol，63：96-104，2007.

■参考征象

胆囊·胆管 脂肪层 不清晰/→p.22/胆管 狭窄/闭塞→p.30/胆管扩张→p.37

【须知！】

在《胆道癌取扱い規約》（第6版），解剖学上发生在胆管中部和下部胆管的癌定义为远位胆管癌。根据肉眼所见，《胆道癌处置规范》从病理学角度将黏膜面所见（乳头型、结节型、平坦型）及切面所见（膨胀型、浸润型）合在一起进行了分类。但在影像诊断的文献中，很多借用了《肝癌处置规范》中肝内胆管癌的分类（胆管狭窄型，胆管浸润型，胆管内生长型）。因此，我认为《胆道癌处理规定》中的分类难以适用于影像诊断。

【须知!】

　　《胆道癌处置规范》（第6版）更改了肝外胆管的分段。将肝外胆管分为肝门部（perihilar）胆管和远端（distal）胆管。肝门部胆管，从左边门脉脐部（U point）的右缘，到右边门脉前后支分叉点的左缘（P point）这一范围，十二指肠侧原则上以胆囊管汇合部为止。胆管区域判断新的要点是基于CT上的门静脉解剖（图）。

（日本肝胆膵外科学会编：胆道癌取扱い规约.第6版.金原出版，2013.引用）

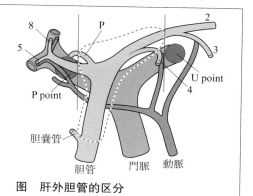

图　肝外胆管的区分

三、原发性硬化性胆管炎

【影像表现】

　　原发性硬化性胆管炎特点是空间性和时间性多发胆管壁增厚（图A、B：→）并伴近端胆管扩张。非侵入性的MRI有助于诊断并评估病变的程度。串珠样改变和憩室样突出是经典的胆道造影表现。根据胆管病变的程度不同有各种影像表现。

　　根据肝内胆管的侵犯程度，有以下表现：①多发性狭窄，伴胆管管径正常或轻度扩张；②多发性狭窄，伴胆管囊状扩张及分支减少；③严重的病例有枯枝样（prune tree）表现。

　　同样，在肝外胆管可以观察到：①轻度的胆管轮廓不光整；②部分狭窄；③全程狭窄；④狭窄及憩室样突出。

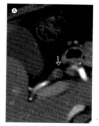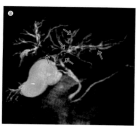

图　A：增强CT动脉期；B：3D MRCP（60余岁，女性）
第1章第四节胆管狭窄或闭塞，同一病例

　　胆管外表现：增强动脉期可见肝边缘强化、肝门部淋巴结肿大、T_2加权像门静脉周围水肿、尾状叶肥大、反映胆汁淤积的T_1加权像肝实质高信号等。

【鉴别要点】

　　MRCP有时很难发现早期的变化。另外特别需要注意的是，因胆总管狭窄部位的远端不显示，可能高估狭窄长度。

■**参考文献**

1）Majoie CB，et al: Primary sclerosing cholangitis: a modified classification of holangiographic findings. AJR Am J Roentgenol，157；495-497，1991.
2）Ito，et al: Primary sclerosing cholangitis: MR imaging features. AJR Am J Roentgenol，172；1527-4533，1999.

■**参考征象**

胆管狭窄/闭塞→p.27/胆管扩张→p.38

四、急性梗阻性化脓性胆管炎

【影像表现】

该病可通过查科（Charcot）三联征和血液检验诊断，因此影像诊断的作用在于确认胆管扩张和诊断阻塞的原因。胆管扩张和胆管壁增厚是本病的常见表现（图：→），但在非化脓性胆管炎和慢性胆管炎中也能观察类似非特异性的征象。MRI在胆管周围可见反映急性炎症的T_2加权像高信号、脓肿形成和门静脉血栓（图：▶）等间接影像征象。另外，胆管破损产生的胆管壁不均匀强化也是急性胆管炎的影像表现。

【鉴别要点】

鉴别化脓性和非化脓性胆管炎有价值的CT表现：①乳头炎；②全肝胆管周围一过性、显著强化。乳头炎表现为十二指肠乳头状肿大达10mm以上或比正常十二指肠黏膜更明显的强化。不过，胆管扩张和壁增厚程度与急性胆管炎的临床严重程度并不相关。

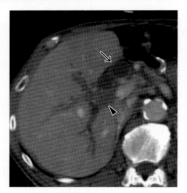

图 增强CT门静脉期（60余岁，男性）

■参考文献

1）Lee NK，et al：Discrimination of suppurative cholangitis from nonsuppurative cholangitis with computed tomography（CT）. Eur J Radiol，69：528-535，2009.

■参考征象

胆囊·胆管脂肪层不清晰→p.22/胆管狭窄/闭塞→p.30

五、IgG4相关性胆管炎

【影像表现】

可见胆管壁对称性及全周性增厚。如果除去胆管癌的话，与原发性硬化性胆管炎的鉴别就成了问题。IgG4相关胆管炎的特征包括：①病变长度较长；②连续性病变；③上游胆管扩张；④主要累及远端胆管（特别是胰腺内胆管）（图：→）。另一方面，需要和原发性硬化性胆管炎（primary sclerosing cholangitis，PSC）相鉴别：①病变长度较短；②多发性病变；③扩张和正常管径的胆管并存；④主要是肝内胆管变窄。这些是PSC的特征性表现，但是也有两者病变局限、长度没有显著差异的报道。Tokala等报道，连续性病变、合并胆囊壁增厚、胆总管壁增厚（超过2.5mm）等表现提示IgG4相关胆管炎的可能比PSC更大。

【鉴别要点】

本病约90%伴有自身免疫性胰腺炎，所以首先要注意观察胰腺的情况。实际上，大多数患者是先发现胰腺病变，而后再诊断胆管病变的。另外，存在肾脏病变和后腹膜病变强烈提示本病，因此观察发现胆管壁肥厚时，需注重观察扫描范围内的全部影像。

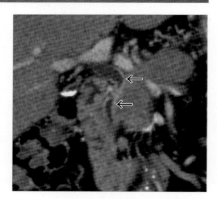

图 增强CT门静脉期MPR冠状位（70余岁，男性）

■参考文献

1）Tokala A，et al：Comparative MRI analysis of morphologic patterns of bile duct disease in IgG4-related systemic disease versus frimary sclerosing cholangitis. A JR Am J Roentgenol，202：536-543，2014.

■参考征象

胆囊·胆管脂肪层的不鲜明化p.22/胆管狭窄/闭塞→p.30

六、胆总管结石

【影像表现】

结石引起的急性、慢性炎症可致胆管壁增厚。慢性炎症引起的壁增厚通常程度轻度、范围较局限。结石的上、下游胆管壁均可增厚。结石堵塞引起的急性化脓性胆管炎（图：→）炎症广泛，可导致胆管壁较长范围的管壁增厚。

■ 参考征象

胆管狭窄/闭塞→p.27/胆管扩张→p.34/平扫CT胆管内高密度→p.61/MRI T$_2$加权像胆囊、胆管内低信号→p.78

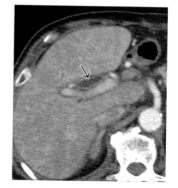

图　增强CT动脉期（70余岁，男性）

结石引发的急性化脓性胆管炎

七、胆管断端神经瘤

【影像表现】

该病例，可见胆总管壁上边界清楚的结节，增强有强化（图A、B：→）。

【鉴别要点】

胆管断端神经瘤是由于胆管周围神经纤维切断后，继发施万细胞增殖和神经轴索过度再生，形成肉芽组织。大部分见于胆道手术后长期随访，但也有在1年内发生的情况。表现为偏侧性压迫胆管的壁内肿块，胆管狭窄部平滑、有强化。MRI表现为T$_1$加权像等信号，T$_2$加权像表现为非特异性高信号。在头颈部、膝部的断端神经瘤可表现为T$_2$加权像低信号的包膜特征，反映了结节边缘产生的纤维瘢痕组织，这一征象对诊断胆道系统神经瘤也许有帮助。

■ 参考文献

1) Yabuuchi H，et al：Traumatic neuroma and recurrent lymphadenopathy after neck dissection：comparison of radiologicfeatures. Radiology，233：523-529，2004.
2) Singson RD，et al：MRI of postamputation neuromas. Skeletal Radiol，19：259-262，1990.

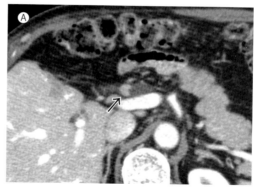
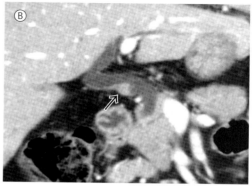

图　A：增强CT；B：同病例冠状位（60余岁，男性）

（名古屋大学　铃木耕次郎医生提供）

第三节
胆囊及胆管壁脂肪层模糊

从组织学上看，胆囊壁可分为黏膜层（M）、固有肌层（MP）、浆膜下层（SS）和浆膜层（S），胆管壁可分为黏膜层（M）、纤维肌层（FM）、浆膜下层（SS）和浆膜（S）。根据《胆道癌处置规范》，包绕纤维肌层的浆膜下脂肪层（组织学上称为SS）在T分类中，没有包含在胆管壁中。

胆囊浆膜下层（SS）含有丰富的脂肪组织，各种病变进展可以累及这个脂肪层。急性胆囊炎时，炎症细胞和渗出液使脂肪层呈现为多层状，CT显示该区域脂肪组织浑浊，但高空间分辨率的超声检查可见多层透声层（sonolucent layer），有助于诊断。肝硬化、心力衰竭、低蛋白血症等疾病可以导致水肿性胆囊壁增厚，胆囊浆膜下层水肿，超声显示为单层低透声带，这种类型的囊壁增厚是最明显的。黄色肉芽肿性胆囊炎时，炎症也会波及浆膜下脂肪层，导致脂肪层模糊不清，同时胆囊床周围组织也受侵犯、结构模糊不清，表现与癌症相似，有时鉴别

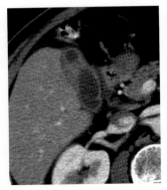

图 典型影像：黄色肉芽肿性胆囊炎（50余岁，男性）
增强CT门静脉期

困难。胆囊梗死或胆囊扭转，脂肪组织也有可能模糊不清。比较罕见的情况下，肝细胞癌会浸润到胆囊壁。这种情况下，可以观察到从肝实质蔓延至胆囊浆膜下脂肪组织或胆囊黏膜的结节状病变，其强化模式（动脉期强化，平衡期廓清）与肝细胞癌类似，需要与乳头状的胆囊癌相鉴别，病史和有无慢性肝功能损害对鉴别诊断很重要。在胆囊癌中，T1期（MP）和T2期（SS）的区别对手术方式的选择非常重要，MRI的高组织分辨力在鉴别诊断中很有价值，特别是增强平衡期的浆膜下强化表现尤有价值（参考p.19胆囊癌）。

肝Glisson鞘内的门静脉、动脉与胆管的浆膜下层是相通的。胆管癌时，癌症一旦浸润至浆膜下，很容易浸润至动脉和门静脉。因此必须仔细观察脂肪组织内的软组织影，评估肿瘤浸润的范围。

【鉴别诊断!】

【征象缩略图】

急性胆囊炎

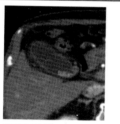

增强CT动脉期

70余岁，男性【解说→p.18】

黄色肉芽肿性胆囊炎

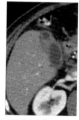

增强CT门静脉期

50余岁，男性【解说→p.18】

胆囊癌

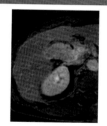

动态增强MRI平衡期

70余岁，女性【解说→p.19】

胆囊浆膜下层水肿

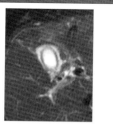

脂肪抑制T$_2$加权像

50余岁，男性【解说→p.19】

气肿性胆囊炎

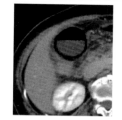

增强CT平衡期

60余岁，男性【解说→p.20】

胆囊扭转

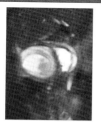

MRCP

30余岁，女性【解说→p.20】

胆囊梗阻

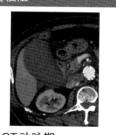

增强CT动脉期

70余岁，男性【解说→p.21】

肝门部胆管癌

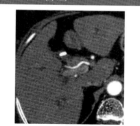

增强CT动脉期

60余岁，女性【解说→p.21】

肝外胆管癌

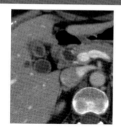

脂肪抑制T$_1$加权像

50余岁，女性【解说→p.22】

急性梗阻性化脓性胆管炎

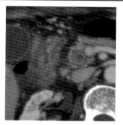

增强CT门静脉期

70余岁，男性【解说→p.22】

肝细胞癌胆囊床浸润

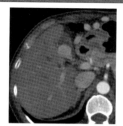

增强CT动脉期

50余岁，男性【解说→p.23】

胆囊·胆管

表现为胆囊、胆管脂肪层不清晰的疾病

一、急性胆囊炎

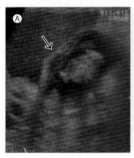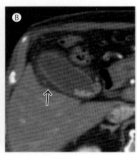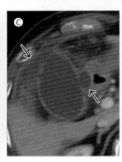

图　A：超声（70余岁，男性）；B：增强CT动脉期，发病后2～4天（1期），水肿性胆囊炎；C：增强CT门静脉期，发病后7～10天（3期），化脓性胆囊炎

【影像表现】

急性胆囊炎时，炎症细胞和渗出液在浆膜下形成不规则的多层结构，超声可看到多层透声层（图A：→）（灵敏度62%，特异性100%）。这是与表现为单层透声层的浆膜下水肿性增厚的主要鉴别点。有报道称浆膜下水肿对于急性胆囊炎的诊断没有价值，这是由于没有考虑炎症因程度和时期不同而发生的相应变化。急性胆囊炎发病后2～4天（1期）为水肿性胆囊炎，主要表现为壁内血管和淋巴管的淤滞和扩张，胆囊组织结构物改变，在浆膜下层可见微小血管的扩张和水肿（图B：→）。发病后3～5天（2期）是坏死性胆囊炎，胆囊壁各层出现斑点状坏死，之后随着胆囊内压力的升高，胆囊充盈饱满，胆囊壁受压扩张，浆膜下脂肪层显示不清。发病7～10天后（3期）是化脓性胆囊炎（图C：→），修复机制开始发挥作用。此后，胆囊趋于收缩，胆囊壁因肉芽组织和纤维组织增生而再次肥厚，并开始向慢性期过渡。在这个时期，浆膜下脂肪层为软组织的阴影所取代。

■参考文献

1）Cohan RH, et al: Striated intramural gallbladder lucencies on US studies: predictors of acute cholecystitis. Radiology, 164: 31-35, 1987.

2）Fidler J, et al. CT evaluation of acute cholecystitis: findings and usefulness in diagnosis. AJR Am J Roentgenol, 166: 1085-1088, 1996.

3）急性胆囊炎．胆囊炎诊疗ガイドライン改訂出版委員会：急性胆管炎・胆囊炎诊疗ガイドライン：18, 2013.

■参考征象

胆囊壁肥厚→p.4/胆囊床异常阴影→p.43/CT平扫胆囊壁低密度→p.69

二、黄色肉芽肿性胆囊炎

【影像表现】

该疾病也会使脂肪层不清晰（图：→）。提示黄色肉芽肿性胆囊炎（xanthogranulomatous cholecystitis，XGC）的影像表现：①壁内低密度结节（脓肿或肉芽肿）；②黏膜强化，连续性保存；③伴有胆石；④胆囊壁弥漫性/对称性肥厚；等等。

【鉴别要点】

MRI动态增强的强化模式有助于判断胆囊壁增厚的良、恶性。恶性表现为早期并持续强化；良性多表现为延迟并持续强化。虽然利用MRI化学位移成像技术，可以检测出肉芽肿内出现的泡沫细胞中的脂肪组织，有助于诊断。但是，一般情况下脂肪含量极少，正常情况下浆膜下也存在丰富的脂肪组织，即使在肥厚的胆囊壁内检测出微量的脂肪，也难以鉴别正常的脂肪组织与泡沫细胞内的脂肪组织。因此，其可用性也是有限的。

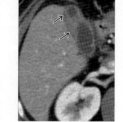

图　增强CT门静脉期（50余岁，男性）

■参考文献

1）Yoshimitsu K, et al: Dynamic MRI of the gallbladder lesions: differentiation of benign from malignant J Magn Reson Imaging, 7: 696-701, 1997.

■参考征象

胆囊壁肥厚→p.5/胆囊床的异常阴影→p.44/平扫CT胆囊壁低密度→p.70

三、胆囊癌

【影像表现】

该病例显示胆囊周围低信号的脂肪层不连续（图：▶），可见肝组织浸润（图：→）。Glisson鞘内的脂肪组织也受侵犯，病变也浸润到门静脉内（图：⇨）。

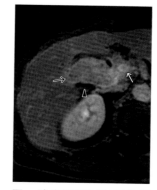

胆囊壁缺少黏膜肌肉层和黏膜下层，因此肿瘤容易侵犯到浆膜下层。如果肿瘤浸润到浆膜下脂肪层，T分期应属于T2期。因为T1期和T2期的手术方式不同，两者的鉴别非常重要。

【鉴别要点】

对于浆膜下脂肪层肿瘤浸润的评估，具有良好组织分辨率的MRI具有最高的敏感性。肿瘤在垂直方向上生长的前端伴有明显的纤维化，这与浆膜侧的延迟性强化（subserosal enhancement of the delayed phase，SED）是一致的，因此SED对于浸润深度的诊断非常有价值。文献报道SED对于T2期的诊断能力为灵敏度86%，特异性91%，准确度88%，阳性预测值95%，阴性预测值77%。化学位移成像同样有价值，浆膜下和浆膜外脂肪层在反相位上呈现低信号带，如果肿瘤生长膨大，压迫该低信号带，表明肿瘤在T2期以上；如果该低信号带不连续，则在T3期以上。

图　动态增强MRI平衡期（70余岁，女性）

■参考文献

1）Yoshimitsu K，et al: Magnetic resonance differentiation between T_2 and T_1 gallbladder carcinoma: significance of subserosal enhancement on the delayed phase dynamic study. Magn Reson Imaging，30：854-859，2012.

■参考征象

胆囊壁增厚→p.6/胆囊床异常阴影→p.43/胆囊萎缩→p.46/内膜断裂·不连续→p.52/平扫CT胆囊内低·等密度结节→p.55/平扫CT胆囊壁低密度→p.70

四、胆囊浆膜下层水肿

【影像表现】

急性肝炎、肝硬化、充血性心力衰竭、肾功能不全、低蛋白血症等疾病可伴胆囊脂肪层水肿，脂肪层表现为模糊不清。因水肿的程度不同，可有各种各样的影像表现。CT检查可显示为从脂肪组织轻度浑浊到水样密度的各种密度。MRI脂肪抑制T_2加权像也呈现为近似水样的高信号（图）。黏膜和肌层明显强化，浆膜下脂肪层不强化，浆膜经常可见薄层强化。胆囊内腔凹陷，可与囊腔饱满的急性胆囊炎区别。水肿沿着Glisson鞘分布，被称为"门静脉周围晕征"（periportal collar）。

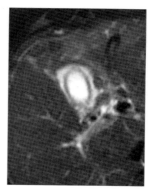

图　脂肪抑制T_2加权像（50余岁，男性）

■参考征象

胆囊壁增厚→p.7/平扫CT胆囊壁低密度→p.68

五、气肿性胆囊炎

【影像表现】

气肿性胆囊炎属于重症急性胆囊炎，炎症累及包括脂肪层在内的所有结构。如果发现脂肪层模糊（图：→）及胆囊壁内气体（图：▶），就应当怀疑是气肿性胆囊炎。周围脂肪组织浑浊被称为"脏脂肪征"（dirty fat sign）。

■参考征象

胆囊壁增厚→p.7/内膜断裂·不连续→p.52/平扫CT胆囊壁低密度→p.69

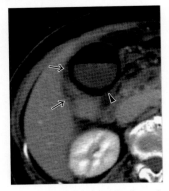

图　增强CT平衡期（60余岁，男性）

六、胆囊扭转

【影像表现】

胆囊扭转可见胆囊位置偏移和胆囊肿大。胆囊颈部表现为肿块状阴影，或螺旋状、环状影，但上述表现并不多见。也有文献称胆囊管变细和中断（图：▶）有诊断价值。

如果是不完全扭转，仅仅引起血管内压较低的静脉系统闭塞，动脉系统仍然开放，则以淤血表现为主。这种情况下，浆膜下脂肪层的水肿增厚明显。完全扭转后，动脉血供停止，黏膜强化消失，增厚的胆囊壁发生缺血性梗死，囊内伴出血。

■参考文献

1）Aibe H，et al: Gallbladder torsiorrcase report Abdom Imaging，27：51-53，2002.

■参考征象

胆管狭窄/闭塞→p.29/胆囊位置异常→p.49/平扫CT胆囊壁高密度→p.65/MRI T_2加权像 胆囊·胆管内低信号→p.79

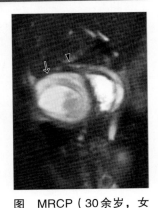

图　MRCP（30余岁，女性）

浆膜下明显水肿性肥厚（→）。胆囊管的连续性中断（▶）

七、胆囊梗阻

【影像表现】

　　胆囊梗阻是急性胆囊炎的重症型，有不同的病因和影像学表现。结石引起的发生率很低，多数是在心血管系统手术后及ICU患者中发生。胆囊梗阻是由各种原因导致的胆囊血流下降引起，因此梗死后通常缺乏局部症状，而表现为全身情况不良，超声墨菲征多表现为假阴性。在对肝细胞癌患者进行肝动脉栓塞过程中，栓塞物质流入胆囊动脉也会导致梗死。在胆囊梗阻中，见不到急性胆囊炎常见的黏膜不连续和肝实质早期强化等征象。胆囊明显肿大，梗死导致胆囊壁明显肿胀伴囊壁增厚和出血。发病后期，胆汁从破裂的胆囊壁中流出到胆囊周围，导致胆囊周围脂肪组织严重浑浊。

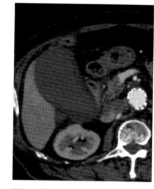

图　增强CT动脉期（70余岁，男性）
主动脉支架置入后

【鉴别要点】

　　早期鉴别诊断要点是确定胆囊黏膜无强化这一阴性表现（图）。

■ **参考征象**

CT平扫囊壁低密度→p.71

八、肝门部胆管癌

【影像表现】

　　肝总管壁增厚，软组织肿块形成（图：→）。肿瘤可浸润至浆膜下脂肪层，肝总管与右肝动脉（图：▶）间的脂肪密度模糊不清，提示肿瘤浸润。

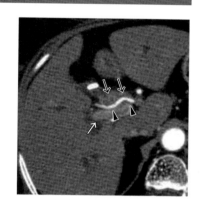

图　增强CT动脉期（60余岁，女性）
→：门静脉

【鉴别要点】

　　2D厚层MRCP和3D-MRCP MIP像有助于呈现病变的整体观。虽然判定肿瘤进展范围最终需要使用直接胆道造影，但CT可以同时评价胆管肿瘤在水平、垂直方向上的进展、动脉或门静脉包绕，以及淋巴结和远处转移等情况。尤其是病灶对侧（主要病变位于右肝管时评估左侧肝叶）和远端胆管的侵犯程度、有无脉管侵袭等情况的判断，对于手术适应证的判断和手术方式（右半肝切除，肝中叶切除，右肝三叶切除，系统肝切除+胰十二指肠切除等）的选择至关重要，需要对薄层CT影像仔细读片。

■ **参考征象**

胆管壁增厚→p.12/胆管狭窄/阻塞→p.29/胆管扩张→p.36

九、肝外胆管癌

【影像表现】

本病例为远端胆管癌。可见中段胆管壁增厚，周围脂肪层模糊不清晰（图：→）。

【鉴别要点】

高分化～中分化腺癌呈隆起性病变，沿着黏膜表面浸润，动态增强多表现为早期强化。中分化～低分化腺癌伴丰富的纤维性间质，以管壁增厚为主要的进展形式，呈延迟性强化。

在读片时，根据肿块形成和管壁增厚诊断肿瘤，在横断面图像中应仔细评估肿瘤对邻近器官的侵犯情况。

■参考征象

胆管壁增厚→p.12/胆管狭窄/闭塞→p.30/胆管扩张→p.37

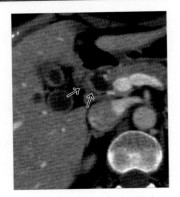

图　脂肪抑制T$_1$加权像（50余岁，女性）

病理深度达SS

十、急性梗阻性化脓性胆管炎

【影像表现】

MRI可显示反映急性炎症的胆管周围T$_2$加权像的高信号，还可显示脓肿形成、门静脉血栓等继发改变。急性胆管炎还可表现为胆管壁不均匀强化，称为破碎样胆管（ragged duct）。炎症也可累及脂肪层（图：→）

【鉴别要点】

本疾病主要由查科三联征和血液检验诊断，影像诊断的作用在于确定胆管是否扩张及阻塞的原因。在急性胆管炎，胆管扩张和胆管壁增厚的发生率很高，但也可以见于非化脓性胆管炎和慢性胆管炎，因此该征象是非特异性的。

有助于鉴别化脓性和非化脓性胆管炎的CT征象：①乳头炎；②全肝胆管周围一过性、显著强化表现。乳头肿大超过10mm，较正常十二指肠黏膜的强化程度更显著的情况为认为是阳性。胆管扩张和胆管壁增厚的程度与急性胆管炎的临床严重程度不相关。

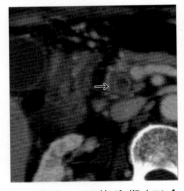

图　增期CT门静脉期（70余岁，男性）

■参考文献

1）Lee NK, et al: Discrimination of suppurative cholangitis from nonsuppurative cholangitis with computed tomography（CT）. Eur J Radiol, 69：528-535，2009.

■参考征象

胆管壁肥厚→p.14/胆管狭窄/闭塞→p.30

十一、肝细胞癌胆囊床浸润

【影像表现】

在胆囊和肝实质交界处可见境界清楚的强化肿块（图:→）。因为胆囊床的脂肪层消失，单靠局部表现判定肿瘤来源有困难。

【鉴别要点】

如果肿瘤浸润并停留在黏膜下，脂肪层模糊不清，但强化的黏膜连续性保存，这种情况下即可排除胆囊癌。然而，如肿瘤侵入黏膜并突出腔内，则很难与胆囊癌相鉴别。

另外，对于富血供的肝细胞癌，肿瘤出血的情况较多，可伴有胆道出血。胆道出血在胆囊癌中极为罕见，是肝细胞癌的诊断依据。

■参考征象

胆囊壁肥厚→p.8/胆管扩张→p.40/胆囊床异常阴影→p.44

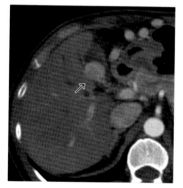

图　增强CT动脉期（50余岁，男性）

肝细胞癌的胆囊浸润。可见境界清晰的富血供肿瘤从肝脏突入到胆囊内腔（→）。胆囊床的脂肪层模糊不清。根据增强模式，可以确诊为肝细胞癌。与"第1章第一节胆囊壁增厚"为同一病例

胆囊·胆管

第四节

胆管狭窄或梗阻

● 表现为胆管狭窄或梗阻的病变

与引起胆管壁增厚的许多疾病是重复的，即胆管癌、原发性硬化性胆管炎、IgG4相关性胆管炎等（参考"第1章第二节胆管壁的增厚"p.10）。

即使没有胆管壁增厚，也有能引起胆管狭窄或梗阻的疾病，包括下表中需要鉴别的疾病。肝胆胰和消化道恶性肿瘤常伴肝十二指肠韧带淋巴转移，肿大淋巴结压迫胆管。肝细胞癌侵犯胆管，致使胆管狭窄和梗阻，被称为黄疸型HCC。米里奇（Mirizzi）综合征指胆囊管或哈德（Hartmann）囊中胆结石嵌顿并压迫胆总管。胆囊癌也可导致胆囊明显肿大，压迫胆总管。

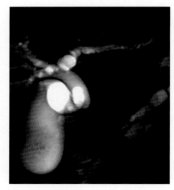

图　典型影像：肝外胆管癌（60余岁，男性）
2D-厚层MRCP

MRCP上可出现假性狭窄，是由于胆囊切除术后银夹形成的晕状伪影（blooming artifact）或肝动脉形成的搏动伪影（pulsation artifact）。门静脉闭塞继发的门静脉海绵样变性（cavernous transformation）有时也会压迫胆管，被称为门静脉胆道疾病（portal cholangiopathy, idiopathy）。胆管多发性、缓慢压迫，通常不伴有黄疸。

近年来，在胆道MRI中，许多情况会使用肝特异性对比剂（钆塞酸二钠，GD-EOB-DTPA），肝细胞期造影剂排入胆汁里，可以形成较好的胆道造影图像。与恶性狭窄相比，在良性狭窄中经常可以观察到造影剂通过狭窄处的影像表现。但需要注意，EOB平衡期对间质成分的评价比较困难。

【技术讲座】　胆管狭窄或闭塞的评价

CT和MRI不仅可以评估胆管壁和内腔，还有助于评估胆管周围解剖和病变。

多排螺旋CT，应积极开展冠状面、矢状面和曲面重建，对观察胆管头尾方向生长和侵犯非常重要。

MRCP以2D-单层厚层法和多层薄层法（2D或3D）为基础。首先通过2D-单层厚层法显示胆管、胰管的整体影像。接着，通过多层薄层法观察这些结构的细节，尤其是3D等体素MRCP的原始图像，对微小病变的评估是非常有用的。

相对于MRCP，短TE的T_2加权像不仅具有较好的组织特性，而且适用于胆管壁本身及胆管周围结构的评价，这些评价是必需的。

■参考文献

1）Park HJ, et al: The role of diffusion-weighted MR imaging for differentiating benign from malignant bile duct strictures. Eur Radiol, 24: 947-958, 2014.

【鉴别诊断!】

◎伪影（血管压迫）（→p.26）	胆囊扭转（→p.29）
◎胆总管结石（→p.27）	肝门部胆管癌（→p.29）
◎原发性硬化性胆管炎（→p.27）	肝外胆管癌（→p.30）
◎肝门部淋巴结肿大	急性梗阻性化脓性胆管炎（→p.30）
◎IgG4相关胆管炎（→p.28）	肝内胆管结石症（→p.31）
米里奇综合征（→p.28）	肝细胞癌侵犯胆管（参考本书"肝脏篇"）

【征象缩略图】

胆总管结石

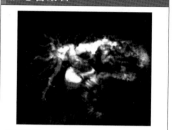

MRCP

50余岁，男性【解说→p.27】

原发性硬化性胆管炎

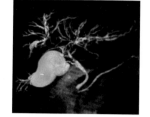

3D-MRCP

60余岁，女性【解说→p.27】

IgG4相关胆管炎

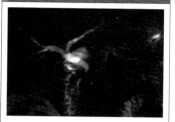

2D-MRCP

70余岁，男性【解说→p.28】

米里奇（Mirrizi）综合征

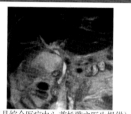

（岐阜县综合医疗中心·兼松雅之医生提供）

T₂加权像冠状面

60余岁，男性【解说→p.28】

胆囊扭转

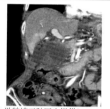

（近畿大学鹤崎正胜医生提供）

增强CT冠状面

80余岁，女性【解说→p.29】

肝门部胆管癌

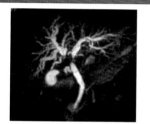

3D-MRCP MIP 像

70余岁，女性【解说→p.29】

肝外胆管癌

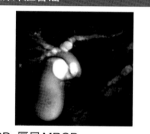

2D-厚层MRCP

60余岁，男性【解说→p.30】

急性梗阻性化脓性胆管炎

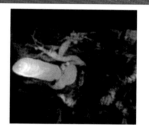

2D-MRCP

80余岁，男性【解说→p.30】

肝内结石症

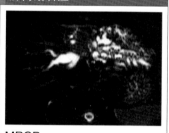

MRCP

60余岁，女性【解说→p.31】

胆囊·胆管

【须知！】 肝内胆管结石伪影（流室效应，血管压迫）

在阅读MRCP影像时需要注意原始影像。

流动伪影是胆汁往下流动而产生的伪影，表现为胆管的中央与管壁平行的低信号影，如果流动伪影存在，反而说明没有胆管梗阻。

胆道积气表现为胆管内的透亮影，需要与胆总管结石相鉴别。胆道积气通常漂浮在胆管内腹侧，与胆管结石的影像表现是不同的。

血管性压迫是指胆管附近走行动脉产生的搏动性动脉压迫，其中右肝动脉压迫肝总管的发生率最高（图：→）。因为动脉解剖变异，胃十二指肠动脉、胆囊动脉、肝固有动脉等血管也可能成为压迫动脉。假性狭窄部位除了肝总管，还有左肝管、胆总管、右肝管等。需要通过其他序列或增强CT来判断动脉与胆管的位置关系。

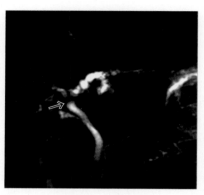

图 3D-MRCP MIP像（70余岁，男性）

右肝动脉压迫肝总管

此外，胆囊切除术后银夹、胃十二指肠内气体、血管内的钢圈等也会形成胆管假性狭窄。

■参考文献

1）lrie H，et al：Pitfalls in MR cholangiopancreatographic interpretation. Radiographics，21：23-37，2001.

MEMO

一、胆总管结石

【影像表现】

在MRCP上，在高信号的胆汁衬托下，结石表现为无信号区（图：→）。因为结石梗阻，近端胆管扩张。空气、血肿、胆泥、流动伪影和动脉压迫等是造成假阳性的原因。MRCP横断位图像（原始图像或MPR重建）中，结石、血肿和胆泥位于胆管的背侧，而空气位于腹侧，流动伪影出现在胆管中央。这些征象有助于鉴别。当小结石嵌顿于乳头部时，结石周围几乎没有胆汁，所形成的无信号区很难与十二指肠乳头肿瘤相鉴别。在这种情况下，必须通过增强检查进行评估。

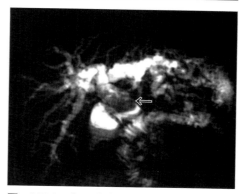

图　MRCP（50余岁，男性）

【鉴别要点】

MRCP的灵敏度和特异性都很好。过去的报道中，灵敏性为57%～100%，特异度为73%～100%。借助于3D多层薄层图像分析，灵敏度和特异性可提高到90%～100%。因为最大信号强度投影（MIP）可能掩盖小结石，必须仔细地阅读原始薄层图像。体外超声和CT的灵敏高可达90%以上，但特异性只有20%～80%。

■参考征象

胆管壁增厚→p.15/胆管扩张→p.34/平扫CT胆管内高密度→p.61/MRI T_2加权像 胆囊・胆管内低信号→p.78

二、原发性硬化性胆管炎

【影像表现】

其特征是空间性、时间性多发的胆管狭窄（图：→）伴上游胆管扩张。非侵袭性的MRI检查对诊断和疾病进展程度的判断有价值。串珠状表现和憩室样突出是本病经典的胆道造影特征。因为胆管病变的程度不同，影像表现各不相同。

胆内胆管根据疾病进展程度的不同，可以表现为：①多发狭窄，伴部分胆管管径正常或轻度扩张；②多发狭窄，伴胆管囊状扩张和分支减少；③重度病变，影像表现为枯枝样改变。

肝外胆管同样可见：①轻度胆管轮廓不光整；②部分狭窄；③全长狭窄；④狭窄合并憩室样突出等。

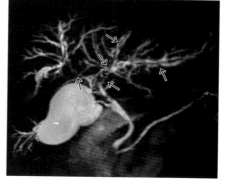

图　3D-MRCP（60余岁，女性）
"第1章第二节胆管壁增厚"，同一病例

胆管外的表现是：在增强动脉期可见肝末梢增强；肝门部淋巴结肿大，T_2加权像见门静脉周围水肿，尾状叶肿大，以及因胆汁淤积导致的T_1加权像肝实质高信号等。

【鉴别要点】

MRCP很难发现早期的变化。特别需要注意的是，在胆总管狭窄下方无胆汁信号，MRCP存在对狭窄长度过度评估的可能。

■参考文献

1）Majoie CB, et al: Primary sclerosing cholangitis: a modified classification of cholangiographic findings. AJR Am J Roentgenol，157: 495-497，1991.

2）Ito，et al: Primary sclerosing cholangitis: MR imaging features. AJR Am J Roentgenol，172: 1527-1533，1999.

■参考征象

胆管壁增厚→p.13/胆管狭窄/胆管扩张→p.38

三、IgG4相关性胆管炎

【影像表现】

因胆管壁对称性及全周性增厚（图：→）导致近端胆管扩张。需要与胆管癌和原发性硬化性胆管炎相鉴别。IgG4相关胆管炎的特点是：①病变长度较长；②连续性病变；③近端胆管扩张；④主要受累远端胆管（特别是胰腺内胆管）。与IgG4相关胆管炎相鉴别，原发性硬化性胆管炎（primary sclerosing cholangitis，PSC）的特点是：①病变长度较短；②多发性病变；③狭窄与扩张、正常的胆管混合存在；④肝内胆管受侵犯是特征性表现。但也有文献报道两者在病变长度方面没

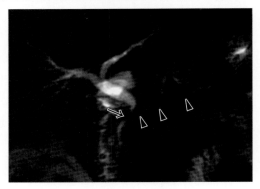

图　2D-MRCP（70余岁，男性）

有显著性差异。据Tokala等报道，连续性病变、合并胆囊壁增厚、胆总管壁增厚（超过2.5mm）等表现提示IgG4相关胆管炎的可能比PSC更大。

【鉴别要点】

通常主胰管全程狭窄变细（图：▶）。本病约90%伴有自身免疫性胰腺炎，所以要注意观察胰腺的情况。实际上，很多病例是先发现胰腺病变，而后被诊断为胆管病变的。另外，肾病变和后腹膜病变的存在是强烈提示本病的依据，因此观察到胆管壁肥厚时，还需注重观察扫描范围内的全部影像。

■参考文献

1）Tokala A，et al：Comparative MRI analysis of morphologic patterns of bile duct disease in IgG4-related systemic disease versus frimary sclerosing cholangitis.

AJR Am J Roentgenol，202：536-543，2014.

■参考征象

胆囊壁增厚→p.8/胆管壁增厚→p.14/胆管狭窄/胆管扩张→p.39

四、米里奇（Mirizzi）综合征

【影像表现】

胆石嵌顿在胆囊管的Hartmann囊，压迫肝总管导致近端胆道扩张。含结石胆囊炎的炎症累及肝总管，可导致肝总管纤维化和瘢痕狭窄。根据是否伴有瘘管，可分为单纯压迫性狭窄和伴瘘管的压迫性狭窄。通常表现为胆囊肿大伴急性胆囊炎，也会出现胆囊－十二指肠瘘。病变通常从右方压迫肝总管。压迫的范围和程度、炎症程度和结石部位，因胆囊管汇合位置而不同而表现各异。与胆囊癌完全闭塞不同，本病胆总管边缘平滑。在大瘘管形成的情况下，胆囊反而萎缩，胆囊结石可以从胆囊管移动到胆总管内。

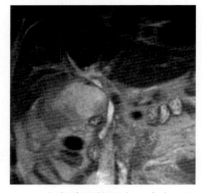

图　T₂加权像冠状位（60余岁，男性）

（岐阜县综合医疗中心　兼松雅之医生提供）

【鉴别要点】

嵌顿的胆石周围含水（胆汁）较少，MRCP有时难以分辨，仔细阅读3D-MRCP原始图像很重要。由于需要与胆囊管癌、胆总管癌相鉴别，可以利用增强CT/MRI检查，来判断是否存在管壁增厚、淋巴结肿大等情况。

■参考征象

胆管壁肥厚→p.13/胆管狭窄/闭塞→p.27/胆管扩张→p.38

五、胆囊扭转

【影像表现】

胆囊扭转导致胆总管狭窄·闭塞（图B：→），近端胆总管扩张。

■ 参考征象

胆囊·胆管脂肪层模糊清晰→p.20/胆囊位置异常→p.49/平扫CT胆囊壁高密度→p.65/MRI T_2加权像胆囊胆管内低信号→p.79

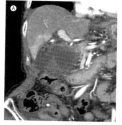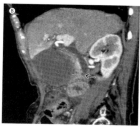

图　A：增强CT冠状位；B：矢状位（80岁，女性）

（近畿大学　鹤崎正胜医生提供）

六、肝门部胆管癌

【影像表现】

病例中，肝门部肿瘤，左右肝管分离（图：→）。

【鉴别要点】

2D厚层MRCP和3D-MRCP MIP像有助于显示病变整体观。虽然最终判定肿瘤进展范围需要借助于直接胆道造影，但CT可以同时评估肿瘤在胆管水平和垂直方向的进展、动脉和门静脉的包绕、淋巴结及远处转移等情况。尤其是病变对侧（主要病变位于右肝管时评估左侧肝叶）和下方胆管的侵犯程度，以及对脉管的侵犯程度，这些方面的评估关系到手术适应证或手术方式（肝右叶切除，肝中叶切除，右三叶切除，系统肝切除＋胰十二指肠切除等）的选择，评估时需要对薄层图像进行仔细阅读。

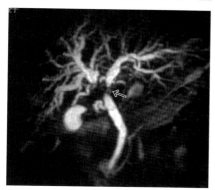

图　3D-MRCP MIP像（70余岁，女性）

■ 参考征象

胆管壁增厚→p.12/胆囊·胆管脂肪层模糊清晰→p.21/胆管狭窄/胆管扩张→p.36

七、肝外胆管癌

【影像表现】

在此病例中，远端胆管狭窄（图：→），近端胆管显著扩张。

【鉴别要点】

高分化～中分化腺癌呈隆起性病变，沿着黏膜表面浸润生长，动态增强多呈早期强化。中分化～低分化腺癌伴有丰富的纤维间质，以管壁增厚为主要的生长方式，增强多呈延迟强化。

读片时，根据肿块和管壁增厚的征象诊断肿瘤，但应注意在横断面图像中仔细评价其生长方式和对邻近结构的侵犯。

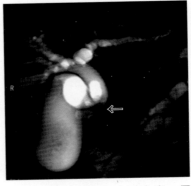

图　2D-厚层MRCP（60余岁，男性）

■参考征象

胆囊壁厚→p.12/胆囊·胆管脂肪层模糊清晰→p.22/胆管狭窄/胆管扩张→p.37

八、急性梗阻性化脓性胆管炎

【影像表现】

本病可根据查科三联征和血液检验诊断，图像诊断的作用在于确定是否胆管扩张、和胆管梗阻的原因。图像显示胆总管结石引起的急性化脓性胆管炎，结石（图：→）造成胆管狭窄梗阻清晰显示。

【鉴别要点】

胆管扩张和胆管壁增厚在本病的发生率很高，这些征象是非特异性的，也可见于非化脓性胆管炎和慢性胆管炎。MRI可显示因急性炎症而导致的胆管周围T_2加权像高信号，也可以显示脓肿形成、门静脉血栓等继发影像表现。也可见因胆管壁不均匀强化而形成破碎样胆管（ragged duct）的急性胆管炎表现。但是，胆管扩张和增厚的程度与急性胆管炎的严重性并不相关。

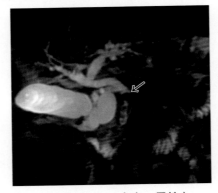

图　2D-MRCP（80余岁，男性）

关于化脓性和非化脓性胆管炎的鉴别，可参考"第1章第二节胆管壁增厚"的相同疾病（p.14）。

■参考征象

胆管壁肥厚→p.14/胆囊·胆管脂肪层模糊清晰→p.22

九、肝内胆管结石症

【影像表现】

　　肝内胆管结石是胆管狭窄和梗阻的原因之一，常继发于胆汁淤积病变（硬化性胆管炎、胆总管囊肿、胆道系统术后等）。

　　诊断结石主要依靠屏气厚层MRCP和呼吸同步薄层2D/3D MRCP。特别是薄层的原始图像对结石的检测是非常有用的。

【鉴别要点】

　　主要需要和胆道积气相鉴别，MRCP上同样呈现为低信号。通常肝内胆管结石含有胆红素的色素性结石，在T_1加权像中呈高信号。胆道积气在同相位（in phase）的T_1加权像上因磁敏感伪影而呈低信号，相比于单纯MRCP，联合同相位T_1加权像和MRCP能提高肝内胆管结石和胆道积气的检出能力。另外，也有文献称，相比于同相位梯度回波（GRE）法，3D fast spoiled GRE法的T_1加权像，对高信号结石的显示更佳。

　　如果胆管充分扩张，那么与胆总管结石的情况一样，横断面对于判断结石在胆管内的相对位置有所帮助。

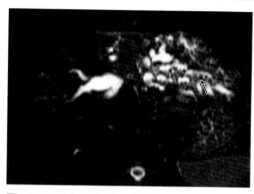

图　MRCP（60余岁，女性）

胆管空肠吻合术后，吻合口狭窄引发肝内胆管结石。在扩张的胆内可见多发的无信号区（→），在管腔的背侧，提示为结石

■参考文献

1）Erden A, et al: Diagnostic value of T1-weighted gradient-echo in-phase images added to MRCP in differentiation of hepatolithiasis and intrahepatic pneumobilia AJR Am J Roentgenol，202：74-82，2014.

2）Tsai HM，et al: MRI of gallstones with different compositions. AJR Am J Roentgenol，182：1513-1519，2004.

■参考征象

胆管扩张→p.34/平扫CT胆管内高密度→p.62/MRI T_1加权像胆囊·胆管内高信号→p.74/MRI T_2加权像 胆囊·胆管内低信号→p.77

第五节
胆管扩张

胆管扩张是一种常见的异常表现，原因很多。

关于胆管扩张的参考值，有很多文献报道但没有统一的标准。比如，胆囊未切除时肝外胆管的最大直径为7mm，胆囊切除后可以扩张到10mm以上。

胆管扩张的机制包括胆管下端狭窄、梗阻引起的胆管内压上升，或者胆管壁本身的病变、胆管内腔黏液潴留等。

引起胆管下端狭窄或梗阻的原因包括胆管结石、胆管肿瘤、胰头部肿瘤和胰腺炎等。在这种情况下，病变上方的胆管通常是边缘光整、均匀扩张。

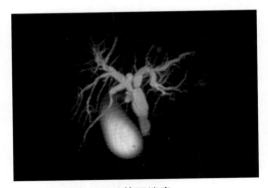

图　典型影像：胆总管下端癌
3D-MRCP MIP 像

胆管本身的病变引起的扩张通常是合并胆管狭窄的炎症性扩张，包括原发性硬化性胆管炎、IgG4 相关硬化性胆管炎、其他慢性胆管炎等。可见病变胆管内腔宽窄不一。先天性胆道扩张症是由于胰胆管汇合异常引起的胆管异常扩张，现在称为胆管扩张型胰胆管汇合异常。因为胰胆管高位合流，逆流的胰酶造成胆管黏膜损伤，导致胆管扩张、黏膜过度增生，慢性炎症和癌变等。

胆管内黏液潴留，是与胰腺导管内乳头状黏液性肿瘤导致胰管扩张类似的疾病，见于胆管内乳头状黏液性肿瘤。黏液产生过多导致胆管扩张，病变的近端和远端胆管均可扩张。

■ 参考文献

1）Takahashi M，et al：Reevaluation of spiral CT cholangiography：basic considerations and reliability for detecting choledocholithiasis in 80 patients．J Comput Assist Tomogr，24：859-865，2000．
2）米田憲秀ほか．胆管内乳頭腫瘍（IPNB）．画像診断，34：61-63，2014．

【鉴别诊断!】

◎胆总管结石（→p.34）
◎肝内胆管结石（→p.34）
◎胆总管囊肿（先天性胆道扩张症）（→p.35）
◎米里奇（Mirizzi）综合征（→p.36）
肝内胆管癌
肝门部胆管癌（→p.36）
肝外胆管癌（→p.37）
黏液性胆管肿瘤（→p.37）

胆管内乳头状肿瘤（IPNB）
十二指肠乳头部癌（→p.38）
原发性硬化性胆管炎（PSC）（→p.38）
急性梗阻性化脓性胆管炎
IgG4 相关胆管炎（→p.39）
胰、胆管汇合异常（→p.39）
胆总管瘤
肝细胞癌胆囊床浸润（→p.40）

肝细胞癌胆管内癌栓
十二指肠憩室梗阻性黄疸综合征
◎普通型胰管癌（浸润性）（→p.40）
◎急性胰腺炎（参照第3章胰腺）
IgG4 相关胰腺炎（自身免疫性胰腺炎）
沟槽区域的普通型胰管癌

【征象缩略图】

胆总管结石

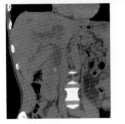

平扫 CT 冠状面
50余岁，男性【解说→p.34】

肝内胆管结石

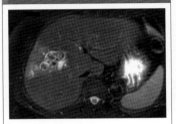

脂肪抑制 T_2 加权像
60余岁，女性【解说→p.34】

胆总管囊肿

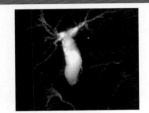

（京都大学 有薗茂树医生提供）
MRCP 厚层像
60余岁，女性【解说→p.35】

米里奇（Mirizzi）综合征

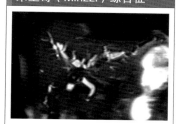

脂肪抑制T₂加权冠状面
70余岁，女性【解说→p.36】

肝门部胆管癌

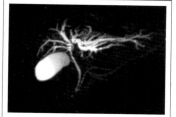

3D-MRCP MIP 像
70多余岁，女性【解说→p.36】

肝外胆管癌

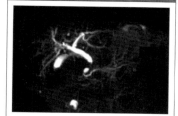

3D-MRCP MIP 像
60余岁，女性【解说→p.37】

黏液性胆管肿瘤

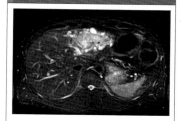

脂肪抑制 T₂加权像
40余岁，男性【解说→p.37】

十二指肠乳头部癌

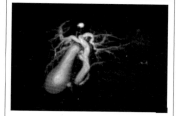

3D-MRCP MIP 像
70余岁，男性【解说→p.38】

原发性硬化性胆管炎（PSC）

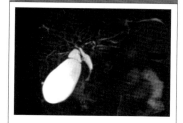

3D-MRCP MIP 像
20余岁，男性【解说→p.38】

IgG4相关性硬化性胆管炎

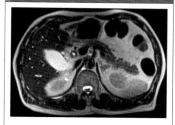

T₂加权像
70余岁，男性【解说→p.39】

胰、胆管汇合异常

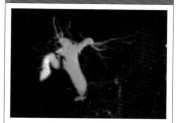

3D-MRCP MIP 像
60余岁，女性【解说→p.39】

普通型胰腺导管癌（浸润性）

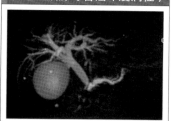

MRCP MIP 像
70余岁，女性【解说→p.40】

肝细胞癌并胆囊床浸润

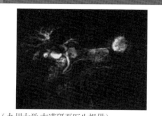

（九州大学 吉满研吾医生提供）
MRCP MIP 像
50余岁，男性【解说→p.40】

一、胆总管结石

【影像表现】

平扫CT冠状面显示胆总管下部高密度结石影（图：→），肝内、外胆管扩张。

【鉴别要点】

胆管结石多为胆红素钙结石，多呈高密度，但CT不能发现的情况也很多。

MRCP显示高信号的胆总管内腔中的无信号结构，但位于胆总管下端的结石不易检出。

胆色素结石在T_1加权像以高信号为多，使用脂肪抑制T_1加权像可以增加其显示率。

MRCP上，因胆汁流动产生的流动伪影需要与结石相鉴别。在横断面上，流动伪影通常表现为胆管中央部的低信号，而胆管结石原则上见于背侧。

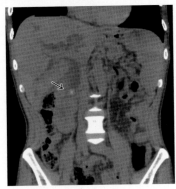

图　平扫CT冠状位图像（50余岁，男性）

■参考文献

1）Irie H，et al：Pitfalls in MR cholangiopancreatographic interpretation．Radiographics，21：23-37，2001．

二、肝内胆管结石

【影像表现】

脂肪抑制T_2加权像，肝右前叶区域的肝内胆管扩张，胆管内腔可见多个无信号结石影（图：→）。另可见区域性肝实质信号异常（图：▶），考虑是由胆汁淤积和血流异常引起。

【鉴别要点】

肝内结石多为胆色素结石，其钙化程度比胆总管结石要低。因此，要仔细阅读CT片。

MRCP通常能同时确定扩张的肝内胆管和其内的无信号结石。

本例中可见肝实质区域性的密度/信号异常和肝实质的萎缩，为有价值的继发性表现。

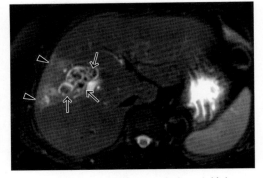

图　脂肪抑制T_2加权像（60余岁，女性）

MRCP诊断肝内胆管轻微扩张和肝内小结石较困难，可借助平扫CT和脂肪抑制T_1加权像诊断。

■参考征象

胆管狭窄/闭塞→p.31/平扫CT胆管内高密度→p.62/MRI T_1加权像 胆囊・胆管内高信号→p.74/MRI T_2加权像 胆囊・胆管内低信号 p.77

■参考文献

1）Kim YK，et al：Value of adding Ti-weighted image to MR cholangiopancreatography for detecting intrahepatic biliary stones．AJR Am J Roentgenol，187：W267-W274，2006．

三、胆总管囊肿

【影像表现】

MRCP像显示肝外胆管呈梭状扩张（图A）。

HASTE冠状面显示胰胆管汇合异常，属于胆总管与胰管汇合型（图B），即户谷分型1a型。患者行单纯胆囊摘除术后随访观察。

【鉴别要点】

胆总管囊肿或先天性胆道扩张症，是肝外或肝内胆管囊状、梭状扩张，大部分病例存在胰管和胆管汇合异常，因此胆道扩张与胰胆管汇合异常基本上是同义的，只有一小部分例外。

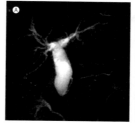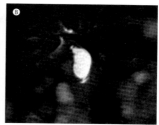

图　A：MRCP厚层单片像；B：HASTE冠状位成像（60余岁，女性）

（京都大学　有菌茂树医生提供）

户谷分型是现在被世界所接受的分类，分为：肝外胆管扩张（Ⅰ型），胆总管憩室样扩张（Ⅱ型），胆总管末端囊状扩张（胆总管十二指肠壁内段扩张）（Ⅲ型），肝内肝外胆管多发扩张（Ⅳ型），肝内胆管扩张（Ⅴ型，包括先天性肝内胆管扩张）。与胰胆管汇合异常有关的是：Ⅰ型的一部分（Ⅰb型），Ⅱ型，Ⅲ型的大部分和Ⅴ型。

■参考文献

1）户谷拓二：先天性胆道拡張症の定義と分類．胆と膵，16：715-717，1995.

■参考征象

胆管扩张→p.39

【须知！】　双管征

双管征是1976年Freeny等报道的ERCP表现，指胆总管和主胰管两者狭窄、闭塞的状态。

当初被认为是胰头癌的特征性表现，后发现胆管下端癌、十二指肠乳头部癌、胆管结石、慢性胰腺炎等也可以存在这种表现。

在Freeny等的论文中，双管征在ERCP中显示为远端胆管及胰管狭窄及其近端扩张。在图示的病例中可见有多发的近端管腔扩张。

如今随着ERCP技术的改进，容易对狭窄远端进行造影，但目前在MRCP、CT、US等检查中，相比于管腔狭窄和闭

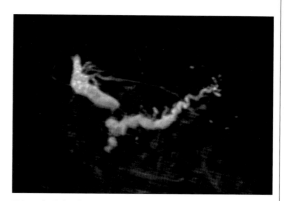

图　胰头部癌病例（70余岁，女性）

塞，双管征更多的是指近端的胆总管和主胰管扩张。虽然扩张远端的胆管和胰管仍然可以显示，但与最初的定义有所不同。

Kim等对较小的壶腹部周围肿瘤MRI进行分析，双管征的发生率：十二指肠乳头部癌52%，胰头癌62%，胆管下端癌11%，十二指肠乳头部癌50%。

■参考文献

1）Freeny PC，et al："Blind" evaluation of endoscopic retrograde cholangiopancreatography（ERCP）in the diagnosis of pancreatic carcinoma：the "double duct" and other signs．Radiology，119：271-274，1976.

2）Ahualli J：The double duct sign．Radiology，244：314-315，2007.

3）Kim JH，et al：Differential diagnosis of periampullary carcinomas at MR imaging．RadioGraphics，22：1335-1352，2002.

胆囊·胆管

四、米里奇（Mirizzi）综合征

【影像表现】

在T$_2$加权像横断位和冠状位中，可以看到胆囊颈部低信号的结石（图：→）。冠状位显示结石引起的肝总管壁外压性改变（图：▶），可见肝内胆管的扩张。

【鉴别要点】

米里奇综合征是指胆囊颈部和胆囊管的结石嵌顿、压迫肝总管，引起胆管炎和梗阻性黄疸。胆囊和胆管之间会形成内漏。

依据肝内胆管的扩张、胆总管壁外压性改变、狭窄处可见胆囊结石等征象，即可诊断。

在很多情况下，胆总管壁增厚不是由结石压迫引起，而是由结石嵌顿导致的炎症引起，形成从胆囊颈部到肝门部的纤维性粘连。因此，并不能只是关注结石，对胆囊颈部和肝门部胆管周围慢性炎症的观察和评价很重要。

诊断嵌顿在胆囊颈部或胆囊管的结石，平扫CT和MRI脂肪抑制3D-T$_1$加权像均有价值。

■参考文献

1）Tsai HM，et al：MRI of gallstones with different compositions. AJR Am J Roentgenol，182：1513-1519，2004.

■参考征象

胆管狭窄/梗阻→p.28

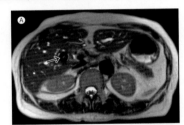
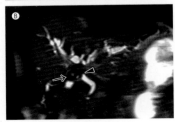

图　A：T$_2$加权像横断位；B：脂肪抑制T$_2$加权像冠状位（70余岁，女性）

五、肝门部胆管癌

【影像表现】

3D-MRCP MIP像显示肝门胆管狭窄（图：→），左右肝管呈离断状态，肝左叶及右叶的肝内胆管扩张。

【鉴别要点】

肝门胆管癌病变部位管壁增厚、肿块形成，胆管内腔狭窄。

大体分类方面，结节浸润型和结节平坦型的发病率较高，它们在动态增强CT多呈延迟强化。

胆管壁增厚、肿块形成、病灶的强化方式、病变范围的评估，对手术适应证及手术方式的决策非常必要，但也存在很大的困难。肝实质浸润和血管浸润主要通过动态增强CT评价。

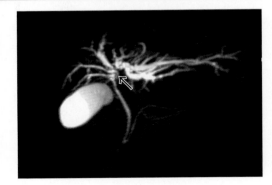

图　3D-MRCP MIP像（70余岁，女性）

MRCP可见肝门部胆管狭窄、信号缺损、肝内胆管扩张等表现。

肝门部肿瘤侵犯门静脉，可在动态增强CT或MRI检查显示区域性的肝实质密度或信号异常。

肝门胆管癌侵犯肝门部的肝实质，与原发性肝癌鉴别困难，这种情况需要参考胆管癌处置规范。

■参考文献

1）日本肝胆膵外科学会编：总说，胆道癌取り扱い规约 第6版. 金原出版：1-2，2013.

■参考征象

胆管壁增厚→p.12/胆囊·胆管脂肪层模糊不清→p.21/胆管狭窄梗阻→p.29

六、肝外胆管癌

【影像表现】

3D-MRCP MIP像显示胆总管下端管腔内信号缺损（图→），伴肝内外胆管的扩张。

【鉴别要点】

肝外胆管癌和肝门部胆管癌一样，依据胆管壁增厚、与胆管走行一致的肿块进行诊断。动态增强CT多呈延迟强化，管壁增厚的病例，可通过强化评价肿瘤上下两端浸润情况。

MRI和MRCP可显示胆管壁增厚、肿块形成、管腔内信号缺损和近端胆管扩张。研究报道提示弥散加权像有助于肝外胆管癌的诊断。

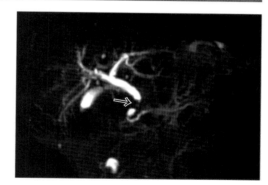

图　3D-MRCP MIP像（60余岁，女性）

■参考文献

1）Cui XY，et al: Role of diffusion-weighted magnetic resonance imaging in the diagnosis of extrahepatic cholangiocarcinoma World Gastroenterol，16：3196-3201，2010.

■参考征象

胆管壁增厚→p.12/胆囊·胆管脂肪层模糊清晰→p.22/胆管狭窄/梗阻→p.30

七、黏液性胆管肿瘤

【影像表现】

脂肪抑制T_2加权像显示肝左外叶实质性肿块，肿块周围多条扩张肝内胆管（图：→）。

原发性肝癌处理规范上有肝内胆管癌的分类，但本例符合胆管内乳头状肿瘤（intraductal papillary neoplasm of the bile duct，IPNB）的诊断，扩张的肝内胆管内有黏液潴留。

【鉴别要点】

胆管内乳头状肿瘤是以胆管内的乳头状肿块和黏液产生为特征，与胰腺的胰管内乳头状黏液样瘤（intraductal papillary mucinous neoplasm，IPMN）类似。

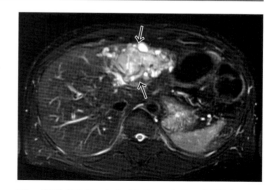

图　脂肪抑制T_2加权像（40余岁，男性）

黏液性胆管肿瘤的病变位于胆管内或与胆管相通，产生过多的黏液，可导致肿瘤附近和肝内、肝外胆管扩张。肿瘤实质大小的判断常常比较困难。

肝黏液性囊性肿瘤（mucinous cystic neoplasm，MCN）和胆管不相通，几乎都发生在女性，很少出现胆管扩张，可资鉴别。

目前IPNB与伴有胆管扩张的肝内胆管癌的概念有所重叠，较难鉴别。

■参考文献

1）米田宪秀ほか：胆管内乳头肿瘤（IPNB）. 画像诊断，34：61-63，2014.

八、十二指肠乳头部癌

【影像表现】

3D-MRCP MIP像显示胆总管末端管腔截断消失（图A：→），肝内外胆管和胆囊扩张。胰管轻度扩张。弥散加权像显示十二指肠乳头部周围的小点状高信号影（图B：→）。本例十二指肠乳头部癌长径为12mm。

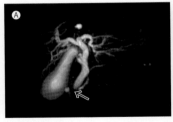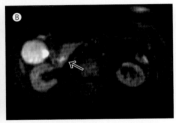

图　A：3D-MRCP MIP像；B：弥散加权像（70余岁，男性）

【鉴别要点】

十二指肠乳头部癌通常病变微小，CT和MRI大多不能清除显示。加上十二指肠乳头大小个体差异很大，使十二指肠乳头部癌诊断变得非常困难。动态增强CT和MRI通常表现为晚期轻度强化，有一定的参考价值。如本例，弥散加权像有助于诊断。另外，内镜检查有助于外生性乳头肿瘤的诊断，明确诊断依靠活体标本检查。

胆管和胰管均有扩张，一般胰管扩张程度较胆管轻。十二指肠乳头部癌与胆管下端癌、胰头癌存在鉴别问题，当胰腺内出现肿块时，胰头癌的可能性较大。在胰头癌中，肿块内的胆总管在MRI T$_2$加权像多呈环状或点状的低信号。

■参考文献

1）Jang KM, et al: Added value of diffusion-weighted MR imaging in the diagnosis of ampullary carcinoma Radiology, 266: 491-501, 2013.

2）Kim JH, et al: Differential diagnosis of periampullary carcinomas at MR imaging. RadioGraphics, 22: 1335-1352, 2002.

3）Cha DI, et al: Pancreatic ductal adenocarcinoma: prevalence and diagnostic value of dark choledochal ring sign on T$_2$-weighted MRI. Clin Radiol, 69: 416-423, 2014.

九、原发性硬化性胆管炎

【影像表现】

3D-MRCP MIP像可见肝门部胆管、肝内胆管及胆总管下部多发狭窄。

【鉴别要点】

原发性硬化性胆管炎（primary sclerosing cholangitis，PSC）是原因不明的慢性胆管炎症，引起胆管壁纤维性增厚和胆管内腔狭窄。ERCP和MRCP特点是肝内、外胆管多发狭窄。

ERCP显示肝内、外胆管多发节段性狭窄和扩张、肝内胆管的枯枝样改变、狭窄和扩张之间憩室样凸起、胆管壁绒毛征（shaggy sign）和管腔内卵石样改变（cobblestone appearance）等。腔内可形成结石，其中胆色素结石占30%。

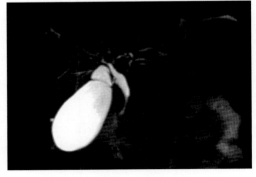

图　3D-MRCP MIP像（20余岁，男性）

与胆管癌所致狭窄的鉴别要点是狭窄呈多发性，但单发病变则鉴别困难。本病有10%～15%的病例合并胆管癌。

IgG4相关性硬化性胆管炎与PSC相比，病变倾向于局限，且好发于胆管下端，但也存在鉴别困难的情况。

本病例可以看到肝实质的外周萎缩和中央区肥大，但并不是PSC的特异性表现。

■参考征象

胆管壁增厚→p.13/胆管狭窄/梗阻→p.27

■参考文献

1）Vitellas KM, et al: Radiologic manifestations of sclerosing cholangitis with emphasis on MR cholangiopancreatography. RadioGraphics, 20: 959-975, 2000.

十、IgG4相关性硬化性胆管炎

【影像表现】

T_2加权像横断面显示胆总管壁全周性增厚（图A：→）。胰腺没有发现明显的异常。3D-MRCP MIP像显示胆总管中部管腔的单发节段狭窄（图B：►），近端肝内外胆管扩张。

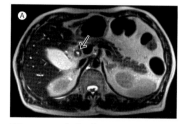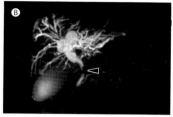

图　A：T_2加权像；B：30-MRCP MIP像（70余岁，男性）

因疑似胆管癌，行手术治疗，病理确诊为IgG4相关性硬化性胆管炎。

【鉴别要点】

IgG4相关性硬化性胆管炎通常继发于自身免疫性胰腺炎，属于IgG4相关胆管病变。

狭窄节段较长、病变多发是与胆管癌鉴别的要点，但对于单发病灶的病例则鉴别困难。

与PSC相比，IgG4相关性硬化性胆管炎病变较局限，且多发于胆管下端，特别是胰腺内胆管。通常少见串珠样改变或憩室样突出。

如能确认其他器官IgG4相关病变的存在，则诊断容易。

■参考文献

1）Vlachou PA，et al：IgG4-related sclerosing disease：autoimmune pancreatitis and extrapancreatic manifestations. RadioGraphics，31：1379-1402，2011.

■参考征象

胆囊壁增厚→p.8/胆管壁增厚→p.14/胆管狭窄/梗阻→p.28

十一、胰、胆管汇合异常

【影像表现】

3D-MRCP MIP像显示肝内、外胆管扩张。

胆总管和主胰管在高位汇合（图：→），并可见一个较长的共用通道。

【鉴别要点】

胰、胆管汇合异常是指胰管和胆管在十二指肠壁外汇合的先天性异常。

本病可伴或不伴胆管扩张。前者除了少数例外，大部分与先天性胆道扩张症是同一疾病。本病合并胆管癌的发生率较高，合并胰腺癌也不少。

合并胆管扩张型的胰胆管汇合异常，可表现为不同程度的肝内外胆管扩张。

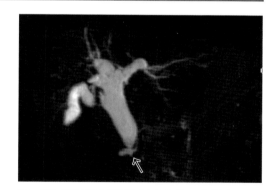

图　3D-MRCP MIP像（60余岁，女性）

ERCP中15mm以上的共用管道是胰、胆管汇合异常的诊断基准，但是在MRCP，因为奥迪括约肌影响使共用管道经常显示不良，存在低估的情况，因此成人和儿童的汇合异常的标准分别是10mm以上和5mm以上。

在年轻患者中，如果出现胆囊壁增厚等异常，需要考虑胆管不扩张型的胰、胆管汇合异常的可能。

■参考文献

1）高橋 護ほか：胆囊に異常を認めたら？臨床画像，29：131-133，2013.

■参考征象

胆管扩张→p.35

十二、普通型胰管癌（浸润性胰管癌）

【影像表现】

CT动态增强早期显示胰头部乏血供肿块（图A：→），考虑浸润型胰管癌。

MRCP MIP像显示胆总管下端明显狭窄，近端肝内、外胆管扩张。主胰管在胰头部截断，尾侧主胰管扩张。

【鉴别要点】

需要与壶腹部周围肿瘤鉴别，如果发现胰腺内存在肿块，就很可能是胰头癌。另外，多数病例可在MRI T₂加权像见到胰头肿瘤中呈环状或点状低信号的胆总管结构。

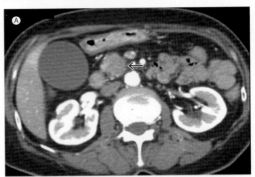

■参考文献

1）Kim JH, et al: Differential diagnosis of periampullary carcinomas at MR imaging. RadioGraphics，22：1335-1352，2002.

2）Cha DI, et al: Pancreatic ductal adenocarcinoma: prevalence and diagnostic value of dark choledochal ring sign on T₂ weighted MRI. Clin Radiol，69：416-423，2014.

■参考征象 （"胰腺参照页"）

胰管扩张→p.102/胰管狭窄→p.111/实质性→p.128/含钙化肿块→p.144/多发性胰腺肿块→p.153/主胰管内或静脉内的癌栓→p.160/胰腺周围脂肪浓度升高→p.165/平扫CT低密度→p.175/增强CT乏血供肿

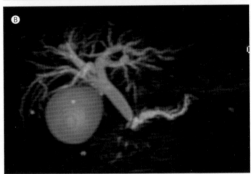

图　A：动态增强CT早期像；B：MRCP MIP像（70余岁，女性）

块→p.192

十三、肝细胞癌的胆囊床浸润

【影像表现】

MRCP像显示肿瘤（图：M）引起的胆囊充盈缺损，以及肿瘤浸润门静脉右支引起的胆管狭窄（图：*）和右肝内胆管扩张（图：→）。该病例的影像表现很容易被诊断为胆囊癌伴门静脉右支区域浸润。

【鉴别要点】

肝硬化导致肝内门静脉压上升，胆囊静脉的回流受阻，肝细胞癌通过胆囊静脉逆行浸润的可能性增加，文献称肝细胞癌胆囊壁内转移为同样的机制。

图　MRCP（50余岁，男性）
"第1章第一节胆囊壁增厚""第1章第三节胆囊·胆管的脂肪层模糊不清晰""第1章第六节胆囊床的异常阴影"的同一病例
（九州大学病例，福冈大学吉满研吾医生提供）

■参考征象

胆囊壁增厚→p.8/胆囊·胆管脂肪层模糊不清晰→p.23/胆囊床的异常阴影→p.44

第六节

胆囊床的异常阴影

　　患有胆囊疾病时，因为胆囊静脉回流增加，可见胆囊床造影剂浓染，这在血管造影时代就有报道。

　　Yoshimitsu等通过CT下超选择性胆囊动脉造影，通过影像显示肝S4、S5段静脉回流至胆囊床和胆囊静脉的情况。

　　CTAP显示非肿瘤性门静脉血流缺损，其中发生率最高的是在胆囊床。

　　在急性胆囊炎、胆囊癌等各种胆囊疾病中，动态增强CT、MRI早期经常可以看到胆囊床明显强化，这是由于胆囊静脉回流增加而引起的非特异性表现，需要与胆囊癌侵犯肝相鉴别。

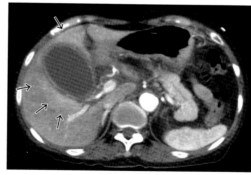

图　典型影像：急性胆囊炎
动态增强CT动脉期

　　Ito等研究了动态增强CT所见胆囊床早期增强现象，在31例胆囊疾病中有22例（71%）存在异常表现，而在31例正常人中只有1例存在该异常表现。

　　胆囊静脉是胆囊癌血行性肝转移的路径。门静脉高压血流逆行时，可能成为肝细胞癌逆行向胆囊转移的路径。

【须知！】
　　脂肪肝的局部空白区等在平扫CT、MRI、US像的异常表现也与胆囊静脉回流有关。

【技术讲座】 有助于显示胆囊床异常阴影的成像方法
　　动态增强CT/MRI的动脉期和化学位移成像方法，超声波等都是有用的。

■参考文献

1）Matsui O，et al：Staining in the liver surrounding gallbladder fossa on hepatic arteriography caused by increased cystic venous drainage．Gastrointest Radiol，12：307-312，1987.

2）Yoshimitsu K，et al：Anatomy and clinical importance of cholecystic venous drainage：helical CT observations during injection of contrast medium into the cholecystic artery．AJR，169：505-510，1997.

3）Ito K，et al：Gallbladder disease：appearance of associated transient increased attenuation in the liver at biphasic，contrast-enhanced dynamic CT．Radiology，204：723-728，1997.

4）山内英生ほか：胆囊静脈の走行—胆囊癌の進展経路としての意義について—．胆と膵，5：341-347，1984.

5）Wakasugi M，et al：Gallbladder metastasis from hepatocellular carcinoma：report of a case and review of literature．Int J Surg Case Rep，3：455-459，2012.

【鉴别诊断！】

◎急性胆囊炎（→p.43）　　　　　　　胆囊扭转
◎胆囊癌（→p.43）　　　　　　　　　胆囊梗死
◎肝细胞癌胆囊床浸润（→p.44）　　　脂肪肝的局部空白区域
　黄色肉芽肿性胆囊炎（→p.44）

【征象缩略图】

急性胆囊炎

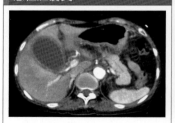

动态增强CT动脉期

80余岁，女性，【解说→p.43】

胆囊癌

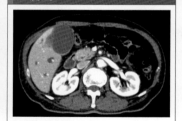

动态增强CT动脉期

70余岁，男性【解说→p.43】

肝细胞癌胆囊床浸润

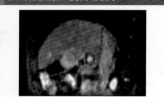

（九州大学病例　福冈大学　吉满研吾医生提供）

动态增强早期脂肪抑制3 D-T$_1$加权斜断面重建像

50余岁，男性【解说→p.44】

黄色肉芽肿性胆囊炎

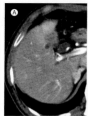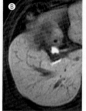

A：增强CT B：Gd-EOB-DTPA增强MRI肝细胞像

70余岁，男性，【解说→p.44】

（埼玉医科大学国际医疗中心 佐野胜广医生提供）

表现为胆囊床异常阴影的疾病

一、急性胆囊炎

【影像表现】

增强CT动脉期显示胆囊充盈饱满、胆囊壁均匀肥厚。胆囊床边界不清的早期强化表现，胆囊静脉回流增加。

【鉴别要点】

急性胆囊炎显示为胆囊肿大、壁肥厚、浆膜下水肿，多伴有胆囊结石。

可通过超声墨菲征等诊断，但评估疾病严重程度需要CT、MRI等检查，并评估是否存在胆囊壁破裂、壁内气肿、胆囊穿孔、胆囊周围脓肿等。

CT和MRI对诊断有无结石嵌顿很有效。

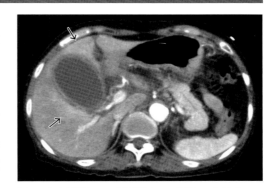

图　动态增强CT动脉期（80余岁，女性）

急性胆囊炎时，炎症导致胆囊静脉血流增加，多呈早期强化（约62%）。文献报道称胆囊壁显著强化伴胆囊床肝实质强化，对慢性胆囊炎的鉴别非常有用。

■参考文献

1）Altun E，et al：Acute cholecystitis：MR findings and differentiation from chronic cholecystitis Radiology，244：174-183，2007.

■参考征象

胆囊壁肥厚→p.4/胆囊·胆管脂肪层的不清晰→p.18/胆囊床异常阴影→p.43/平扫CT胆囊壁低密度→p.69

二、胆囊癌

【影像表现】

动态增强CT动脉期可见胆囊体部右侧壁至肝S5低密度肿块，考虑胆囊癌肝实质浸润（图→）。

外侧肝实质内可见扩张的肝内胆管周围早期强化区，考虑是胆囊癌引起的胆囊静脉回流增加所致（▶）。

【鉴别要点】

胆囊在组织学具有缺少黏膜肌肉层、罗-阿窦（Rokitanski-Aschoff sinus，RAS）延伸至浆膜下的特点，胆囊容易出现浆膜外浸润和肝实质浸润的情况。

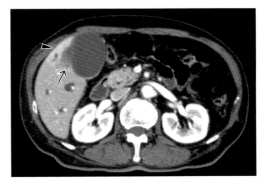

图　动态增强CT动脉期（70余岁，男性）

经胆囊静脉发生的肝血行转移，也经常发生在胆囊床部。

胆囊癌的胆囊床异常表现，可以由胆囊血流增加、直接浸润、血行转移所致或三者的组合，因此需要慎重判断。文献报道EOB增强MRI可以提高肝实质浸润的诊断能力。

■参考文献

1）Hwang J，et al：Gadoxetic acid-enhanced MRI for T-staging of gallbladder carcinoma：emphasis on liver invasior. Br J Radiol，87（1033）：2013608，2014.

■参考征象

胆囊壁肥厚→p.6/胆囊·胆管脂肪层不清晰→p.19/胆囊缩窄→p.46/胆囊内膜破裂·不连续性→p.52/平扫CT胆囊内低·等密度结节→p.55/CT胆囊壁低密度→p.70

三、肝细胞癌胆囊床浸润

【影像表现】

增强MR脂肪抑制T₁加权矢状位像显示胆囊腔内突出肿块（图：M1）和胆囊床肿块相连续（图：M2）。这是肝细胞癌胆囊床浸润、胆囊转移的病例。

【鉴别要点】

报道称肝细胞癌胆囊浸润时有发生，发生率为2.9%，而肝细胞癌胆囊转移非常罕见。

胆囊癌或胆囊癌肝浸润的手术病例很多。在这些情况下的肝细胞癌的原发病灶大多在胆囊床或其附近，且多伴有门静脉内瘤栓，多数报道推测肿瘤通过门静脉及胆囊静脉的逆行性血行转移是主要的转移路径。

肝细胞癌的高风险病例，在其他部位有肝细胞癌的情况下可以诊断。

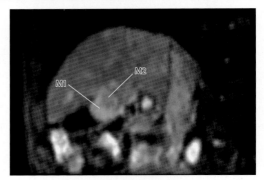

图　动态增强早期脂肪抑制3D-T₁加权斜面重建像（50余岁，男性）

"第1章第一节胆囊壁肥厚""第1章第三节胆囊·胆管的脂肪层不清晰""第1章第五节胆管扩张"同一病例

（九州大学病例　福冈大学　吉满研吾医生提供）

■**参考征象**

胆囊壁肥厚→p.8/胆囊·胆管脂肪层不清晰→p.23/胆管扩张→p.40

■**参考文献**

1）Tamura S，et al：Hepatocellular carcinoma invading the gallbladder：CT，arteriography and MRI find-ings．Clin Imaging，17：109-111，1993．

2）Yuki K，et al：Growth and spread of hepatocellular carcinoma a review of 240 consecutive autopsy cases．Cancer，66：2174-2179，1990．

3）Wakasugi M，et al：Gallbladder metastasis from hepato-cellular carcinoma：report of a case and review of litera-ture．Int J Surg Case Rep，3：455-459，2012．

四、黄色肉芽肿性胆囊炎

【影像表现】

增强CT显示胆囊床低密度区（图A：→），提示黄色肉芽肿性胆囊炎累及肝。其腹侧肝实质有强化，考虑胆囊炎导致胆囊静脉回流增加。GD-EOB-DTPA增强MRI可见胆囊壁明显增厚、胆囊床边界不明的低信号区域（图B：→），考虑炎症向肝扩散导致的EOB摄取减低。

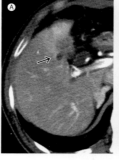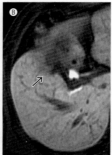

图　A：增强CT；B：GD-EOBE-DTPA增强MRI肝细胞期（20分钟后）（70余岁，男性）

（埼玉医科大学国际医疗中心　佐野胜广医生提供）

■**参考征象**

胆囊壁肥厚→p.5/胆囊，胆管脂肪层不清晰→p.18/平扫CT胆囊壁低密度→p.70

第七节

胆囊缩窄

胆囊内腔缩窄，形成所谓的双房胆囊。

双房胆囊大致分为两种。胆囊体部缩窄，胆囊内腔被分成大小相仿的两部分，胆囊底部缩窄使胆囊呈憩室样改变。前者称为沙漏胆囊（hourglass gallbladder），后者称为倒圆锥帽胆囊（phrygian cap gallbladder）。

双房胆囊结石的并发率较高，特别是缩窄位于胆囊底部，更容易形成结石。

胆囊体部的胆囊癌也会引起胆囊内腔缩窄，提示分隔型胆囊腺肌症是胆囊癌的危险因素。

胆囊扭转形成双房胆囊也不少见，但胆囊颈部或胆囊管扭转部位可见圆锥状的肿块。

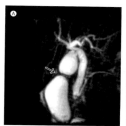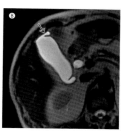

图　典型影像A：分节型胆囊腺肌症，沙漏胆囊（3D-MRCP MIP像）；B：倒圆锥胆囊（MRI T$_2$加权像）

胆囊・胆管

【须知!】 倒圆锥帽

倒圆锥帽（百褶帽）是源于古代罗马的帽子之一，胆囊底部屈曲和内腔狭窄，与胆囊体部表现相同，而覆盖表面的浆膜并不屈曲，这是一种先天性异常，称为倒圆锥帽胆囊，没有病理意义。

一些文献把底部型胆囊腺肌症伴狭窄的胆囊也称为"倒圆锥帽"，但只是少数学者的意见。

【技术讲座】 对描述胆囊缩窄有用的摄像方法

MRCP和超声对描绘胆囊缩窄很有用。

【鉴别诊断!】

◎胆囊腺肌症（→p.46）
倒圆锥帽胆囊
胆囊扭转（→p.45仅征象缩略图）
胆囊癌→p.46

■参考文献

1）Beily JOW: stricture of gallbladder. J Pathol Bact, 93：175-184，1967.

2）Ohtani T, et al: Relationship between gallbladder carcinoma and the segmental type of adenomyomatosis of the gallbladder. Cancer, 69：2647-2652，1992.

3）金 俊文ほか：胆囊腺筋症合併胆囊癌の特徴. 胆道, 28：633-640，2014.

【征象缩略图】

胆囊腺肌症

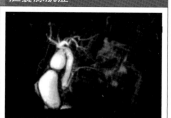

3D-MRCP MIP像
50余岁，女性【解说→p.46】

胆囊扭转

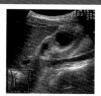

（岐阜大学病例　兼松雅之医生提供）
超声影像
50余岁，女性【→p.79「须知!」同一病例】

胆囊癌

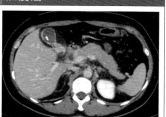

动态增强CT平衡期
50余岁，女性【解说→p.46】

表现为胆囊收缩的疾病

一、胆囊腺肌症

【影像表现】

3D-MRCP MIP像显示胆囊体部中央的内腔缩窄（沙漏胆囊）。胆囊壁内可见多个微小的高信号结构，是扩张的罗-阿窦（Rokitansky-Aschoff sinus，RAS）。考虑分节型的胆囊腺肌症。

【鉴别要点】

分节型胆囊腺肌症表现为胆囊体部内腔缩窄，呈沙漏状胆囊。底部型胆囊腺肌症表现为底部内腔狭小，呈憩室样改变。

在增厚的胆囊壁内看到RAS增生。扩张的RAS在T_2加权像和MRCP表现为多个明确的点状高信号结构。

如果切面与胆囊平行，可显示为环状的"珍珠项链征"或"卵石征"。

较大的RAS内可见结石。

扩张的RAS内充满高蛋白液体或者浓缩胆汁时，T_1加权像可呈轻度高信号，而T_2加权像中表现为假阴性。

与胆囊癌的鉴别主要依据扩张的RAS。但也有文献称报道部分胆囊癌也存在小囊样结构，与胆囊腺肌症类似。

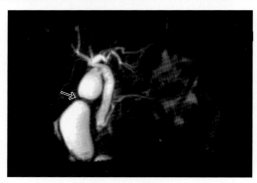

图　3D-MRCP MIP像（50余岁，女性）

■参考文献

1) Haradome H，et al：The pearl necklace sign：an imaging sign of adenomyomatosis of the gallbladder at MR cholangiopancreatography. Radiology，227：80-88，2003.

2) Yoshimitsu K，et al：Well-differentiated adenocarcinoma of the gallbladder with intratumoral cystic components due to abundant mucin production：a mimicker of adenomyomatosis. Eur J Radiol，15：229-233，2005.

■参考征象

胆囊壁肥厚→p.5/胆囊狭窄→p.47/平扫CT胆囊内低·等密度结节→p.56/平扫CT胆囊壁高密度→p.64/平扫CT胆囊壁低密度→p.68

二、胆囊癌

【影像表现】

动态增强CT平衡期显示胆囊体部明显强化的肿块（图：→）。胆囊体部内腔狭窄。底部囊腔内可见高密度结石。该肿块内可见类似扩张RAS的小囊样结构。首先考虑是分节型胆囊腺肌症，肿块基本上全部癌变。

【鉴别要点】

胆囊癌引起的胆囊内腔缩窄可以发生在胆囊体部存在病变的情况，特别需要注意分节型胆囊腺肌症很容易癌变。

这与胆囊腺肌症引起的壁增厚很难区分。如果发现腺肌症表面黏膜隆起性病变，则需怀疑胆囊癌。胆囊腺肌症的随访过程中，观察其形态变化很重要。

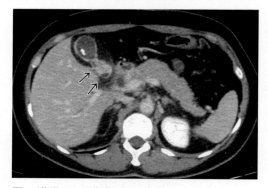

图　增强CT平衡期（50余岁，女性）

■参考征象

胆囊壁肥厚→p.6/胆囊·胆管脂肪层模糊不清晰→p.19/胆囊床的异常阴影→p.43/内膜断裂不连续→p.52/平扫CT胆囊内低·等密度结节→p.55/CT平扫胆囊壁低密度→p.70

■参考文献

1) 金 俊文ほか：胆囊腺筋症合并胆囊癌的特征. 胆道，28：633-640，2014.

【须知！】　珍珠项链征（pearl necklace sign）

所谓"珍珠项链征"，是指胆囊腺肌瘤扩张的罗-阿窦（Rokitansky-Aschoff sinus，RAS）的聚集而成的表现。

口服造影剂的胆囊造影或MRCP均可以看见。使用口服造影剂的出现率极低，不能作为胆囊腺肌瘤的诊断方法。提及珍珠项圈征，很多人都会想到Haradome等的MRCP论文。

Haradome论文图片中，MR珍珠项圈征并不一定呈环状，只要RAS集簇状分布。实际上，这篇论文并没有提出环状的定义，也没有规定RAS的个数。

如果是弥漫型的腺肌瘤，这一征象广泛分布于整个胆囊；底部型腺肌瘤可见RAS包围狭小化的底部内腔（图A：→）。分节型的病变本身也呈现这种表现（图B：→）。图是相同的病例，哪个作为珍珠项链征都可以。

MRI 串珠征（string of beads sign）这个称呼也有使用。CT念珠征（rosary sign）相当于胆囊腺肌瘤珍珠项圈征的CT表现。

MRCP显示扩张RAS较容易，不像经口胆囊造影需要依靠造影剂到达RAS内，类似于显示闭塞以远的胆管和胰管。

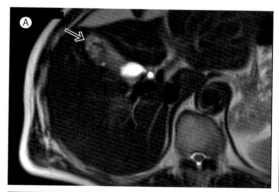

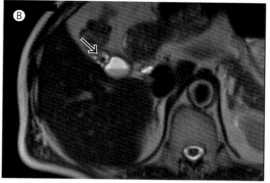

图　T₂加权像
胆囊底部及体部可见多发扩张RAS，即所谓的珍珠项圈征（→）

当然重要的是与胆囊癌的鉴别，Haradome的论文中没有癌变的病例。胆囊癌中出现与扩张RAS相似的囊肿样结构的文献报道也不少。

■参考文献

1）Dahnert W：Adenomyomatosis of gallbladder. Radiology review manual th ed Baltimore，Md：Williams &Wilkins：741，2011

2）Haradome H et al：The pearl necklace sign an imaging sign of adenomyomatosis of the gallbladder at MR cholangiopancreatography. Radiology，227：80-88，2003.

3）Catalano OA，et al：MR imaging of the gallbladder：a pictorial essay. Radiographics，28：135-155，2008.

4）Yoshimitsu K et al：Well-differentiated adenocarcinoma of the gallbladder with intratumoral cystic components due to abundant mucin production：a mimicker of adenomyomatosis. Eur J Radiol，15：229-233，2005.

胆囊·胆管

第八节

胆囊位置异常

胆囊位置异常可见于右肝圆韧带、胆囊扭转。

先天性左侧胆囊异位的常见原因为右肝圆韧带，与其说是胆囊位置的异常，还不如说是肝圆韧带存在于胆囊右侧的位置异常。没有病理意义。

右肝圆韧带是胚胎期原本应当消失的右脐静脉的留存，而左脐静脉消失的一种正常变异。

胆囊扭转症是由胆囊与肝床固定不充分、先天性游走胆囊、年龄增长等诱因引起，以高龄瘦弱女性居多。

胆囊离开肝床，向内侧和尾部异位。

【鉴别诊断!】

◎游走胆囊/胆囊扭转（→p.49）
　右肝圆韧带（→p.49）

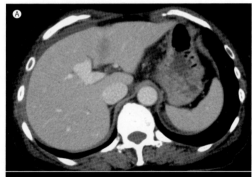
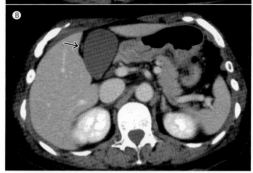

图　典型影像：右肝圆韧带（→）
造影CT门静脉期

【征象缩略图】

胆囊扭转	右肝圆韧带

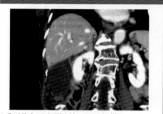

（香川劳灾医院影山淳一医生提供）
增强CT冠状位
90余岁，女性【解说→p.49】

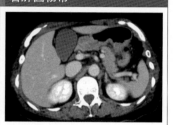

增强CT
60余岁，女性【解说→p.49】

表现为胆囊位置异常的疾病

一、胆囊扭转

【影像表现】

增强CT冠状位像显示胆囊与胆囊床脱离，向尾侧移位。本病例胆囊未向正中侧移位。

胆囊颈部狭窄，失去正常结构。胆囊壁水肿性增厚，无明显强化，是静脉回流不畅和缺血表现。

【鉴别要点】

胆囊扭转症是由胆囊与肝床固定不充分、先天性游走胆囊、年龄增大等因素引起。高龄瘦弱女性居多。

影像表现为胆囊肿大，弥漫型囊壁水肿肥厚，胆囊与肝床接触面减小，胆囊向正中或下方偏位，胆囊壁低强化，胆囊颈部增强效果明显，颈部呈鸟嘴征、漩涡征等表现。

也有病例在胆囊管的牵引下，肝外胆管显著屈曲，借助DIC-CT、MRCP可以明确显示胆囊扭转。

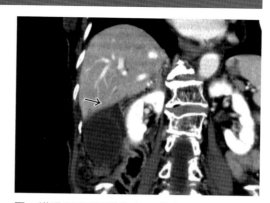

图　增强CT冠状断像（90余岁，女性）

（香川劳灾医院　影山淳一医生提供）

■参考文献

1）Usui M，et al：Preoperative diagnosis of gallbladder torsion by magnetic resonance cholangiopancreatography. Scand J gastroenterol，35：218-222，2000.

■参考征象

胆囊·胆管脂肪层不清晰→p.20/胆管狭窄/闭塞→p.29/平扫CT胆囊壁高密度→p.65/MRI T$_2$加权像胆囊胆管内低信号→p.79

二、右肝圆韧带

【影像表现】

增强CT显示肝门部稍偏右与门静脉脐部类似的血管结构（图：→）。该结构向尾侧与肝圆韧带连续，胆囊位于肝圆韧带（图：▶）的左侧。

【鉴别要点】

右肝圆韧带（right-sided ligamentum teres）是胚胎期本该消失的右脐静脉的留存，而左脐静脉消失产生的正常变异。该病无病理意义，但经常伴随门静脉分支异常。如果进行手术，要充分了解该解剖学特征。

胆囊和肝圆韧带的位置关系发生逆转，门静脉脐部不在正常位置时，应考虑此变异存在。

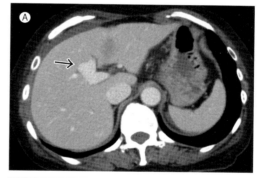

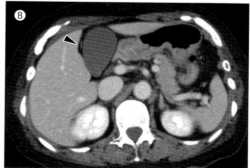

图　增强CT（60余岁，女性）

■参考文献

1）Si-Youn R，et al：Left-sided gallbladder with right-sided ligamentum teres hepatis：rare associated anomaly of exomphalos. J Pediatr Surg，43：1390-1395，2008.

胆囊·胆管

第九节

胆囊内膜中断、不连续

　　胆囊内膜中断、不连续可见于胆囊壁破裂（穿孔、坏死）、内膜起源的肿瘤性病变（胆囊癌等）。胆囊穿孔的原因有外伤、医源性操作（MRCP、腹腔镜手术）等。重症急性胆囊炎、坏死性胆囊炎时也可见胆囊壁破裂。胆囊癌根据肉眼所见，可分为乳头型、结节型、壁肥厚型等类型。乳头型和结节型需要与胆囊息肉相鉴别，而壁肥厚型需要与慢性胆囊炎、胆囊腺肌症等相鉴别。

　　CT和MRI重建图像对明确诊断、判断病变的范围有较高的价值。

【鉴别诊断!】

坏死性胆囊炎（→p.51）
胆囊穿孔（→p.51）
胆囊癌（→p.52）
气肿性胆囊炎（→p.52）

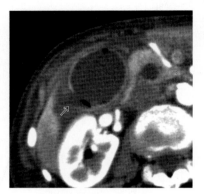

图　典型影图：坏死性胆囊炎
增强CT动脉期

【征象缩略图】

坏死性胆囊炎
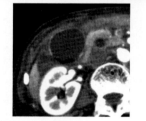
增强CT动脉期
80余岁，女性【解说→p.51】

胆囊穿孔
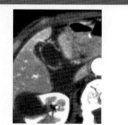
增强CT动脉期
70余岁，女性【解说→p.51】

胆囊癌
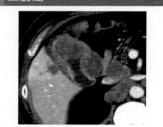
增强CT动脉期
60余岁，男性【解说→p.52】

气肿性胆囊炎
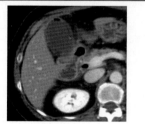
平扫CT
60余岁，女性【解说→p.52】

表现为胆囊内膜中断、不连续的疾病

一、坏死性胆囊炎

【影像表现】

图→所示部位可见胆囊壁破裂。胆囊内腔可见气体影。胆囊周围被潴留液体所包裹，考虑脓肿形成。

【鉴别要点】

坏死性胆囊炎是重症型急性胆囊炎。由于胆囊腔内压力上升，胆囊壁血液回流障碍引起缺血坏死。影像表现为胆囊黏膜低强化，胆囊坏死引起胆囊壁破裂，胆囊内腔可见气体，胆囊周围脓肿形成。与之表现相似的有

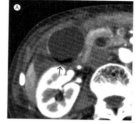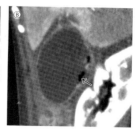

图 A：增强CT动脉期横断位；B：同冠状面（80余岁，女性）

气肿性胆囊炎。这是产气菌感染引起的胆囊炎，胆囊壁内和腔内出现气体是其特征。坏死性胆囊炎和重症型急性胆囊炎通常会引起腹膜炎、败血症等致命并发症，病情发展迅速，与普通的胆囊炎相比预后不良。胆囊炎的病因90%是胆石嵌顿，极少数是因肝肿瘤行TAE（经动脉栓塞术）时合并的胆囊梗死，以及胆囊癌、胆管癌引起的机械性梗阻。

二、胆囊穿孔

【影像表现】

为进一步检查胰腺癌而施行ERCP后，出现剧烈腹痛。临床怀疑ERCP后胰腺炎，而行增强CT检查。CT显示胆囊黏膜中断（图A、B：→）和胆囊周围液体潴留。影像提示胆囊穿孔。其原因可能是ERCP引起胆道内压上升。胰腺未见明显异常。

【鉴别要点】

胆囊穿孔可见于外伤、医源性（MRCP，腹腔镜手术时穿孔）、急性胆囊炎的重症型坏死性胆囊炎等。由于胆囊黏膜通常强化效果良好，当黏膜有中断时，通过增强CT诊断较容易。

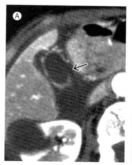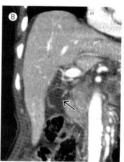

图 A：增强CT动脉期横断面；B：同冠状断面（70余岁，女性）
ERCP后胆囊穿孔

三、胆囊癌

【影像表现】

正常部分的胆囊黏膜强化效果良好，但在胆囊底部，由于肿块生长使黏膜强化变得模糊不清（图：→）。此例是胆囊黏膜面起源的胆囊癌，伴邻近肝的直接浸润及肝转移。

【鉴别要点】

胆囊癌从肉眼形态可以分为乳头型、结节型、壁厚型等类型。

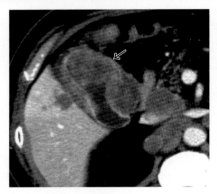

图　增强CT动脉期（60余岁，男性）

乳头型、结节型胆囊癌要与良性胆囊息肉相鉴别。胆囊癌大部分是腺癌，随着肿瘤浸润胆囊壁深层，纤维间质随之增加，增强CT/MRI显示为延迟至持续强化。胆囊息肉因为有丰富的血液循环，动脉期时即呈现明显的强化，随后轻度廓清。从形态上看，良性胆囊息肉通常有蒂，但广基底的病变，就需要考虑胆囊癌的可能。良性胆囊息肉大多在10mm以下，15～20mm以上的病变很有可能是胆囊癌。对于病灶有蒂还是广基底的判断，CT/MRI空间分辨率不够高，通常分辨不清晰，有必要通过超声进行鉴别（关于壁厚型，请参照本章第十节"胆囊内的低·等密度结节"p.55）。

CT/MRI的价值在于评估有无肌层浸润（胆囊壁的破裂）和肝床浸润这两方面。胆囊无黏膜下层，胆囊癌容易直接浸润周围脏器、淋巴结转移。另外，通过胆囊静脉转移到肝的发生率也很高。

■参考征象

胆囊壁肥厚→p.6/胆囊·胆管脂肪层不清晰→p.19/胆囊床异常阴影→p.43/胆囊萎缩→p.46/平扫CT胆囊内低·等密度结节→p.55/平扫CT胆囊壁低密度→p.70

四、气肿性胆囊炎

【影像表现】

胆囊饱满，囊壁肿胀增厚，胆囊周围脂肪组织浑浊，这些是急性胆囊炎的影像表现。胆囊壁内伴有气肿（图：→），需要怀疑气肿性胆囊炎。

【鉴别要点】

气肿性胆囊炎是由产气菌感染引起的特殊胆囊炎。最常见的致病菌是大肠埃希菌，通过糖分解作用产生气体。老年人特别是合并糖尿病的患者较多。气体由胆囊腔内向胆囊壁内及周围脂肪组织蔓延进展。与普通胆囊炎相比，气肿性胆囊炎的死亡率更高，因此需要迅速诊断和治疗。

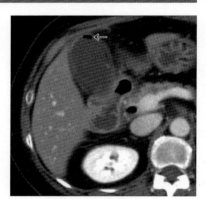

图　增强CT门静脉期（60余岁，女性）

■参考征象

胆囊壁肥厚→p.7/胆囊·胆管脂肪层不清晰→p.20/平扫CT胆囊壁低密度→p.69

第十节

平扫CT胆囊内低·等密度结节

　　表现为胆囊壁结节性病变的除了恶性肿瘤胆囊癌外，还有胆囊息肉、腺肌瘤和胆囊腺瘤等。从发病率上看，胆囊息肉最多见，有很多学者因为难以与胆囊癌区分而施行了胆囊切除术。胆囊息肉和胆囊癌的鉴别方法虽然有形态特征和强化效果的差异等，但最可靠的还是肿瘤大小指标。胆囊腺肌症常可见增厚的胆囊壁内罗-阿窦（RAS）低密度区，识别该低密度区对影像诊断非常重要。在分节型胆囊腺肌症中，胆囊会出现缩窄、屈曲等表现，这种特异性的形态有助于鉴别。

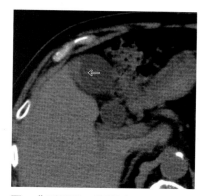

图　典型影像：胆囊癌

【须知!】　胆囊腺瘤

　　这是一种罕见的胆囊良性肿瘤，常合并家族性腺瘤和波伊茨-耶格综合征。与息肉一样，增强CT/MRI中呈早期强化倾向。

【鉴别诊断!】

◎胆囊息肉→p.55

　胆囊癌→p.55

　胆囊腺肌症→p.56

【征象缩略图】

胆囊息肉

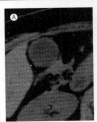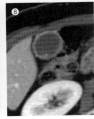

A：平扫CT；B：增强CT
50余岁，女性【解说→p.55】

胆囊癌

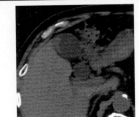

平扫CT
70余岁，男性【解说→p.55】

胆囊腺肌症

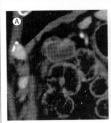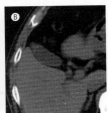

A：病例1平扫CT冠状面；B：病例2平扫CT横断面
均为70余岁，男性【解说→p.56】

【须知!】 X线阴性结石

胆道结石根据所含钙的比例显示不同的CT值。因此，偶尔会有结石密度与胆汁密度相当，通过CT难以识别（X线阴性石）（图A：→）。该类型结石，可通过MRI T$_2$加权像（除非有周围的胆泥或浓缩胆汁遮蔽）容易地识别（图B：→）。如果临床表现怀疑胆囊炎而CT发现胆囊饱满，但未能确定结石时，可考虑MRI检查。

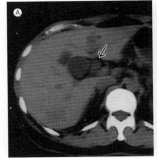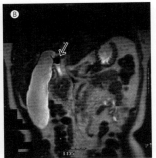

图 胆囊管嵌顿结石（50余岁，女性）
A：平扫CT；B：MRI
（岐阜大学病例 岐阜县综合医疗医疗中心 兼松雅之医生提供）

■参考征象
CT平扫胆囊内高密度→p.58/MRI T$_2$加权像 胆囊胆管内低信号→p.76，78

表现为胆囊内低·等密度结节的疾病

一、胆囊息肉

【影像表现】

如图所示病例，平扫CT不能显示胆囊息肉（图A：→），但增强后息肉定位明确（图B：→）。大小为3～4mm，是典型的带蒂型息肉。

【鉴别要点】

胆囊息肉分为非肿瘤性（胆固醇息肉、炎症性息肉、增生性息肉）和肿瘤性（腺瘤，腺癌）。实际上，非肿瘤性的胆固醇息肉占了大部分。

胆囊黏膜上皮表面沉积的胆固醇，巨噬细胞吞噬后形成泡沫细胞。泡沫细胞增殖后形成胆固醇息肉。

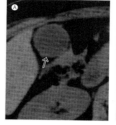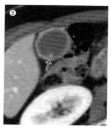

图　A：平扫CT；B：增强CT（50余岁，女性）

病变通常在10mm以下，由于密度与胆汁相仿（甚至密度壁胆汁更低），平扫CT很难识别。CT增强后，息肉因内部的血流丰富，表现为比较清晰的早期强化，延迟期则倾向于廓清。息肉基本上是有蒂的，附着在胆囊黏膜面。大小指标被广泛用于与胆囊癌的鉴别，如果在10mm以下考虑息肉，如果病灶在15～20mm以上就会增加胆囊癌的可能性。但是即使在10mm以下，也有5%为胆囊癌的可能，因此有必要通过进一步检查来确认是否为胆囊癌。

二、胆囊癌

【影像表现】

胆囊底部胆囊壁增厚（图A：→）。CT检查可鉴别壁厚型胆囊癌和胆囊腺肌瘤。胆囊内未见呈现为低密度的RAS。MRI同样未见RAS表现（未提供）。增强CT中可以看到胆囊床浸润（图B：▶），该患者施行包括肝切除在内的扩大胆囊切除手术。

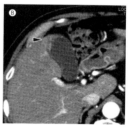

图　A：平扫CT；B：增强CT（70余岁，男性）

【鉴别要点】

胆囊癌的肉眼形态分类为乳头型、结节型和壁厚型。壁厚型需与慢性胆囊炎及胆囊腺肌症相鉴别，增强模式（胆囊癌的大部分是腺癌，胆囊壁深层浸润的纤维间质增加，增强CT/MRI主要表现为延迟～持续性强化）及胆囊壁内有无RAS成为鉴别要点，若上述两方面表现不明确，鉴别常较困难。但是，像本病例若显示周围组织的浸润，则强烈怀疑胆囊癌。

对胆囊癌壁浸润深度诊断的准确率EUS比CT/MRI更有优势。

（关于乳头状、结节型，请参考第九节"胆囊内膜断裂、不连续"p.52）

■参考征象

胆囊壁肥厚→p.6/胆囊·胆管脂肪层不清晰→p.19/胆囊床异常阴影→p.43/胆囊萎缩→p.46/胆囊内膜断裂·不连续性→p.52/平扫CT胆囊壁低密度→p.70

三、胆囊腺肌症

【影像表现】

病例1（图A）为局限至弥漫型，病例2（图B）是底部型胆囊腺肌瘤。在增厚的胆囊壁内清晰可见罗·阿窦（RAS）低密度区（图A、B：→）。

【鉴别要点】

在病理学上，胆囊腺肌症是胆囊黏膜上皮组织和固有肌层增生形成的一种错构瘤。胆囊黏膜深入增厚的胆囊壁内形成RAS，成为特征性表现。胆囊腺肌症的90%以上中可见RAS，因此影像诊断时最重要的是识别RAS。RAS的内容物是浆液性液体、浓缩胆

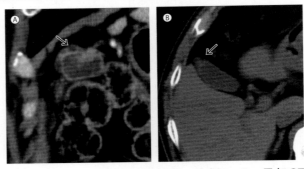

图　病例1　A：平扫CT冠状面；病例2　B：平扫CT横断面

（均为70余岁，男性）

汁及结石。RAS通常在5mm以下，如果与胆囊内腔的沟通阻断，则可明显扩张。RAS在CT上表现为胆囊壁内点状低密度，而在MRCP和T_2加权像中更可清楚地显示为高信号结节。在胆囊壁内连续的念珠状高信号的RAS被称为珍珠项链征。肉眼大体分为基底型（局限型）、分节型和弥漫型，有时它们可以同时看到，呈中间形态的情景也较多。在RAS不明确或较大的情况下，应与胆囊癌浸润造成的胆囊壁肥厚相鉴别。

■ 参考征象

胆囊壁肥厚→p.5/胆囊萎缩→p.46，47/平扫CT胆囊壁高密度→p.64/平扫CT胆囊壁低密度→p.68

【须知！】 胆囊癌的肉眼形态分类

根据胆囊癌黏膜面隆起的程度可分为乳头型（A）、结节型（B）和平坦型（C）。根据肿瘤大小可分为填充型（D）和肿块型（E）。乳头状、结节型、平坦型又分为无周围组织浸润的膨胀型（1）和有周围浸润的浸润型（2）。

乳头型和结节型的区别在于病变根部是否缩窄。乳头型需与良性息肉相鉴别；瘤体较低的结节型及平坦型需与慢性胆囊炎引起的胆囊壁增厚相鉴别。填充型是指横断面中胆囊内腔充满肿瘤，胆囊保留原有形态。胆囊壁外和肝有明显的直接浸润，胆囊不能保留原有形态称为肿块型。

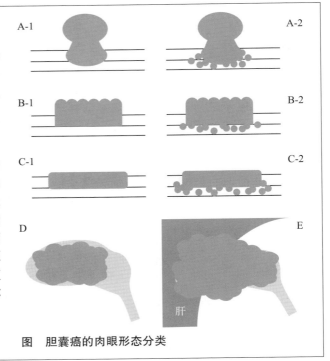

图　胆囊癌的肉眼形态分类

第十一节

胆囊内高密度

CT值与物质密度成正比，平扫CT呈现高密度的物质包括细胞密度高的组织和金属（Ca、I、Fe等）。胆囊内出血和结石密度存在差异，两者鉴别通常不成问题。但胆石的CT值因钙等金属含量不同而发生变化，有时会出现与血肿类似的稍高密度影。这种情况下，可以通过内镜确认是否有十二指肠乳头出血或检查有无可导致出血的疾病（炎症、肿瘤等）来鉴别诊断。胆道结石大致分为胆固醇性结石、胆色素性结石及混合性结石。在胆固醇性结石中，纯胆固醇结石表现出的密度与胆汁差不多，CT上很难鉴别。

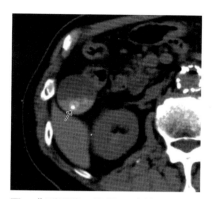

图　典型影像：胆泥，浓缩胆汁

【鉴别诊断！】

◎胆泥、浓缩胆汁（→p.58）

◎胆囊结石（→p.58）

　胆道出血（→p.59）

　肝细胞癌的胆囊床浸润

【征象缩略图】

胆泥、浓缩胆汁

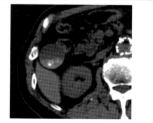

平扫CT
80余岁，男性【解说→p.58】

胆囊结石

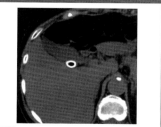

平扫CT
60余岁，女性【解说→p.58】

胆道出血

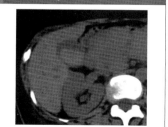

平扫CT
50余岁，女性【解说→p.59】

平扫CT表现为胆囊内高密度的疾病

一、胆泥、浓缩胆汁

【影像表现】

在胆囊内可见稍高密度的液平面形成（稍高密度区域的平均CT值是102HU）。内部可见多个密度不同的结石（图：→）。这是胆泥和胆石的表现。由于CT值较高，考虑是胆色素性结石。

【鉴别要点】

使用磁共振成像检测胆石时，需要注意浓缩胆汁或胆泥也会掩盖胆石的存在。与胆结石一样，浓缩胆汁和胆泥在T$_2$加权像上显示为低信号。因此，需要结合CT图像进行评价。

胆泥和胆道出血鉴别时，除了观察CT值，还要观察是否存在引起胆道出血的疾病（炎症、肿瘤等）。

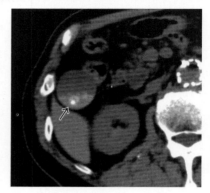

图　平扫CT（80余岁，男性）

■ **参考征象**

MRI T$_1$加权像胆囊・胆管内高信号→p.73，74/MRI T$_2$加权像胆囊・胆管内低信号→p.78

二、胆囊结石

【影像表现】

如图所示结石呈环状高密度，考虑为混成性结石（图：→）。

【鉴别要点】

胆囊结石60%～70%是胆固醇性结石，其余的是胆色素性结石。胆固醇结石根据成分又可分为3个亚型。100%胆固醇组成的结石称为纯胆固醇性结石，如前所述，在CT上难以发现。在MRI T$_2$加权像和T$_1$加权像均显示低信号，但在胆汁信号的衬托下，存在良好的对比度。边缘钙化、内部是纯胆固醇成分的结石被称为混成性结石。CT显示环状高密度。胆固醇和胆红素钙盐以不同的比例混合在一起的结石被称为混合性结石，CT检查表现也各不相同。混合性结石在结石内部会产生裂隙和气体，因此结石内部的CT值有可能比脂肪密度更低。

需要注意的是，浓缩胆汁或胆泥在胆囊内蓄积时，也会呈现T$_2$加权像低信号，与胆囊胆石有时难以鉴别。

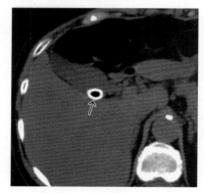

图　平扫CT（60余岁，女性）

■ **参考征象**

CT平扫胆囊内低・等密度结节→p.54/MRI T$_2$加权像胆囊・胆管内低信号→p.76，78

三、胆道出血

【影像表现】

多发性骨髓瘤病例。骨髓外肿瘤累及肺及胰腺（图：▶）。胰腺肿瘤引起梗阻性黄疸。PTCD管留置，因发现PTCD管出血行CT检查。

胆囊内可见浅淡的稍高密度（平均49HU）。结合病史很容易诊断胆道出血（图：→）。

【鉴别要点】

胆道出血的是由炎症（胆囊炎或胆管炎）、胆石症、动静脉瘤、医源性等原因引起的胆管和伴行血管形成异常交通而发生的。胆道内压上升可引起胆绞痛，胆道内形成凝血块可引起梗阻性黄疸。如果胆道与门静脉或肝静脉交通，可以进行非手术治疗。但与肝动脉交通，就需要进行TAE（经动脉栓塞术）。只要无严重肾功能障碍或碘剂过敏，必须进行CT动态增强扫描，以确认有无造影剂的血管外渗（extravasation）。

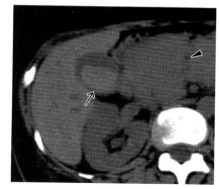

图　平扫CT（50余岁，女性）

血肿的CT值一般不超过100HU，当胆囊内密度超过100HU时，需怀疑是胆石或胆泥。如果遇到鉴别困难，可以通过内镜确认十二指肠乳头是否出血来确诊。

■参考征象

CT平扫胆管内高密度→p.61/MRI T_1加权像 胆囊·胆管内高信号→p.73/MRI T_2加权像 胆囊·胆管内低信号→p.76

【须知！】 碘造影剂的胆汁内排泄

实施增强CT或血管造影后数日内再次CT检查，有时能发现胆囊内高密度液体潴留。这是通过胆汁排泄碘造影剂潴留的表现。经动脉、静脉注入的碘造影剂可以分布在血管外细胞外液中，其中一小部分可经由肝细胞通过胆汁排泄，是正常情况（称为异位排泄，vicarious excretion）。如果肾功能障碍，肾排泄造影剂延迟，则通过胆汁排泄就会增加。胆囊内储存造影剂并不引起症状，但在诊断时要注意造影剂的使用经历。

■参考文献

1）Hall AB，et al: Possible vicarious contrast excretion causing symptomatic cholelithiasis. Mil Med，176：119-121，2011.

第十二节

平扫CT胆管内高密度

与胆囊内一样，在胆管内发现高密度影需怀疑胆道出血或结石。肝内胆管或胆总管的结石，90%以上是胆红素钙结石，CT显示为高密度。虽然胆管结石MRI T_1加权像和T_2加权像基本都是无信号影，但也有不少胆红素钙结石在T_1加权像中呈现高信号。这是因为胆红素与铜等金属混合，缩短T_1时间的结果。MRI检查结石时，除了MRCP的MIP（最大密度投影），必须仔细观察原始图像。因为悬浮在胆汁上的结石MIP图像不能显示。

十二指肠乳头部癌可早期累及胆管、胰管，造成双管扩张，多数能够早期发现。CT检查其密度较胆汁稍高。

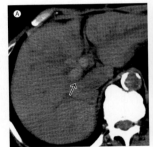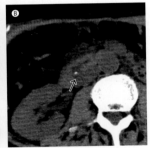

图　典型影像　A：胆道出血；B：胆总管结石

【鉴别诊断!】

◎胆道出血（→p.61）
　胆总管结石（→p.61）
◎肝内胆管结石（→p.62）
　十二指肠乳头部癌

【征象缩略图】

胆道出血

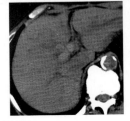

平扫CT
70余岁，男性【解说→p.61】

胆总管结石

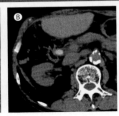

A：病例1　平扫CT
B：病例2　平扫CT
以上均为60余岁，男性
【解说→p.61】

肝内胆管结石

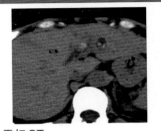

平扫CT
30余岁，女性【解说→p.62】

平扫CT表现为胆管内高密度的疾病

一、胆道出血

【影像表现】

肝细胞癌（伴胆管浸润）在接受治疗过程中出现腹痛而行CT检查。从肝门部胆管到十二指肠乳头部，有浅淡的稍高密度（平均为69HU）占位（图：→）。结合病史和CT影像考虑HCC引起胆道出血。

【鉴别要点】

与胆囊内一样，胆管内见高密度影考虑胆道出血或结石。

胆道出血是由于炎症（胆囊炎或胆管炎）、胆石症、动静脉瘤、医源性等原因引起的胆管和伴行的血管之间的异常交通而发生的。胆道内压上升可引起胆绞痛，胆道内形成凝血块可引起梗阻性黄疸。如胆道与门静脉或肝静脉的交通，可进行非手术治疗；但与动脉交通，就需要进行TAE（经动脉栓塞术）。只要无严重肾功能障碍或碘剂过敏，必须行CT动态增强扫描，以确认有无造影剂的血管外渗（extravasation）。

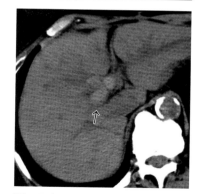

图　平扫CT（70余岁，男性）

■参考征象

平扫CT胆囊内高密度→p.59/MRI T$_1$加权像　胆囊·胆管内高信号→p.73/MRI T$_2$加权像　胆囊·胆管内低信号→p.76

二、胆总管结石

【影像表现】

病例1：胆总管内可见大小约数毫米的微小高密度结节（图A：→），这是典型的胆总管结石表现。

病例2：与病例1相比，较大且稍高密度结石（图B：→），边缘完整、边界清楚，不会与胆道出血混淆。

【鉴别要点】

生活习惯引起胆汁中胆固醇过饱和是胆固醇结石形成的关键，而胆红素结石的形成

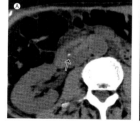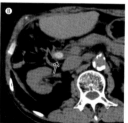

图　病例1　A：平扫CT（60余岁，男性）；病例2　B：平扫CT（60余岁，男性）

与细菌感染有很大关系。胆汁潴留和持续胆道炎症是胆结石形成的高危因素。

胆总管结石90%以上是胆红素钙结石，胆固醇结石少见。通常可以通过CT甄别，但通过MRI和MRCP原始图像进行检测，可获得更高的检出率。乳头部奥迪括约肌不全、乳头切开手术后及胆道重建后，胆道内可出现积气。胆道内空气和结石一样呈低信号，要注意鉴别。CT平扫或脂肪抑制T$_1$加权像有助于鉴别。

■参考征象

胆管壁肥厚→p.15/胆管狭窄/闭塞→p.27/胆管扩张→p.34/MRI T$_2$加权像 胆囊·胆管内低信号→p.78

三、肝内胆管结石

【影像表现】

如图所示胆总管囊肿、胆管空肠吻合术后病例。肝内胆管可见稍高密度（图：→）的粗大结石，还能看到末梢胆管的扩张。

【鉴别要点】

与胆总管结石一样，大部分是胆红素钙结石。但与胆总管结石相比，钙化程度较低，CT密度值也较低，需要更仔细地观察。MRI·MRCP可用于肝内结石检查，但MRI的检查禁忌较多，通过末梢胆管扩张等间接征象有助于发现肝内结石。胰十二指肠切除胆道重建的病例，胆道积气的发生率较高，要注意鉴别。

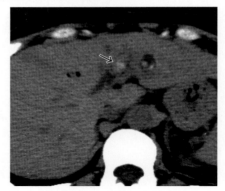

图 平扫CT（30余岁，女性）

■ **参考征象**

胆管狭窄/闭塞→p.31/胆管扩张→p.34/MRI T_1加权像 胆囊·胆管内高信号→p.74/MRI T_2加权像 胆囊·胆管内低信号→p.77

第十三节

平扫CT胆囊壁高密度

胆囊壁在平扫CT中呈现高密度的原因有：①钙化；②血肿。

①钙化的原因有结石和慢性炎症，代表性疾病有胆囊腺肌症、瓷胆囊等。

②形成血肿的疾病有胆囊扭转。

【须知！】

　　胆囊梗阻和胆囊癌，如果在囊内形成血肿，胆囊壁可能会呈高密度，但非一定。

【鉴别诊断！】

　胆囊腺肌症（→p.64）
◎瓷化胆囊（→p.64）
◎胆囊壁钙化（→p.63仅征象缩略图）
　胆囊扭转（→p.65）

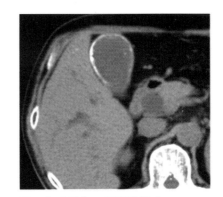

图　典型影像：胆囊腺肌症
平扫CT

胆囊·胆管

【征象缩略图】

胆囊腺肌症

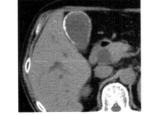

平扫CT
50余岁，男性【解说→p.64】

瓷化胆囊

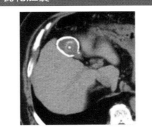

平扫CT
60余岁，女性【解说→p.64】

胆囊壁钙化

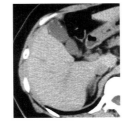

平扫CT
60余岁，女性

胆囊扭转

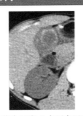

（静冈县立综合医院 山本啄水医生提供）
平扫CT横断面
10余岁，男孩，【解说→p.65】

平扫CT表现为胆囊壁高密度的疾病

一、胆囊腺肌症

【影像表现】

平扫CT显示胆囊底部多处显著的高密度区域，考虑为壁内钙化。

【鉴别要点】

胆囊腺肌症是一种错构瘤，特征是黏膜上皮生长进入肌层，形成罗-阿窦（RAS），RAS内可见结石，平扫CT显示为胆囊壁钙化。瓷化胆囊也表现为胆囊壁明显高密度，但瓷化胆囊的特征是钙化沿胆囊壁范围较广且较厚，两者的鉴别并不困难。

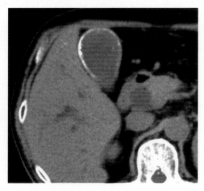

图　平扫CT（50余岁，男性）

■参考文献

1）Revzin MV，et al：The gallbladder：uncommon gall-bladder conditions and unusual presentations of the common gallbladder pathological processes. Abdom Imaging，40：385-399，2015.

2）Boscak AR，et al：Best cases from the AFIP：Adeno-myomatosis of the gallbladder. Radiographics，26：941-946，2006.

■参考征象

胆囊壁肥厚→p.5/胆囊狭窄→p.46，47/平扫CT胆囊内低·等密度结节→p.56/平扫CT胆囊壁低密度→p.68

二、瓷化胆囊

【影像表现】

沿着胆囊壁广泛增厚的高密度区，胆囊内部也可见高密度区，考虑结石。

【鉴别要点】

瓷化胆囊（porcelain gallbladder）是胆囊壁钙化，像瓷器一样。一般认为是源于慢性胆囊炎，但并不是所有的慢性胆囊炎都能成为"瓷器样改变"。瓷化胆囊发生胆囊癌的概率较高，是胆囊切除术的适应证，影像诊断很重要。CT特异性的影像表现是增厚的胆囊壁完全或不完全钙化，如发现典型影像学改变，无特别需要鉴别的疾病。

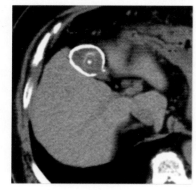

图　平扫CT（60余岁，女性）

■参考文献

1）Berk RN，et al：Carcinoma in the porcelain gallbladder. Radiology，106：59-31，1973.

2）Kane RA，et al：Porcelain gallbladder：ultrasound and CT appearance. Radiology，152：137-141，1984.

三、胆囊扭转

【影像表现】

胆囊壁水肿增厚，平扫CT（图A）显示胆囊壁内浅淡的稍高密度区，提示胆囊壁有出血性改变。增强后（图B）胆囊壁无强化。

【鉴别要点】

本病例的诱因，有先天因素如游走性胆囊，后天因素如驼背、脊柱侧弯、腹部外力击打等。其典型CT表现为扭转胆囊颈部呈现肿块样阴影或漩涡状和鸟嘴状改变，但出现频率并不高。临床上扭转继发胆囊血液循环障碍更为重要，平扫CT显示胆囊壁浅淡高密度、胆囊壁强化减弱小时，是胆囊血循环障碍和胆囊缺血（坏死）的提示征象。胆囊扭转CT显示胆囊壁浅淡高密度，可以与胆囊腺肌症中的罗-阿窦（RAS）内的微小结石相鉴别。但胆囊血循环障碍引起的胆囊壁水肿、胆囊肿大及胆囊壁强化减弱等伴随征象，强烈提示胆囊壁内出血。

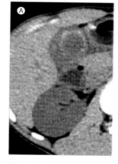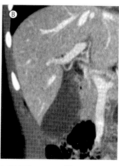

图　A：平扫CT水平断面；B：增强CT冠状面（10余岁，男孩）

（静冈县立综合医院　山本啄水医生提供）

■参考文献

1）Aibe H，et al：Gallbladder torsion：case report Abdom Imaging，27：51-53，2002.

2）Quinn SF，et al：Torsion of the gallbladder：findings on CT and sonography and role of percutaneous cholecystostomy．AJR Am J Roentgenol，148：881-882，1987.

■参考征象

胆囊・胆管脂肪层不清晰→p.20/胆管狭窄/闭塞→p.29/胆囊位置异常→p.49/MRI T$_2$加权像胆囊胆管内低信号→p.79

MEMO

胆囊・胆管

第十四节

平扫CT胆囊壁低密度

胆囊壁平扫CT低密度的原因有：①水肿性改变；②液体潴留；③胆囊壁气肿。

①水肿性改变的原因有急性炎症和胆囊淤血造成的血供障碍，代表性疾病有胆囊浆膜下水肿、急性胆囊炎等。

②液体潴留相关疾病有胆囊腺肌症RAS内液体潴留、黄色肉芽肿性胆囊炎及合并坏死的胆囊癌。

③胆囊壁气肿见于气肿性胆囊炎。

然而，除了上述原因外，也有浆膜下脂肪增生造成的低密度，这种改变通常继发于慢性、持续性充血（富血供）状态，典型病变是弥漫型胆囊腺肌症。

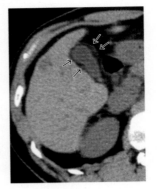

图　典型影像：胆囊浆膜下水肿（→）
平扫CT

【鉴别诊断!】

◎胆囊浆膜下水肿（→p.68）　　　　黄色肉芽肿性胆囊炎（→p.70）

◎胆囊腺肌症（→p.68）　　　　　　胆囊癌（→p.70）

◎气肿性胆囊炎（→p.69）　　　　　胆囊梗死（→p.71）

　急性胆囊炎（→p.69）

【征象缩略图】

胆囊浆膜下水肿

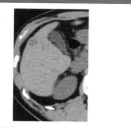

平扫CT

60余岁，男性【解说→p.68】

胆囊腺肌症

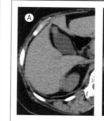

平扫CT

70余岁，女性【解说→p.68】

气肿性胆囊炎

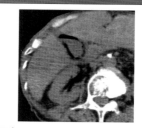

平扫CT

80余岁，女性【解说→p.69】

急性胆囊炎

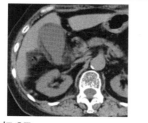

平扫CT

70余岁，女性【解说→p.69】

黄色肉芽肿性胆囊炎

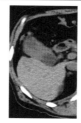

平扫CT

70余岁，男性【解说→p.70】

胆囊癌

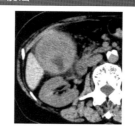

平扫CT

70余岁，女性【解说→p.70】

胆囊梗死

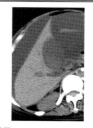

平扫CT

60余岁，女性【解说→p.71】

胆囊·胆管

平扫CT表现为胆囊壁低密度的疾病

一、胆囊浆膜下水肿

【影像表现】
胆囊壁全周性增厚，呈均匀的低密度。

【鉴别要点】
胆囊浆膜下水肿可见于肝硬化、急性肝炎、低蛋白症等各种病症。在肝硬化的情况下，其发生机制是胆囊周围淋巴管内压上升。单纯从影像角度，胆囊浆膜下水肿需要与急性胆囊炎相鉴别。急性胆囊炎只要胆囊不破裂，胆囊腔呈充盈饱满表现，当然结合临床信息鉴别诊断并不困难。此外，胆囊浆膜下水肿主要累及的部位是原本脂肪组织丰富的浆膜下结构，如果利用MRI的化学位移成像技术能够在胆囊壁增厚部位发现脂肪，对两者的鉴别有所帮助。

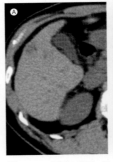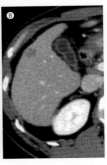

图　A：平扫CT；B：增强CT（60余岁，男性）
C型肝硬化

■参考征象
胆囊壁肥厚→p.7/胆囊·胆管脂肪层不清晰→p.19

二、胆囊腺肌症

【影像表现】
平扫CT显示胆囊底部缩窄和局限性壁增厚。增厚的胆囊壁内伴有小的低密度区（图B：▶）。另外，胆囊颈部周围的浆膜下脂肪层增厚，考虑是本病相关的表现。

【鉴别要点】
胆囊腺肌症是一种错构瘤，病理学上是黏膜和固有肌肉层增生。肉眼大体分弥漫型、局限型和分节型3型。本病例属于局限型，像本病例一样，局限型多发于胆囊底部，特征是黏膜上皮向深部肌层生长，形成罗-阿窦（RAS），90%以上胆囊腺肌症可见此特征表现。胆囊壁肥厚的疾病中，最需要鉴别的是胆囊癌。如CT上可见胆囊壁增厚部有低密度区，考虑RAS存在，那即可确诊胆囊腺肌症。然而，也有胆囊癌表现有类似RAS的囊样结构，两者的区分仍需留意。

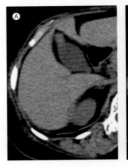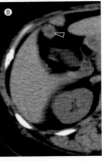

图　A：平扫CT头侧；B：同尾侧（70余岁，女性）

■参考文献
1）Williams I，et al：Diverticular disease（adenomyomatosis）of the gallbladder a radiological-pathological survey. Br J Radiol，59：29-34，1986.

2）Yoshimitsu K，et al：Well-differentiated adenocarcinoma of the gallbladder with intratumoral cystic components due to abundant mucin production：a mimicker of adenomyomatosis. Eur Radiol，15：229-233，2005.

■参考征象
胆囊壁肥厚→p.5/胆囊狭窄→p.46，47/平扫CT胆囊内低·等密度结节→p.56/平扫CT胆囊壁高密度→p.64

三、气肿性胆囊炎

【影像表现】

胆囊壁肥厚，沿着胆囊内壁可见气体。

【鉴别要点】

气肿性胆囊炎的死亡率为15%～20%，属于急性重症胆囊炎。CT可以清晰显示胆囊内壁的气体，一般诊断容易，但与胆道手术后，或逆行性胆道造影术后进入胆道及胆囊内腔的气体鉴别有些困难。可以通过改变体位来确认气体的移动性，如果没有移动性应该考虑胆囊壁内气体的可能性。

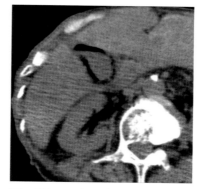

图　平扫CT（80余岁，女性）

■参考文献

1 ）Grayson DE，et al：Emphysematous infections of the abdomen and pelvis：a pictorial review．Radiographics，22：543-561，2002．

■参考征象

胆囊壁肥厚→p.7/胆囊·胆管脂肪层不清晰→p.20/胆囊内膜破裂·不连续→p.52

四、急性胆囊炎

【影像表现】

胆囊整体饱满，囊壁全周性增厚，内部呈稍不均匀的低密度，周围脂肪组织浑浊。

【鉴别要点】

如前文所述，急性胆囊炎影像学最主要是与胆囊浆膜下水肿鉴别。本病例胆囊饱满、周围脂肪组织浑浊，结合急性炎症表现，诊断急性胆囊炎较容易。急性胆囊炎影像检查首选超声，CT诊断急性胆囊炎的灵敏度仅为39%，而超声的灵敏度可达83%。超声尤其重要的是观察无超声墨菲征（在探测到右季肋部的同时进行深呼吸的话，由于疼痛而不能深呼吸）和胆囊壁多层透光层。急性胆囊炎和胆囊浆膜下水肿的治疗方案完全不同，如果CT鉴别困难，需结合临床信息和超声检查结果进行判断。

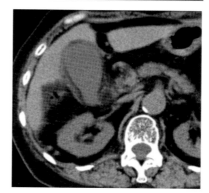

图　平扫CT（70余岁，女性）

■参考文献

1 ）Harvey RT，et al：Acute biliary disease：initial CT and follow-up US versus initial US and follow-up CT．Radiology，213：831-836，1999．

■参考征象

胆囊壁肥厚→p.4/胆囊·胆管脂肪层不清晰→p.18/胆囊床异常阴影→p.43

胆囊·胆管

五、黄色肉芽肿性胆囊炎

【影像表现】

胆囊体部局限性肥厚，肥厚部内可见小的低密度区（图B：►）

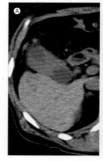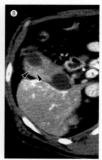

图 A：平扫CT；B：增 强CT（70余岁，男性）

【鉴别要点】

黄色肉芽肿性胆囊炎，病理学上表现为泡沫组织细胞和各种炎症细胞浸润、伴有纤维性瘢痕增生的破坏性炎症性病变，通常认为是由于罗－阿窦破裂，胆囊黏膜脓肿中胆汁渗漏到壁内而引起。影像上最主要的鉴别诊断是胆囊癌。与胆囊癌的鉴别要点：①CT呈低密度，无强化；MRI T$_2$加权像可见高信号的壁内结节（被包裹的脓肿或肉芽肿）；②黏膜面线状强化仍存在。虽然有文献报道用MRI化学位移成像方法检测黄色肉芽肿泡沫组织内的脂肪，但由于脂肪成分极少，大多数情况下检测不到。相反，有文献称通过MRI化学位移成像方法可以检测出脂肪的胆囊癌。重要的是要认识到仅凭影像很难区分两者。

■参考文献

1 ）Hatakenaka M，et al：Xanthogranulomatous chole-cystitis：importance of chemical-shift gradient-echo MR imaging．Eur Radiol，13：2233-2235，2003．

2 ）Nakayama T，et al：Fat detection in gallbladder car-cinoma with extensive xanthogranulomatous change demonstrated by chemical shift MR imaging．Abdom Imaging，28：684-687，2003．

■参考征象

胆囊壁肥厚→ p.5/胆囊·胆管脂肪层不清晰→ p.18/胆囊床异常阴影→ p.44

六、胆囊癌

【影像表现】

胆囊壁不完整伴肿块样增厚，内部见不均匀的低密度区。

【鉴别要点】

影像学上与胆囊癌的鉴别的重要疾病，如前所述，可有胆囊腺肌症、黄色肉芽肿性胆囊炎。虽然胆囊壁增厚伴其内部的低密度区，多考虑为RAS，提示为胆囊腺肌症。但胆囊癌伴囊变、坏死形成低密度区的情况亦可发生。周围脂肪组织浑浊应考虑胆囊癌浸润，也要考虑黄色肉芽肿性胆囊炎炎症浸润的可能。因此，需要经常注意这3种疾病的鉴别。在胆囊壁增厚伴内部低密度区的病灶，组织活体标本检查很重要。

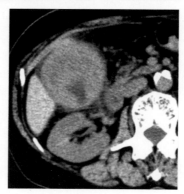

图 平扫CT（70余岁，女性）

■参考征象

胆囊壁肥厚→p.6/胆囊·胆管脂肪层不清晰→p.19/胆囊床异常阴影→p.43/胆囊萎缩→p.46/胆囊内膜断裂、不连续性→p.52/平扫CT胆囊内低·等密度结节→p.55

七、胆囊梗阻

【影像表现】

胆囊壁呈低密度，增强后强化效果不明显。

【鉴别要点】

胆囊梗阻可由多种原因引起，最常见于肝细胞癌等富血性肝肿瘤经导管动脉化疗栓塞术（TACE）后，是TACE常见的并发症。

关于胆囊梗阻影像总结的报道很少，但仅靠平扫CT对胆囊壁低密度进行性质判断很困难，一般认为增强CT上胆囊壁黏膜不强化是其特征性表现。急性胆囊炎也有类似的继发改变，但频度不高。

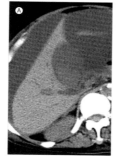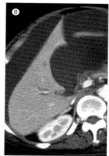

图　A：平扫CT；B：增强CT（60余岁，女性）

■**参考文献**

1）Takayasu K，et al：Gallbladder infarction after hepatic artery embolization AJR Am J Roentgenol，144：135-138，1985.

■**参考征象**

胆囊・胆管脂肪层不清晰→p.21

胆囊・胆管

MEMO

第十五节

MRI T₁加权像胆囊·胆管内高信号

T₁加权像胆囊、胆管内呈高信号的原因是存在高黏稠度液体，代表性疾病有胆道出血、浓缩胆汁、胆泥等。结石中的胆色素石在T₁加权像上通常也呈高信号。

【须知！】

最近肝MRI检查中使用Gd-EOB-DTPA的频度增加，增强后肝细胞期常可见胆管内高信号的造影剂（肝功能不良的情况下较少见）。胆囊内的Gd-EOB-DTPA由于比重的关系，容易潴留在胆囊的腹侧。

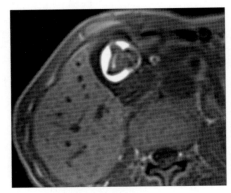

图　典型影像：胆道出血
MRI T₁加权像

■参考文献

1）Lee NK，et al：MR appearance of normal and abnormal bile：correlation with imaging and endoscopic finding. Eur J Radiol，76：211-221，2010.
2）Tsai HM，et al：MRI of gallstones with different compositions. AJR Am J Roentgenol，182：1513-1519，2004.
3）Ko CW，et al：Biliary sludge. Ann Intern Med，130：301-311，1999.

【鉴别诊断！】

◎胆道出血（→p.73）　　　　胆结石（→p.72仅征象缩略图）
◎浓缩胆汁（→p.73）　　　　肝内胆管结石（→p.74）
◎胆泥（→p.74）　　　　　　胆总管结石（→p.72仅征象缩略图）

【征象缩略图】

胆道出血
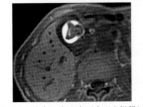
（静冈县立综合医院 山本啄水医生提供）
T₁加权像
70余岁，男性【解说→p.73】

浓缩胆汁
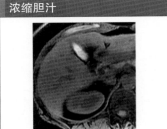
T₁加权像
40余岁，女性【解说→p.73】

胆泥
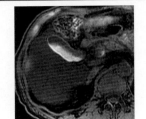
T₁加权像
70余岁，男性【解说→p.74】

胆结石
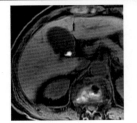
T₁加权像
80余岁，男性【解说→p.78参照】

肝内胆管结石
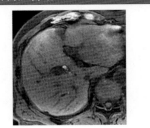
T₁加权像
70余岁，男性【解说→p.74】

胆总管结石
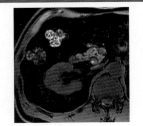
T₁加权像
60余岁，男性【解说→p.78参照】

表现为T₁加权像胆囊·胆管内高信号的疾病

一、胆道出血

【影像表现】

T₁加权像胆囊内腔不均匀的高信号。

【鉴别要点】

胆道出血的原因可分为医源性、炎症性、肿瘤性等，其中医源性最多。浓缩胆汁和胆泥在T₁加权像中也呈高信号。出血通常信号不均匀，如同本例。但浓缩胆汁和胆泥呈较均匀的高信号。如果胆囊出血在T₁加权高信号中有低信号存在，需要与混合结石的胆泥相鉴别，但仅凭图像是很难分辨的。胆道出血多为医源性，需结合临床信息进行诊断。

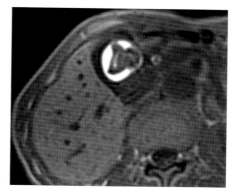

图 T₁加权像（70余岁，男性）

（静冈县立综合医院　山本啄水医生提供）

■参考文献

1）Lee NK，et al：MR appearance of normal and abnormal bile：correlation with imaging and endoscopic finding．Eur J Radiol，76：211-221，2010．

■参考征象

CT平扫胆囊内高密度→p.59/平扫CT胆管内高密度→p.61/MRI T₂加权像胆囊·胆管内低信号→p.76

二、浓缩胆汁

【影像表现】

胆囊内腔T₁加权像均匀高信号影。

【鉴别要点】

高黏稠度的液体在T₁加权像中呈现高信号，因此浓缩胆汁在T₁加权像中呈高信号。临床上，排除胆道出血很重要，结合胆囊内部信号均匀性和临床信息，两者的鉴别并不困难。

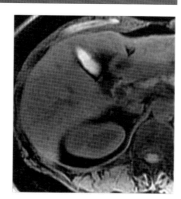

图 T₁加权像（40余岁，女性）

■参考文献

1）Lee NK，et al：MR appearance of normal and abnormal bile：correlation with imaging and endoscopic finding．Eur J Radiol，76：211-221，2010．

■参考征象

CT平扫胆囊内高密度→p.58/MRI T₁加权像胆囊·胆管内高信号→p.74/MRI T₂加权像胆囊·胆管内低信号→p.78

三、胆泥

【影像表现】

T_1加权像显示胆囊内腔背侧均匀高信号。

【鉴别要点】

胆泥也称作微石症，是指胆道内2mm以下的微小物质和胆汁形成浑浊液体的状态，多见于胆囊内，大部分无症状，但也有胆泥引起急性胆管炎和胰腺炎的病例。胆泥因重力沉淀，胆泥在图像中的特征性表现为胆囊腔内背侧T_1加权高信号影。与浓缩胆汁一样，排除胆道出血的可能性同样重要，但需要结合内部信号均匀性和临床信息。

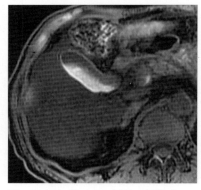

图　T_1加权像（70余岁，男性）

■参考文献

1 ）Lee NK，et al：MR appearance of normal and abnormal bile：correlation with imaging and endoscopic finding. Eur J Radiol，76：211-221，2010.

2 ）Ko CW，et al：Biliary sludge. Ann Intern Med，130：301-311，1999.

■参考征象

CT平扫胆囊内高密度→p.58/MRI T_1加权像胆囊·胆管内高信号→p.73/MRI T_2加权像胆囊·胆管内低信号→p.78

四、肝内胆管结石

【影像表现】

肝内胆管部位T_1加权像多发高信号影（图：→）。

【鉴别要点】

胆色素结石在T_1加权像上呈现高信号的情况很多，对诊断有帮助。需要鉴别的是前述胆道出血，需要结合临床信息进行诊断。

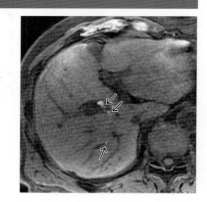

图　T_1加权像（70余岁，男性）

■参考文献

1 ）Tsai HM，et al：MRI of gallstones with different compositions. A JR Am J Roentgenol，182：1513-1519，2004.

■参考征象

胆管狭窄/闭塞→p.31/胆管扩张→p.34/平扫CT胆管内高密度→p.62/MRI T_2加权像胆囊胆管内低信号→p.77

第十六节

MRI T₂加权像胆囊及胆管内低信号

胆囊、胆管内充满胆汁，T_2加权像呈现明显的高信号。如果胆道内部存在某种占位性病变，则可表现为"低信号区域"或"无信号区域"。其中边界清晰的低信号或无信号区域，首先考虑结石和空气。

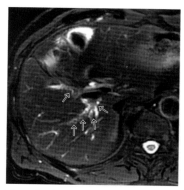

图　典型影像：肝内胆管结石（→）MRI T_2加权像

【鉴别诊断!】

◎肝内结石症（→p.77）
◎胆道积气（→p.77）
　胆石症（→p.78）
　胆泥（→p.78）
　胆总管结石（→p.78）

【须知!】

　　肝Gd-EOB-DTPA增强检查序列中，很多医院将T_2加权像放在动态增强之后。这是因为肝实质Gd-EOB-DTPA摄入对T_2加权像几乎没有影响，为了缩短检查时间而设置的。但Gd-EOB-DTPA经胆道浓缩并排泄，缩短了T_1的同时，也缩短了T_2时间，导致T_2加权信号减低。因此，基于上述Gd-EOB-DTPA检查序列，有可能会忽略偶发性的胆囊结石、胆道结石。特别是当肝功

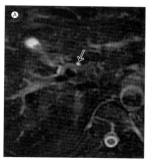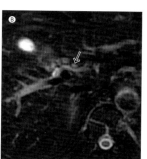

图　A：Gd-EOB-DTPA造影前MRCP；B：造影后MRCP
（山梨大学医学部　清水辰哉医生提供）

能良好、胆汁中Gd-EOB-DTPA浓度较高时，T_2加权作用较强的序列（如MRCP和3D成像）信号下降更明显。相反，由于2D技术容易受到T_1作用的影响，因此低浓度Gd-EOB-DTPA会使信号升高。

（吉满研吾）

【征象缩略图】

| 肝内胆管结石 |
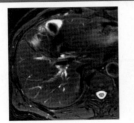

T₂加权像
70余岁，男性【解说→p.77】

| 胆道积气 |
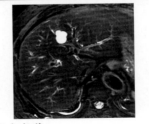

T₂加权像
80余岁，男性【解说→p.77】

| 胆石症 |
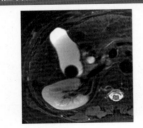

T₂加权像
60余岁，女性【解说→p.78】

| 胆泥 |
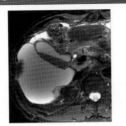

T₂加权像
70余岁，男性【解说→p.78】

| 胆总管结石 |
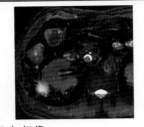

T₂加权像
60余岁，男性【解说→p.78】

【须知！】 胆道出血

　　胆道出血在T₂加权像中可呈低信号，血肿T₂加权像信号随时间的推移而变化，因此并不总是T₂加权像中呈低信号。凭T₂加权像血肿急性期很难与胆汁相鉴别，实际上临床很少观察在T₂加权像低信号的情况。

■参考征象
CT平扫胆囊内低·等密度结节→p.54/平扫CT胆囊内高密度→p.58/MRI T₂加权像胆囊胆管内低信号→p.78

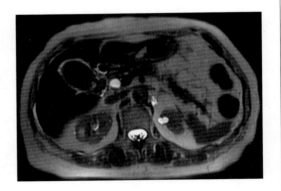

图　胆道出血（70余岁，女性）
右上腹部疼痛。根据影像表现诊断胆囊出血。患者因心房颤动（AF）使用华法林治疗，PT-INR延长为4.7。非手术治疗后血肿消退，未见肿瘤，考虑特发性出血（胆管内未见T₂低信号）
（京都大学　有薗茂树医生提供）

表现为MRI T$_2$加权像 胆囊・胆管内低信号的疾病

一、肝内胆管结石

【影像表现】

T$_2$加权像肝内胆管内的小且明显的低信号影（图：→）。

【鉴别要点】

胆汁在T$_2$加权像呈高信号，而结石表现为低信号或无信号，特别是在MRCP中结石的诊断率很高，T$_2$加权像上呈现明显低信号的还有胆道积气，CT检查很容易鉴别。

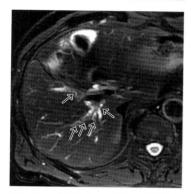

图　T$_2$加权像（70余岁，男性）

■参考文献

1）Lee NK, et al: MR appearance of normal and abnormal bile: correlation with imaging and endoscopic finding. Eur J Radiol，76：211-221，2010.

2）Romagnuolo J, et al: Magnetic resonance cholangiopancreatography: a meta-analysis of test performance in suspected biliary disease. Ann Intern Med，139：547-557，2003.

■参考征象

胆管狭窄/闭塞→p.31/胆管扩张→p.34/平扫CT胆管内高密度→p.62/MRI T$_1$加权像胆囊・胆管内高信号→p.74

二、胆道积气

【影像表现】

肝内胆管部位可见散在低信号影（图：→）。

【鉴别要点】

胆道内本无气体出现，由于与消化道的相通（包括手术后），产气细菌感染，或手术后气体进入等原因，胆道内有时会出现气体影。MRI很难分辨结石和气体，CT检查能鉴别两者。

■参考文献

1）Patel NB, et al: Multidetector CT of emergent biliary pathologic conditions. Radiographics，33：1867-1888，2013.

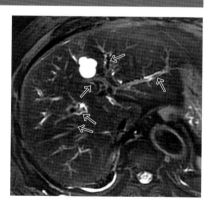

图　T$_2$加权像（80余岁，女性）

三、胆总管结石，胆石症

【影像表现】

病例1胆总管内（图A：→），病例2（图B）胆囊内可见多个T₂加权像低信号影或无信号影。

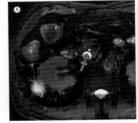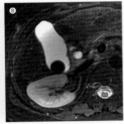

图 A：病例1 T₂加权像（60余岁，男性）；B：病例2 T₂调强像（60余岁，女性）

【鉴别要点】

和肝内胆管结石一样，胆总管和胆囊内胆汁在T₂加权像一般呈现高信号，结石呈现为低信号或无信号影，MRCP诊断结石的能力很高。胆总管内T₂加权像同样明显低信号的还有胆道积气，两者鉴别较困难，但CT检查很容易鉴别。在T₂加权像，各种肿瘤性病变与胆汁相比呈低信号，但相比结石呈稍高信号且有强化，可以区分。

■参考文献

1）Lee NK，et al: MR appearance of normal and abnormal bile: correlation with imaging and endoscopic finding. Eur J RadioL，76：211-221，2010.

2）Romagnuolo J，et al: Magnetic resonance cholangiopancreatography: a meta-analysis of test performance in suspected biliary disease. Ann Intern Med，139：547-557，2003.

■参考征象

胆总管结石：胆管壁增厚→p.15/胆管狭窄/闭塞→p.27/胆管扩张→p.34/平扫CT胆管内高密度→p.61
胆石症：平扫CT胆囊内低·等密度结节→p.54/平扫CT胆囊内高密度→p.58/MRI T₂加权像 胆囊·胆管内低信号→p.76

四、胆泥

【影像表现】

T₂加权像胆囊内腔背侧均匀低信号（图：→）。

【鉴别要点】

胆泥也被称作微石症，是指胆道内2mm以下的微细物质与胆汁形成的浑浊液体，多见于胆囊内。胆泥因重力沉淀，因此在胆囊腔内背侧可见低信号影，液平面形成是其特征。临床上需要排除胆道出血（尤其是活动性），结合胆囊内部信号均匀性和临床信息可以鉴别。

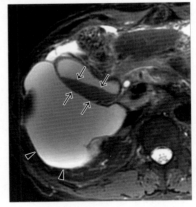

图 T₂加权像（70余岁，男性）
▶腹水

■参考文献

1）Ko CW，et al: Biliary sludge. Ann Intern Med，130：301-311，1999.

2）Lee NK，et al: MR appearance of normal and abnormal bile: correlation with imaging and endoscopic finding. Eur J Radiol，76：211-221，2010.

■参考征象

CT平扫胆囊内高密度→p.58/MRI T₁加权像 胆囊·胆管内高信号→p.73，74

【须知！】 胆囊扭转

　　胆囊扭转是由于胆囊颈部的扭转引起血液循环障碍、胆囊迅速坏死的一种疾病，需要进行紧急手术。

　　影像显示胆囊肿大、胆囊壁全周性增厚、囊壁呈3层结构，以及胆囊颈部的肿块阴影、螺旋样改变，并且常因出血而呈高密度。上述胆囊在颈部的影像改变为T₂加权像呈低信号。从扭转部到底部的胆囊壁不强化，胆囊从胆囊床游离的情况多见。

　　先天性游走胆囊、外伤、胆囊内胆汁淤积、脊柱畸形等物理因素，加上急剧的体位转换、分娩、排便、内脏下垂、胆囊附近内脏蠕动等因素，是发病的原因。多见于高龄女性，临床表现为突发右季肋部疼痛。

■参考征象

胆囊・胆管脂肪层不清晰→p.20/胆管狭窄/闭塞→p.29/胆囊位置异常→p.49/平扫CT胆囊壁高密度→p.65

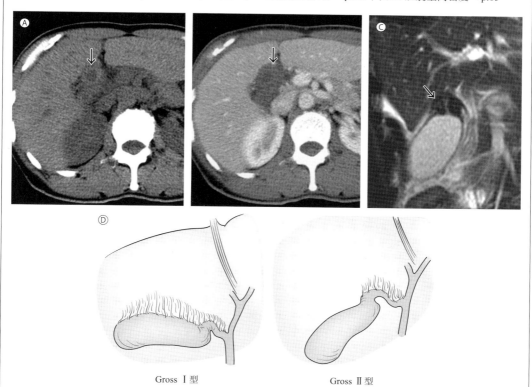

Gross Ⅰ型　　　　　　　　　　Gross Ⅱ型

图　A：平扫CT；B：增强CT门静脉期；C：MRI T₂加权像（50余岁，女性）；D：Gross分类
胆囊大，胆囊壁肿胀，但未见强化（B：→）。可见胆囊颈部环状高密度（A：→）。在MRI的T₂加权像中，胆囊颈部增厚的壁呈低信号（C：→）。
胆囊扭转Gross分型：Ⅰ型胆囊及胆囊管以一层腹膜附着于肝的脏面。Ⅱ型只有胆囊管以一层腹膜附着于肝的脏面（D）。
Ⅰ型是180°以下的扭转，发病缓慢和自然缓解比较多。Ⅱ型是180°以上的扭伤，急剧发病比较多，一般不会自然缓解。
（岐阜大学病例　岐阜县综合医疗中心　兼松雅之医生提供）

■参考文献

1) Aibe H，Honda H，Kuroiwa T，et al：Gallbladder torsion：case report Abdom Imaging，27：51-53，2002.

2) Gross RE：Congenital anomalies of the gallbladder：a review of one hundred and forty-eight cases，with report of a double gallbladder．Arch Surg，32：131-162，1936.

胆囊・胆管

第 2 章

胰　腺

第一节
胰腺肿大

胰腺弥漫性和局灶性肿大是由各种炎症或肿瘤性病变引起，是胰腺各种疾病活动和病理状态的反映，正确的诊断至关重要。Haaga等将胰腺肿大的诊断标准定义为：胰头部大于1个椎体的横径，胰体尾部大于2/3个椎体横径。由于个体差异及随着年龄增长而导致的胰腺萎缩，因此结合临床情况很重要。对于患有慢性胰腺炎和自身免疫性胰腺炎等基础疾病的患者，判断是否存在胰腺肿大，与既往的检查图像进行比较很重要，以免忽略胰腺炎急性发作。对于年轻人，除了注意胰腺的大小变化之外，还必须要注意评估胰腺实质密度的均匀性和周围脂肪组织的变化等。

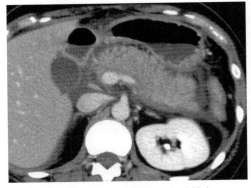

图　典型影像：急性胰腺炎（水肿性）

急性胰腺炎是导致胰腺肿大的最典型的炎性疾病。急性胰腺炎是由胰酶激活伴胰腺自身消化引起的急性炎症。在日本，酒精和胆道结石是两个主要原因。根据胰腺和周围组织有无坏死情况，胰腺炎分为间质水肿性胰腺炎和坏死性胰腺炎，后者病情更严重，因此影像学上两者的区分非常重要。

对于慢性炎性疾病，因为要考虑激素治疗的有效性，准确诊断自身免疫性胰腺炎也很重要。自身免疫性胰腺炎的特征是明显的淋巴细胞和浆细胞浸润、席纹状纤维化、闭塞性静脉炎和IgG4阳性的浆细胞。影像学上表现为肿胀胰腺的周围有低密度带包绕，增强早期胰腺内部可见与正常胰腺实质强化程度相同的小结节状区域残存，增强后期胰腺呈均匀强化，这是该病的特征。在疑诊该病时，明确血清IgG4、γ球蛋白是否上升及血清自身抗体是否阳性等非常重要。

肿瘤性病变弥漫性侵袭或者胰腺多发转移瘤可引起胰腺肿大，肿瘤与正常胰腺实质之间的强化对比度较弱，存在肿瘤漏诊的可能，需要仔细评估。

【技术讲座】　增强CT急性胰腺炎的CT分级

在增强CT上，急性胰腺炎的严重程度根据胰外进展程度和胰腺强化不良区域的范围，分级如表所示，通常2级及以上认为是重症。

胰腺强化不良区域* ＼ 胰外进展	肾前间隙	结肠系膜根部	肾下极以远
仅限于胰周或各区域			
涉及两个区域			
两个区域以上及整体			

*：包括胰腺的头、体、尾
白：Grade1；灰：Grade 2；黑：Grade3

■参考文献

1）Haaga JR，et al：Computed tomography of the pancreas．Radiology，120：589-595，1976．

2）Zhao K，et al：Acute pancreatitis：Revised Atlanta classification and the role of cross-sectional imaging．AJR，205：W32-W41，2015．

3）Vlachou PA，et al：IgG4-related sclerosing disease：Autoimmune pancreatitis and extrapancretaic manifestations．Radiographics，31：1379-1402，2011．

4）武田和憲 ほか：急性膵炎重症度判定基準最終改訂案の検証．厚生労働科学研究費補助金難治性疾患克服研究事業難治性膵疾患に関する調査研究．平成19年度統括・分担研究報告書：29-33，2008．

【鉴别诊断!】

【征象缩略图】

急性胰腺炎（水肿性胰腺炎）

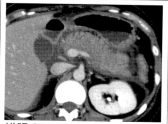

增强CT

30余岁，女性【解说→p.84】

急性胰腺炎（坏死性胰腺炎）

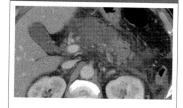

增强CT

60余岁，男性【解说→p.84】

慢性胰腺炎

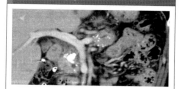

增强CT冠状位

60余岁，男性【解说→p.85】

自身免疫性胰腺炎

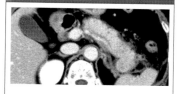

增强CT平衡期

60余岁，女性【解说→p.85】

肿块型胰腺炎

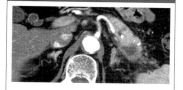

动态增强CT胰腺实质期

80余岁，男性【解说→p.86】

沟槽型胰腺炎

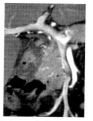

动态增强CT胰腺实质期冠状位

50余岁，男性【解说→p.86】

胰腺损伤、外伤性胰腺炎

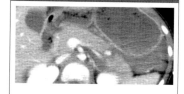

增强CT

未满10岁，女孩【解说→p.87】

胰腺恶性淋巴瘤

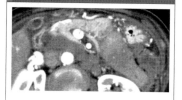

增强CT胰腺实质期

60余岁，女性【解说→p.87】

实性假乳头状瘤（SPN）

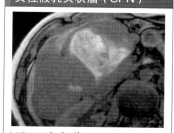

MRI T_1加权像

20余岁，女性【解说→p.88】

胰腺转移性肿瘤

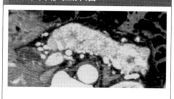

动态增强CT门静脉期

50余岁，男性【解说→p.88】

胰
腺

一、急性胰腺炎（水肿性胰腺炎）

【影像表现】

因急腹症行CT检查的病例。增强CT显示胰腺实质弥漫性肿大，表面不规则，但强化尚均匀，未见强化不良区域。胰腺周围、左肾前间隙和肝周围可见液体潴留，呈边界清晰的均匀低密度区域。液体潴留从胰尾向肾下极进展，符合急性胰腺炎CT 2级影像表现。

【鉴别要点】

间质水肿性胰腺炎是无组织坏死的急性胰腺炎，影像学几乎没有异常表现，但是血、尿淀粉酶伴随腹痛的发生而升高，诊断不难。然而，有些情况下淀粉酶没有升高，胰腺大小存在个体差异，这时需要注意胰周脂肪组织密度及胰周渗出等情况。近年来，有报道称胰腺弥散加权像的弥

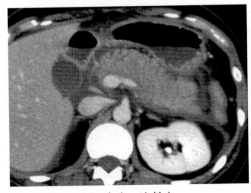

图　增强CT（30余岁，女性）

散受限、ADC值低下有助于诊断。还需要注意有无胆道结石和胰腺肿瘤等基础疾病。

■参考文献

1）Thomas S，et al：Diffusion MRI of acute pancreatitis and comparison with normal individuals using ADC values．Emerg Radiol，19：5-9，2012．

■参考征象

囊性→p.122/胰腺周围脂肪密度上升→p.163/平扫CT低密度→p.174/增强CT乏血供肿块→p.190

二、急性胰腺炎（坏死性胰腺炎）

【影像表现】

因急腹症行CT检查的病例。增强CT表现为胰腺实质弥漫性肿大，从胰头到胰体部位可见强化不良区域（图A：*），胰周及结肠系膜根部的脂肪组织边界不清、密度增高（图A、B：→）。左肾旁间隙、结肠旁沟和肝周可见积液。胰周变化表现为胰尾侧向肾下极进展，这是CT 3级急性胰腺炎的影像表现。胰腺段胆管壁可见轻度增厚和强化。（图B：▶）。

【鉴别要点】

坏死性胰腺炎是胰腺实质和胰周脂肪组织坏死产生的急性胰腺炎。影像学上需与间质水肿性胰腺炎鉴别，如胰腺实质在平扫CT可见高密度区域，增强CT可见强化不良区域的情况下，需要考虑急性坏死性胰腺炎。在发病早期，增强不良区域可能是由于血供不足，有必要72小时后复查以便确认有无增强不良区域的存在。

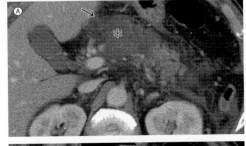

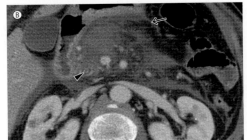

图　A：增强CT头侧层；B：尾侧层（60余岁，男性）

有报道指出，坏死性胰腺炎的周围渗出比水肿性胰腺炎更加密度不均匀，边界不清，磁共振比CT具有更好的参考价值。

■参考征象

囊性→p.123/胰腺周围脂肪密度升高→p.163/平扫CT低密度→p.174/增强CT乏血供肿块→p.190

三、慢性胰腺炎

【影像表现】

在慢性胰腺炎治疗中病例，胰腺内可见多发胰管内结石和胰腺实质钙化（图A），主胰管轻度扩张，这是慢性胰腺炎的影像表现。胰头部主胰管中可见粗大的结石，胰体尾轻度肿大。在1年后腹痛加剧时CT检查发现，胰腺体尾部的边缘不规则，周围脂肪组织密度不均匀增高（图B：→），这是急性发作的影像表现。脾门部可见囊肿形成，脾静脉闭塞，胃冠状静脉和胃壁静脉扩张（图B：▶）

【鉴别要点】

慢性胰腺炎常表现为胰腺萎缩，但有时胰腺萎缩不明显或在某些情况下轻度肿大。这种肿大与胰腺炎急性发作的鉴别点是后者伴随着急性病变的征象，如肿胀程度加剧，胰腺边缘不规则和周围脂肪组织密度增高。还应注意胰腺囊肿、假性动脉瘤形成及脾静脉闭塞等影像表现。与并发胰腺癌的胰肿大的鉴别点是后者局限性强化差，特别是注意胰腺实质有无乏血供区域及肿大部位的远端主胰管是否扩张。

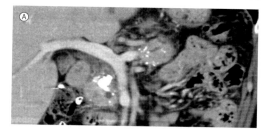
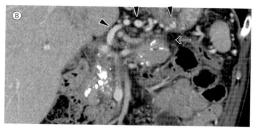

图　A：增强CT冠状位；B：1年后增强CT冠状位（60余岁，男性）

■ 参考征象

胰腺萎缩→p.92/胰管扩张→p.101/胰管狭窄→p.108/胰腺内钙化→p.138/含钙化肿块→p.143

四、自身免疫性胰腺炎

【影像表现】

以腹痛为主诉，超声提示胰腺肿大的病例。MRCP可见胰体部的主胰管局限性狭窄（图A：→），远端胰管未见扩张。增强CT平衡期，胰腺表面凹凸消失，伴弥漫性肿大（腊肠状表现，sausage-like appearance），胰腺周围可见轻度强化的低密度区（包膜样结构，capsule-like rim）（图B：▶），这是典型的自身免疫性胰腺炎的影像表现，与一般胰腺实质的强化相比，主胰管狭窄的胰体部强化更为明显。

【鉴别要点】

胰腺弥漫性肿大伴周围低密度区，诊断自身免疫性胰腺炎相对容易，但是在急性胰腺炎脂肪密度增加及周围渗出的情况下，鉴别诊断可能存在问题。仅存在弥漫性肿大的情况下，还要考虑与恶性淋巴瘤等肿瘤侵袭的鉴别。当出现局部肿大时，与胰腺癌的鉴别诊断非常重要。本病被认为是与IgG4相关的全身性炎症性疾病的胰腺病变，同时需要注意有无合并泪腺、唾液腺、肺、胆道系统、肾及后腹膜病变。

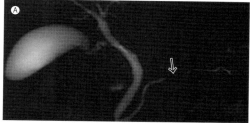
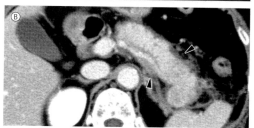

图　A：MRCP；B：增强CT平衡期（60余岁，女性）

■ 参考征象

胰腺萎缩→p.93/胰管狭窄→p.108/胰腺多发肿块→p.153/胰周脂肪密度增加→p.164/增强CT乏血供肿块→p.191

胰腺

五、肿块型胰腺炎

【影像表现】

慢性胰腺炎治疗中病例。胰尾占位性肿大（图A：→），动态增强CT扫描胰腺实质期见乏血供病变，门静脉期与胰腺实质同等的强化。肿块内部可见囊肿形成，边缘伴钙化，周围脂肪组织呈线状或小结节状。胰体部见主胰管轻度扩张，并可见胰管结石。这是一种与慢性胰腺炎相关的肿块型胰腺炎，随访病变未见增大。

【鉴别要点】

肿块型胰腺炎是胰腺炎症性病变中的局限性肿大呈肿块状病变的统称，通常在增强早期表现为乏血供，因此与胰腺癌的鉴别最为重要。当肿块在增强后期与胰腺实质同等强化程度，肿块伴有囊肿形成或钙化时，很容易考虑到慢性胰腺炎相关的肿块型胰腺炎。在增强后期呈均匀强化伴边缘低密度肿块时，则需考虑自身免疫性胰腺炎。当肿块与腹侧或背侧胰腺区域匹配时，有必要考虑局限性炎症。在增强早期肿块内可见残留与胰腺实质同等强化程度的区域，边界不清，需考虑肿块型胰腺炎。

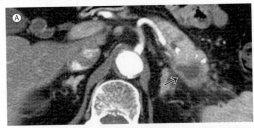

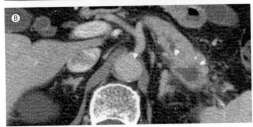

图　A：动态增强CT胰腺实质期；B：同门静脉期（80余岁，男性）

■参考征象

胰管走行异常→p.98/胰管狭窄→p.109/实质性→p.132/胰腺内钙化→p.139/含钙化肿块→p.143/增强CT富血供肿块→p.182

六、沟槽状胰腺炎（groove胰腺炎）

【影像表现】

腹痛发作时行CT扫描的病例。动态增强CT胰腺实质期可见胰头区域轻度肿大，胰头部和十二指肠降部之间可见带状强化不良区域（图A：→），十二指肠壁水肿增厚（图A：▶）。剩余胰头部实质均匀强化，胰胆管未见扩张。该表现首先考虑沟槽状胰腺炎，但也要与该区域的胰腺癌进行鉴别。

【鉴别要点】

沟槽状胰腺炎是胰头、十二指肠和胆总管围成的被称之为胰腺沟槽（pancreatic groove）区域中发生的局限性炎症，分为病变仅累及沟槽区域的单纯型（pure form）和同时累及胰腺实质的节段型（segmental form）。动态增强CT胰腺实质的强化不良区域可以很好地显示病变的范围，与该区域发生的胰腺癌鉴别非常重要。十二指肠壁环形增厚伴壁内囊肿等形成，则是沟槽状胰腺炎的典型影像表现。

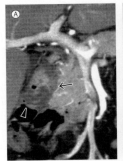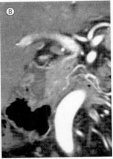

图　A：动态增强CT胰腺实质期冠状位腹侧层；B：背侧层（50余岁，男性）

■参考征象

实性→p.132/含钙化肿块→p.144/增强CT乏血供肿块→p.191

七、胰腺损伤（外伤性胰腺炎）

【影像表现】

高空坠物击打腹部的外伤病例。增强CT显示胰体部和尾部边缘附近的胰腺实质不连续，可见边缘不规则的强化不良区域，其内部可见结节状强化灶（图A：→），疑似假性动脉瘤。胰体尾部周围至胃脾韧带间广泛血性腹水，这是外伤性胰腺炎（胰腺损伤）的影像表现。胰尾部主胰管未见扩张，CT和MRI随访未见明显提示主胰管损伤的影像表现。脾动脉造影可见胰动脉假性动脉瘤形成（图B：▶），同时施行动脉瘤栓塞。

【鉴别要点】

创伤引起的急性胰腺炎称为创伤性胰腺炎，严格地说，胰腺实质和胰管的损伤存在区别，但影像表现常混合存在，很难清楚地区分。通常从前方来的外力将胰腺推向椎体并挤压，在椎体的左缘，即胰体尾部交界处会发生挫伤。如果外伤史明确，则创伤性胰腺炎的诊断比较容易。如果在胰腺中存在边界不清的肿块状强化不良区域，需要考虑存在胰腺实质损伤的可能。如果存在造影剂的渗出，需要考虑假性动脉瘤和主胰管损伤的存在。

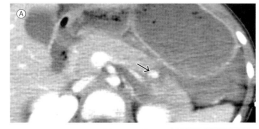
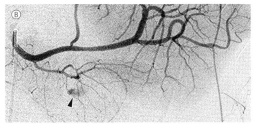

图　A：增强CT；B：脾动脉造影（未满10岁，女孩）

■ 参考征象

胰管狭窄→p.109/胰周脂肪密度升高→p.164

八、胰腺恶性淋巴瘤

【影像表现】

胰腺恶性淋巴瘤的CT检查。增强CT可见胰体尾部肿大，胰腺实质期可见界限不清的不均匀的低密度病灶（图A：→），平衡期（延迟期）也可见低密度病灶，但与胰腺实质的对比差异很小，远端主胰管轻度扩张（图A：▶）。主动脉旁可见数枚融合淋巴结，首先考虑是恶性淋巴瘤。

【鉴别要点】

胰腺恶性淋巴瘤作为全身病变的局部表现，鉴别诊断通常不难。

通常，增强CT中胰腺恶性淋巴瘤与正常胰腺实质的对比差异很小，容易被忽视。原发性胰腺恶性淋巴瘤很罕见。胰腺弥漫性肿大要与自身免疫性胰腺炎和急性胰腺炎相鉴别；单发病灶导致的局限性肿大要与自身免疫性胰腺炎和胰腺癌相鉴别；多发病灶导致的胰腺肿大要与神经内分泌肿瘤和转移性肿瘤相鉴别。主胰管扩张不明显，提示胰管癌的可能性不大。

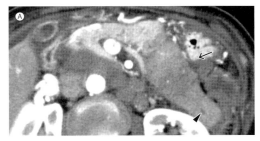
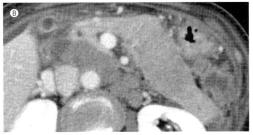

图　A：增强CT胰腺实质相；B：平衡期（60余岁，女性）

■ 参考文献

1）Sandrasegaran K，et al：Hematologic maligancies of the pancreas．Abdom imaging，40：411-423，2015．

■ 参考征象

实性→p.135/胰腺多发肿块→p.154/胰周脂肪密度升高→p.166/增强CT乏血供肿块→p.196

胰
腺

九、实性假乳头状瘤

【影像表现】

腹部肿块行影像检查。腹腔右侧可见分叶状、界线清晰的肿块，MR T_1 加权像呈高信号（图 A：→），T_2 加权像呈低、高混杂信号，并有低信号包膜。CT 显示肿块背侧部分呈稍高密度，提示出血，增强 CT 显示囊性区域和轻度强化的实质部

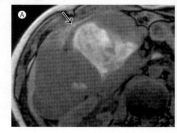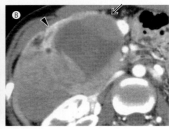

图　A：MRI T_1 加权像；B：增强CT（20余岁，女性）

分并存（图 B：→），肿块与胰头广泛接触（图 B：▶），主胰管轻度扩张，提示胰腺来源肿瘤，考虑实性假乳头状瘤（solid pseudopapillary neoplasm，SPN），术后病理确诊。

【鉴别要点】

年轻女性，囊实性、界限清晰的肿块，需要考虑此病。与神经内分泌肿瘤（neuroendocrine tumor，NET）较难鉴别，伴出血的情况下要考虑本病，如表现为富血供需要考虑 NET。如果肿块以囊肿为主，需要与黏液性囊性肿瘤（mucinous cystic neoplasm）相鉴别，如有出血或边缘显著钙化时，更需要考虑 SPN。当巨大肿块呈现为外生性生长时，仔细评估其与胰腺实质的关系并确认是否来自于胰腺，这一点很重要。

■参考文献

1）Choi JY，et al：Solid pseudopapillary tumor of the pancreas：Typical and atypical manifestations．AJR，187：W178-W186，2006．

■参考征象

囊性→p.119/实性→p.130/含钙化肿块→p.148/平扫CT低密度→p.178/增强CT富血供肿块→p.186/增强CT乏血供肿块→p.196/MRI T_1 加权像高信号结节→p.199

十、转移性胰腺肿瘤

【影像表现】

肾癌手术后 9 年出现症状，影像表现为胰体尾部增大，动态增强 CT 胰腺实质期见到多发的可疑早期强化肿块（图 A：→），在门静脉期难以识别肿块，主胰管未见扩张。首先考虑肾癌胰腺转移，需要与 NET 相鉴别。全胰切除术后，病理可见弥漫性转移病灶。

【鉴别要点】

转移性胰腺肿瘤的影像表现与原发病变相似，通常肾癌和甲状腺癌的转移灶是富血供的，乳腺癌和肺癌的转移灶是乏血供的。胰腺转移瘤常见于晚期肿瘤患者，合并多发脏器转移和淋巴结转移，诊断不难。然而肾癌胰腺转移时，平均发现时间在肾癌切除术后 10 年，因为间隔时间太长，需要与 NET 等相鉴别，如果合并其他脏器转移，应首先考虑此病。如果患者体内激素异常，则提示 NET。单发的缺乏血供病灶，影像学上很难与胰腺癌相鉴别，需要全面分析原发病灶的进展程度及是否合并有其他器官的转移病灶。

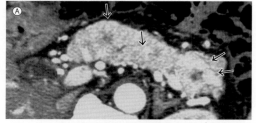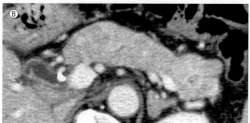

图　A：动态增强胰腺实质期；B：门静脉期CT，（50余岁，男性）

■参考征象

实性→p.134/含钙化肿块→p.148/胰腺多发肿块→p.152/平扫CT低密度→p.179/增强CT富血供肿块→p.185

第二节
胰腺萎缩

由于胰腺的大小和形状存在巨大的个体差异，因此对发育不全或萎缩没有严格的定义，难以判断，通常情况下读片医师的判断也各有不同。

胰腺发育阶段的畸形，可分为完全发育不全（缺如）和部分不发育（发育不全）。胰腺缺如可表现为背侧胰腺和腹侧胰腺均缺如，是一种非常罕见的畸形，常合并有其他严重畸形且预后不良。背侧胰芽的部分发育不全，常导致短小胰或者胰体尾部缺如。如果背侧胰芽的完全发育不全，通常导致胰颈部、胰体部和胰尾部的缺如。

导致胰腺萎缩最常见的原因是衰老和慢性胰腺炎，二者通常很难区分，特别是老年人。慢性

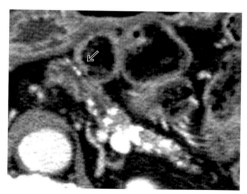

图　典型影像：慢性胰腺炎，动态增强CT
胰腺实质期

胰腺炎是一种逐渐进展的不可逆的病理状态，由于胰腺实质中的炎性细胞浸润、纤维化、胰腺实质脱落，肉芽形成等导致胰腺功能不可逆减退。影像学上，如看到胰管结石或实质的多发钙化，则可确诊慢性胰腺炎，其他征象还包括主胰管不规则扩张和狭窄、分支胰管扩张等。老年胰腺萎缩的患者中无此类表现，虽然不能排除慢性疾病，但主要考虑是年龄增长而出现的机体老化所致。

自身免疫性胰腺炎和外伤性胰腺炎治疗后出现的胰腺萎缩，如果没有临床症状及病史，难以与慢性胰腺炎区分。胰腺癌远端胰管扩张并胰腺实质萎缩，当发现胰腺萎缩时，应注意萎缩胰腺的近端有无肿瘤性病变。

据报道，胰腺脂肪浸润随衰老和肥胖增加，并且可能与外分泌功能降低有关，但与内分泌功能无关，并且与糖尿病无关。

■参考文献

1）Mortele KJ，et al：Multimodality imaging of pancreatic and biliary congenital anomalies．Radiographics，26：715-731，2006．

2）Luetmer PH，et al：Chronic pancreatitis：Reassessment with current CT．Radiology，171：353-357，1989．

3）Kuhn JP，et al：Pancreatic steatosis：Demonstrated at MR imaging in the general population：Clinical relevance．Radiology，276：129-136，2015．

【鉴别诊断!】

◎胰腺缺如，发育不全（→p.91）　　　　　胰腺损伤，外伤性胰腺炎（→p.93）

◎年龄相关性胰腺实质变化（→p.91）　　　自身免疫性胰腺炎（→p.93）

◎慢性胰腺炎（→p.92）　　　　　　　　　胰腺脂肪浸润（→p.93）

◎梗阻性胰腺炎（合并胰腺癌病例）（→p.92）

【征象缩略图】

胰腺缺如、发育不良

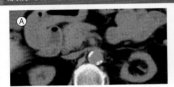 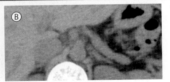

平扫 CT

A：病例1　50余岁，男性

B：病例2　20余岁，女性【解说→p.91】

年龄相关性胰腺实质变化

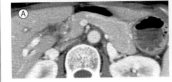 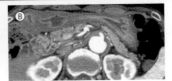

动态增强 CT

A：病例1　门静脉期 50余岁，女性

B：病例2　胰腺实质期 80余岁，女性：【解说→p.91】

慢性胰腺炎

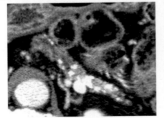

动态增强 CT 胰腺实质期

70余岁，男性【解说→p.92】

梗阻性胰腺炎

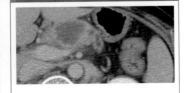

动态增强 CT 平衡期

50余岁，女性，【解说→p.92】

自身免疫性胰腺炎

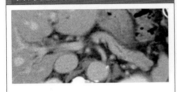

治疗后3年动态增强CT平衡期

70余岁，男性，【解说→p.93】

胰腺脂肪浸润

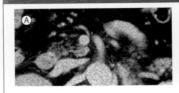 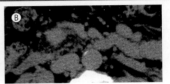

平扫 CT

A：病例1　60余岁，男性

B：病例2　70余岁，男性【解说→p.93】

表现为胰腺萎缩的疾病

一、胰腺缺如，发育不全

【影像表现】

病例1是人工透析中的病例。CT发现胰头部正常显示，但没有观察到胰体尾（图A：→），诊断为胰体尾缺如。患者没有任何胰腺相关症状，偶然发现。

病例2主诉厌食症和全身疲劳，没有酗酒史和胰腺外分泌功能下降表现。CT显示胰腺从头到尾弥漫性萎缩（图B），但未见钙化、胰腺结石和主胰管扩张，考虑胰腺发育不全。

【鉴别要点】

胰腺体尾部缺损的鉴别诊断不难，而胰头癌导致的胰体尾萎缩，则可见胰头部肿块和胰胆管扩张。在病例2中，因个体差异导致胰腺体积小，胰腺功能相应下降，虽然要鉴别慢性胰腺炎和自身免疫性胰腺炎，因没有观察到明显的钙化、胰腺结石或主胰管扩张，首先考虑先天性发育不全。

■ 参考征象

胰管走行异常→p.97

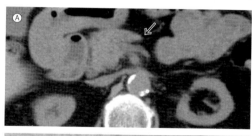
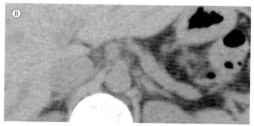

图　病例1　A：平扫CT（50余岁，男性）；病例2　B：平扫CT（20余岁，女性）

二、年龄相关性胰腺实质变化

【影像表现】

病例1是肝功能障碍行CT检查的患者（图A），病例2是CA19-9增高行动态增强CT的患者（图B）。病例1，胰腺密度均匀，表面光滑，这是正常胰腺影像学表现。在病例2中，胰腺从头部到尾部弥漫性萎缩，尤其是胰头部可见轻度脂肪浸润，胰尾部表面凹凸不平，胰腺密度正常，没有钙化、胰管结石、主胰管扩张及肿瘤性病变，没有与胰腺相关的症状，考虑为随年龄变化的胰腺萎缩。

【鉴别要点】

胰腺的形状、大小和胰腺实质密度个体差异很大，但基本上随着年龄的增长而缩小、脂肪浸润等，引起胰腺表面不规则、内部密度不均匀变得更加明显，鉴别诊断包括慢性胰腺炎和自身免疫性胰腺炎。如果影像检查未见胰腺实质钙化、结石及主胰管扩张，也没有胰腺功能低下相关临床症状、没有过量饮酒史和胰腺基础疾病史，则可考虑年龄相关的胰腺实质改变。

■ 参考征象

胰腺内钙化→p.139/平扫CT低密度→p.173

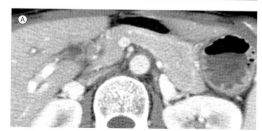
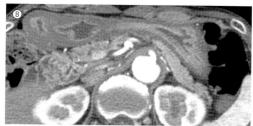

图　病例1　A：动态增强CT门静脉期（50余岁，女性）；病例2　B：动态增强CT胰腺实质期（80余岁，女性）

三、慢性胰腺炎

【影像表现】

慢性胰腺炎治疗中病例。MRCP显示，主胰管弥漫性扩张，并且可见分支胰管扩张形成的多个小囊状结构。胰体部可见疑似结石的结节状无信号区域（图A：→）。动态增强CT见胰腺实质期弥漫性萎缩，伴胰腺实质多发钙化和胰管结石（图C：→）。胰体部胰腺实质强化不良，与主胰管相通，呈慢性胰腺炎影像表现。

【鉴别要点】

慢性胰腺炎萎缩的胰腺实质显示为早期强化不良，而所见强化不良部分需要考虑有无并发胰腺癌。如果主胰管贯穿低强化病灶，而未见实质肿大，则合并胰腺癌的可能性很小。与主胰管型的导管内乳头状黏液性肿瘤（IPMN）主要鉴别点，如果主胰管扩张程度小、合并钙化，扩张的分支胰管呈小囊状，主胰管和囊壁中没有结节，则多支持慢性胰腺炎。对于主胰管扩张不明显的IPMN，与慢性胰腺炎鉴别就有难度。

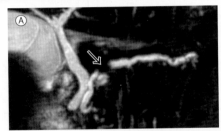
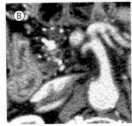
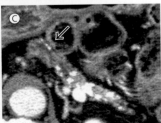

图　A：MRCP；B、C：动态增强CT胰腺实质期（70余岁，男性）

■ 参考征象

胰腺肿大→p.85/胰管扩张→p.101/胰管狭窄→p.108/胰腺内钙化→p.138/含钙化肿块→p.143

四、梗阻性胰腺炎（合并胰腺癌病例）

【影像表现】

肝多发肿块行进一步检查的病例。动态增强CT平衡期胰体部可见边缘不均匀强化的乏血供肿块（图A：→），肿块远侧胰腺实质萎缩并延迟性强化，主胰管扩张（图A、B：►），这是由胰腺癌引起的继发性梗阻性胰腺炎。肝显示多发环形强化肿块，诊断考虑胰腺癌肝转移。

【鉴别要点】

胰腺导管癌相关的继发性梗阻性胰腺炎，扩张胰管近端可见肿块，故鉴别诊断不难。慢性胰腺炎、胰腺外伤及自身免疫性胰腺炎治疗后，当无法明确胰腺萎缩的原因时，特别是胰腺局限性萎缩，需要注意合并胰腺癌的可能。动态增强CT是排除有无胰腺癌的首选检查，但继发性梗阻性胰腺炎可导致胰腺实质早期强化降低、延迟性强化，因此要注意胰腺实质与病变的对比度会减低。

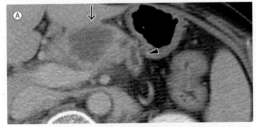
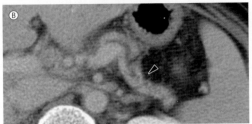

图　A：动态增强CT平衡期头侧层；B：尾侧层（50余岁，女性）

■ 参考征象

胰管扩张→p.102/胰管狭窄→p.110/胰周脂肪密度增加→p.165/平扫CT低密度→p.175

五、自身免疫性胰腺炎

【影像表现】

　　类固醇治疗后的自身免疫性胰腺炎病例。发病时CT显示胰腺弥漫性肿胀伴周围轻度低密度区。从胰头部到胰体部的主胰管（图A：→）不连续，伴多发狭窄，胰头和胰体部的强化较胰尾部稍明显。胆管胰腺段狭窄伴近端胆管扩张（图A：▶）。3年后随访动态增强CT，平衡期显示胰腺弥漫性萎缩，胰头部至胰体部主胰管不连续，胰腺实质强化，但胰尾部没有延迟性强化。考虑自身免疫性胰腺炎治疗后萎缩改变。

【鉴别要点】

　　自身免疫性胰腺炎由于治疗和自发缓解而导致胰腺实质萎缩，如果既往史不明，则与慢性胰腺炎的鉴别比较困难。无钙化、无结石、弥漫性或局限性延迟性强化、主胰管不连续等影像表现多提示自身免疫性胰腺炎。出现胰腺肿大是复发的标志，但由于胰腺实质萎缩的缘故，肿大可能不明显，需与之前的图像进行比较。

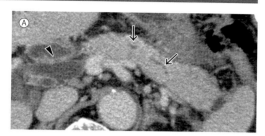

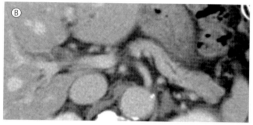

图　A：发病时的增强CT；B：3年后动态增强CT的平衡期（70余岁，男性）

■参考征象

胰腺肿大→p.85/胰管狭窄→p.108/胰腺多发肿块→p.153/胰周脂肪密度增加→p.164/增强CT乏血供肿块→p.191

六、胰腺脂肪浸润

【影像表现】

　　病例1（图A）是正在治疗的糖尿病病例，病例2（图B）是超声显示胰腺头部可疑囊肿的病例。胰腺低密度区域考虑是脂肪浸润的影像表现。

　　病例1：胰头钩突部可见实质性肿瘤样病变（图A：→），与腹侧脂肪浸润的胰腺密度有差异，经随访未见增大。

　　病例2：胰腺前侧可见结节状实性病灶（图B：→），与腹侧胰腺和背侧胰腺密度不一致，考虑胰腺癌，手术切除后确诊。

【鉴别要点】

　　胰腺中弥漫性脂肪浸润时，鉴别诊断不难。但是通常胰头部脂肪浸润更加明显，有时腹侧胰腺和背侧胰腺的脂肪浸润程度存在差异，不要将这些密度差异认为是肿瘤性病变。相反，值得注意的是，胰腺癌可以表现为显著脂肪浸润胰腺中的局限性实性病灶。

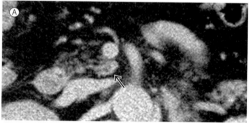

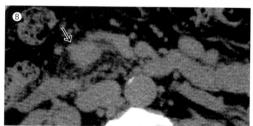

图　病例1A：平扫CT（60余岁，男性）；病例2B：平扫CT（70余岁，男性）

■参考文献

1）Matsumoto S，et al：Uneven fatty replacement of the pancreas：Evaluation with CT．Radiology，194：453-458，1995．

■参考征象

平扫CT低密度→p.173

第三节

胰管走行异常

在胚胎早期，胰腺分为2个胰腺胚芽，即背侧胰芽和腹侧胰芽。腹侧胰腺向十二指肠背侧移动，并在7～8周时移至背侧胰腺的尾侧融合形成胰腺。背侧胰腺的胰管的远端部分（胰体尾部）与腹侧胰腺的胰管融合形成主胰管（Wirsung管），开口于十二指肠乳头。背侧胰腺的胰管近端变成狭窄的副胰管（Santorini管），开口于十二指肠乳头近端的小乳头。

胰管未融合（胰管分裂）是背侧胰管和腹侧胰管之间未融合的一种发育异常，分为两者之间无交通支的完全型融合不全和有细小交通支的不完全型融合不全。虽然这类患者大部分无症状，但由于狭小的副乳头成为胰液的主要出口，可出现因胰液滞留引起的餐后腹痛或胰腺炎。对于原因不明的腹痛和胰腺炎反复发作的病例，需要考虑这种情况。

局限于胰头部的Wirsung或Santorini管区域的炎症（肿块型胰腺炎），动态增强CT胰腺实质期呈轻度的乏血性改变，延迟期多有强化，这非常容易与胰腺癌混淆。除了胰管未融合等走行异常外，肿块部分的边界不清楚、肿块内可见与正常胰腺实质同等强化的区域、中心部可见变性坏死等影像表现更支持缺血性炎症。

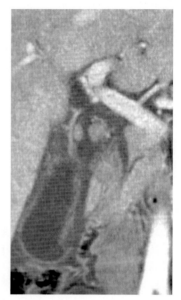

图　典型影像：环状胰腺
动态增强CT胰腺实质期冠状位

环形胰腺是一种先天性畸形，胰腺组织部分或完全围绕十二指肠，主要是由于胚胎期间腹侧胰腺的异常移动所致。环状胰腺的大部分胰管在十二指肠的背侧走行，并与Wirsung管道连通，但也有与Santorini管道连通或直接开口于十二指肠的。

与胰腺脂肪浸润及各种原因导致的胰腺萎缩不同，胰腺缺如和发育不全没有主胰管。

■**参考文献**

1）Mortele KJ，et al：Multimodality imaging of pancreatic and biliary congenital anomalies．Radiographics，26：715-731，2006.

2）Yu J，et al：Congenital anomalies and normal variants of the pancreaticobiliary tract and the pancreas in adults：Part 2．Pancreatic duct and pancreas．AJR，187：1544-1553，2006.

3）Itoh S，et al：Focal inflammation in the embryological ventral pancreas：assessment using CT and MRI．Clin Radiol，63：433-441，2008.

【**鉴别诊断!**】

◎胰管未融合（胰管分裂）（→p.96）　　　　◎环状胰腺（→p.97）

◎胰腺缺如，发育不全（→p.97）　　　　　　肿块型胰腺炎（→p.98）

【征象缩略图】

胰管未融合（胰管分裂）

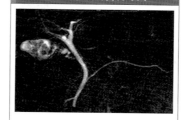

MRCP

40余岁，男性【解说→p.96】

Ansa型，Loop型胰管

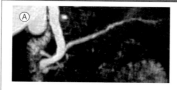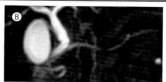

MRCP

A：病例1　Ansa型 70余岁，男性
B：病例2　Loop型 50余岁，男性【解说→p.96】

胰腺缺如，发育不全

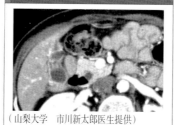

（山梨大学　市川新太郎医生提供）
增强CT
50余岁，女性【解说→p.97】

环状胰腺

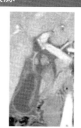

动态增强CT 胰腺实质期冠状位
60余岁，女性【解说→p.97】

肿块型胰腺炎

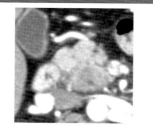

动态增强CT胰腺实质期
40余岁，女性【解说→p.98】

表现为胰管走行异常的疾病

一、胰管未融合

【影像表现】

病例1：胆囊结石术前检查的MRCP，胰体尾部的胰管与Santorini管相连（图A：→），胆总管开口于近侧的小乳头，没有发现明显的腹侧胰管，这是完全型融合不全的影像表现。

病例2：腹侧胰管狭窄，与背侧胰管之间可见细小的交通支（图B：→），这是不完全型融合不全的影像表现。

【鉴别要点】

胰管分裂是背侧和腹侧胰管未融合的先天性异常，本病本身的鉴别诊断不成问题。这种疾病可能引起腹痛或胰腺炎，可能在腹侧胰腺或背侧胰腺区域形成肿块型胰腺炎，需与胰管癌相鉴别。在这种情况下，基础疾病的诊断就显得非常重要。在横断面上，可见粗的背侧胰管通过胆总管的腹侧向小乳头走行的影像表现，诊断为胰管分裂。

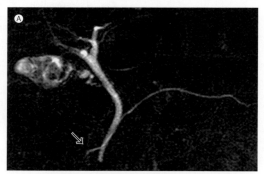
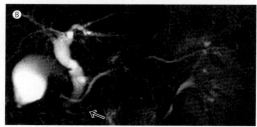

图　病例1A：MRCP（40余岁，男性）；病例2B：MRCP（60余岁，慢性）

【须知！】　Ansa型、Loop型胰管

【影像表现】

病例1是胆管轻度扩张行MRI检查的病例，MRCP显示副胰管从主胰管前方越过并从左下方汇入主胰管（图A：→），这是Ansa型胰管的影像表现。

病例2是腹痛和胆管轻度扩张行MRI检查的病例。MRCP显示主胰管的近端部分在胰头下方呈环状走行（图B：→），这是Loop型胰管的影像表现。在病例1中，除了胰腺萎缩和脂肪浸润之外，胰腺没有其他异常发现，考虑为年龄增长所致。

【鉴别要点】

Ansa型和Loop型胰管是除了胰管分裂之外的胰管走行异常。尽管这些异常的病理学意义尚不清楚，但可能并发胰液淤滞。因此，当出现原因不明的腹痛和复发性胰腺炎，需要考虑这种情况。

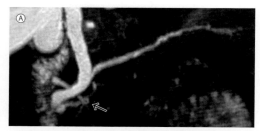
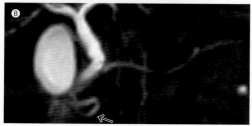

图　病例1A：MRCP（70余岁，男性）；病例2B：MRCP（50岁，慢性）

■参考文献

1）加藤景三：膵管造影の基礎的検討．日消誌，69：503-523，1972．

二、胰腺缺如，发育不全

【影像表现】

　　胆管癌行CT检查的病例。CT增强显示胰头正常，但胰体尾部缺如（图A：→）。MRCP显示胰头部的主胰管，但胰体尾部的主胰管未显示（图B：→）。该患者在行胰十二指肠切除术时确认胰体尾部缺如。

【鉴别要点】

　　胰腺缺如和发育不全（部分发育不全）需要与胰腺脂肪浸润和各种原因导致的胰腺萎缩相鉴别。如果CT或MRI不显示胰腺实质，或MRCP无法识别胰管，则需要考虑胰腺缺如和发育不全。

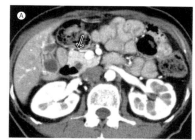

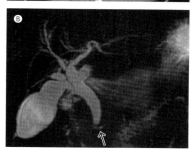

（山梨大学　市川新太郎医生提供）

图　A：增强CT；B：MRCP（50余岁，女性）

三、环状胰腺

【影像表现】

　　腹痛发作行CT检查的病例。CT冠状位图像显示十二指肠降部的两侧可见胰腺（图A：＊），MRCP提示胰管（图B：→）从胆总管右侧连接主胰管，这是环状胰腺的影像表现。胆囊壁厚，周围液体渗出，胆囊颈部结石，考虑为胆结石胆囊炎，环状胰腺为偶然发现。

【鉴别要点】

　　环状胰腺是胰腺环绕十二指肠的先天性畸形。在儿童早期发病时，十二指肠狭窄程度明显，可导致肠梗阻、腹痛和呕吐等症状，需要鉴别十二指肠梗阻和系膜扭转等先天性疾病。在中老年患者中，需要鉴别各种胰头区域的肿瘤和炎症疾病引起的十二指肠壁增厚和狭窄。通过辨认十二指肠周围的结构，MRI显示与胰腺实质同等信号，或通过增强影像显示与胰腺实质相同的强化有助于鉴别。MRCP可显示内部的胰管结构。

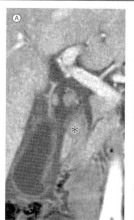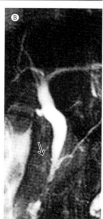

图　A：动态增强CT胰腺实质期冠状位；B：MRCP（60余岁，女性）

■参考征象

胰管走行异常→p.98

【须知!】 腹侧/背侧胰腺的肿块型胰腺炎

【影像表现】

超声显示主胰管扩张的病例1中，动态增强CT胰腺实质期显示胰头后侧（腹侧胰区域）的强化略低于正常实质、边界不清的肿块（图A：→），平衡期可见肿块比正常胰腺实质强化程度明显，同时中心有点状低密度区，没有钙化，体尾部主胰管轻度扩张。

病例2是腹痛行进一步检查的病例，动态增强CT门静脉期见胰头部前侧（背侧胰区域）（图B：→）强化高于正常实质的肿块，周围脂肪组织密度轻度升高。在MRCP中，主胰管未见异常，但Santorini管扩张（图C：→）。这两例患者均作为局部炎症性病变随访，未见恶化。

【鉴别要点】

对于胰头部的腹侧胰腺和背侧胰腺区域的局部炎症，最重要的是与胰腺癌相鉴别。无论能否观察到胰管不愈合或胰管走行异常影像学表现，对于腹侧或背侧胰腺区域发现肿块，均有必要考虑炎症的可能性。

■ 参考征象

胰腺肿大→p.86/胰管狭窄→p.109/实性→p.132/胰腺内钙化→p.139/含钙化肿块→p.143/增强CT富血供肿块→p.182

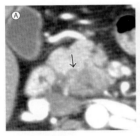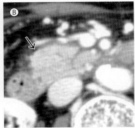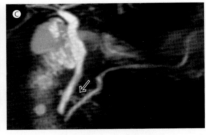

图 病例1A：动态增强CT胰腺实质期（40余岁，女性）；病例2B、C：动态增强CT门脉期（60余岁，女性）

第四节

胰管扩张

胰管扩张的定义为主胰管直径≥3mm。虽然原因很多，但最常见的病变是慢性胰腺炎。慢性胰腺炎的特征是主胰管不同程度扩张，同时分支胰管也扩张。

关于阻塞性胰腺炎的病因，胰腺结石是慢性胰腺炎最常见的原因，但也可以由胰腺癌和胰腺导管内乳头状黏液性肿瘤（intraductal papillary mucinous neoplasm，IPMN）引起。慢性胰腺炎患者并发胰腺癌的风险高于健康人，因此必须特别注意此类并发症。动态增强检查是检测胰腺癌最常见、最可靠的检测方法，但

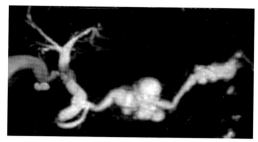

图　典型影像：胰腺导管内乳头状黏液性肿瘤（IPMN）

应注意，对于<20mm的胰腺导管癌，动态增强CT可能有约25%的漏诊率，有报道指出，此时MRI弥散加权成像及PET-CT有助于诊断。

胰腺癌典型的表现是乏血性肿块、相应主胰管狭窄和闭塞，以及远端胰管扩张和胰腺实质萎缩。主胰管扩张的最常见原因是肿瘤，与其他实性肿瘤如NET和转移瘤相比，胰腺癌胰管扩张出现得更早、扩张程度更明显。

胰腺导管内肿瘤分为胰腺导管内乳头状黏液性肿瘤（IPMN）和胰腺导管内管状乳头状肿瘤（intraductal tubulopapillary neoplasm，ITPN），后者比较罕见。IPMN的特征在于在主胰管和大的分支胰管中形成富含黏液的乳头状肿块，特征是胰管显著扩张。根据病变的发生部位，可分为主胰管型和分支胰管型，以及少见的混合型。主胰管型和混合型以弥漫性主胰管扩张为特征，分支胰管型以病变及其远端主胰管扩张为特征。黏液性囊性肿瘤和浆液性囊性肿瘤等囊性肿瘤，显著特点之一是主胰管不扩张，与胰管无交通支，这是与IPMN的鉴别点之一。胰腺中的其他罕见肿瘤包括胰腺神经内分泌肿瘤（NET）、胰腺腺泡细胞癌、胰腺间变癌等。

胰腺上皮内肿瘤（pancreatic intraepithelial neoplasm，PanIN）也是胰管上皮的肿瘤性病变，根据恶性程度分为3个阶段，作为侵袭性胰腺癌的早期病变引起病理学关注，没有形成可以用肉眼识别的乳头状病变，现有的影像学检查很难诊断。

■ 参考文献

1）Edge MD，et al：Cinical significance of main pancreatic duct dilatation on computed tomograph：single and double duct dilatation．World J Gastroenterol，13：1701-1705，2007．

2）Yoon SH，et al：Small pancreatic adenocarcinomas：Analysis of enhancement patterns and secondary signs with multiphasic multidetector CT．Radiology，259：442-452，2011．

3）Campbell NO，et al：Imaging patterns of intraductal papillary mucinous neoplasms of the pancreas：An illustrated discussion of the international consensus guidelines for the management of IPMN．Abdom Imaging，40：663-677，2015．

【鉴别诊断!】

◎慢性胰腺炎（→p.101）

◎胰腺结石（→p.101）

梗阻性胰腺炎（合并胰腺癌病例）（→p.102）

◎普通型胰腺癌（→p.102）

◎胰腺导管内乳头状黏液性肿瘤（IPMN）（→p.103）

◎恶性胰腺导管内乳头状黏液性肿瘤（恶性IPMN）（→p.103）

沟槽区域普通型胰腺癌（→p.104）

胰腺腺泡细胞癌（→p.104）

胰腺间变癌

胰腺神经内分泌肿瘤（NET）（→p.105）

胰腺导管内管状乳头状肿瘤（ITPN）（→p.105）

【征象缩略图】

慢性胰腺炎

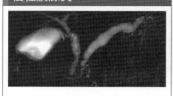

MRCP
70余岁，女性【解说→p.101】

胰腺结石

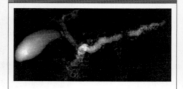

MRCP
50余岁，男性【解说→p.101】

梗阻性胰腺炎（合并胰腺癌病例）

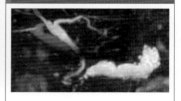

MRCP
80余岁，男性【解说→p.102】

普通型胰腺癌

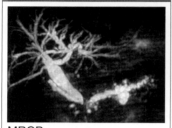

MRCP
70余岁，女性【解说→p.102】

胰腺导管内乳头状黏液性肿瘤（IPMN）

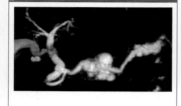

MRCP
70余岁，男性【解说→p.103】

恶性胰腺导管内乳头状黏液性肿瘤（恶性IPMN）

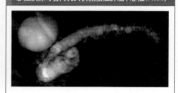

MRCP
60余岁，男性【解说→p.103】

沟槽区域普通型胰腺癌

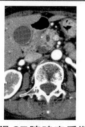

动态增强CT胰腺实质期
80余岁，女性【解说→p.104】

胰腺腺泡细胞癌

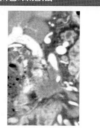

动态增强CT胰腺实质期冠状位
60余岁，男性【解说→p.104】

胰腺神经内分泌肿瘤（NET）

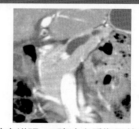

动态增强CT胰腺实质期冠状位
50余岁，女性【解说→p.105】

胰腺导管内管状乳头状肿瘤（ITPN）

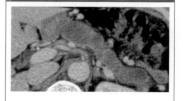

动态增强CT门静脉期
60余岁，男性【解说→p.105】

表现为胰管扩张的疾病

一、慢性胰腺炎

【影像表现】

超声显示胰腺囊性病变的患者。MRCP显示胰体尾部的主胰管显著扩张，其下游侧胰颈和胰头部的胰管未见扩张或闭塞，但胰管粗细不均匀（图B：→），可见胰管扩张形成小囊肿，胰头和胰尾部分支胰管的轻度扩张（图A：▶）。胰头及胰颈部的胰腺实质萎缩，并可见小钙化灶及由于慢性胰腺炎导致的胰管扩张。因为胰头及胰颈部的主胰管未扩张且管径不均匀，与主胰管型IPMN的胰管图像是不一样的。

【鉴别要点】

与胰腺癌引起的胰管扩张的鉴别诊断是一个难题，但是MRCP显示主胰管狭窄，管径粗细不等但并没有阻塞，在主胰管的狭窄部位可见分支胰管显示，胆管不扩张，更支持慢性胰腺炎。然而，由于不能完全排除早期胰腺癌，需要观察疾病进展过程并根据情况通过动态成像确认有无肿瘤。

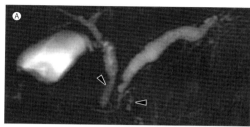
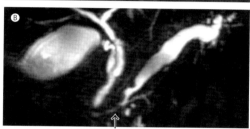

图　MRCP（70余岁，女性）

■参考征象

胰腺肿大→p.85/胰腺萎缩→p.92/胰管狭窄→p.108/胰腺内钙化→p.138/含钙化肿块→p.143

二、胰腺结石

【影像表现】

反复腹痛发作的慢性胰腺炎患者。MRCP显示主胰管从胰头至胰尾弥漫性扩张，可见许多小囊肿，疑似扩张的分支胰管。胰头部的主胰管内见多发结节状低信号，胰体部也见到清晰的结节状无信号区域（图：→）。胰腺实质没有变薄，考虑为胰腺结石合并慢性胰腺炎。

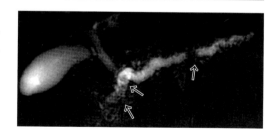

图　MRCP（50余岁，男性）

【鉴别要点】

胰石症是胰管内存在钙化、结石（胰石），是慢性胰腺炎的病理改变之一。胰腺结石导致阻塞可引起胰管扩张和继发性梗阻性胰腺炎。需要与IPMN及MRI影像仅表现为壁结节的主胰管癌相鉴别，可通过CT确认是否存在胰腺结石来判断。在CT中，结石与周围动脉钙化的区别比较困难，沿主胰管的分布、多发，且不偏向胰腺边缘，提示胰腺结石的可能性大。

■参考征象

囊性→p.124/胰腺内钙化→p.138/平扫CT高密度→p.168

三、梗阻性胰腺炎（合并胰腺癌病例）

【影像表现】

胃癌术后，慢性胰腺炎随访过程中，腹痛和主胰管扩张提示复发的病例。从胰颈到胰尾部的主胰管显著扩张，伴胰腺实质的萎缩，胰尾部分支胰管扩张，可见胰腺结石，与慢性胰腺炎表现一致。然而，胰头部的主胰管可见局部阻塞（图A：→），动态增强CT平衡期显示胰头部前侧比后侧强化明显的肿块影（图B：▶），考虑合并胰腺癌。鉴别诊断考虑肿块型胰腺炎，病理活体标本检查确诊胰腺癌。

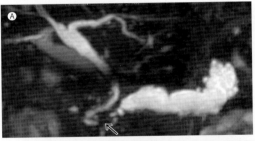

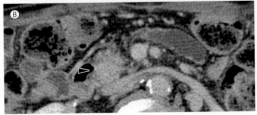

【鉴别要点】

在慢性胰腺炎的随访过程中，发现主胰管扩张等复发征象，尤其是在扩张胰管的近端无结石时，要考虑合并胰腺癌的情况。对于胰腺癌的检测，在动态增强CT胰腺实质期可见局灶性的强化不良区域，这是最敏感和可靠的表现。慢性胰腺炎的胰腺实质在早期强化不明显，但要注意在后期可有局限性强化。如有疑虑，可行胰腺活体标本检查。

图　A：MRCP；B：动态增强CT平衡期（80余岁，男性）

■参考征象

胰腺萎缩→p.92/胰管狭窄→p.110/胰周脂肪密度升高→p.165/平扫CT低密度→p.175

四、普通型胰腺癌

【影像表现】

此为梗阻性黄疸的病例。MRCP显示胰头部的主胰管和胆管鸟嘴样狭窄，上游侧扩张呈现为"双管征"。胰头部可见数个小囊肿，与主胰管不相通。动态增强CT胰腺实质期显示径约15mm的乏血性肿块（图B：→），相同区域的主胰管和胆管（图B：▶）闭塞。阻塞部位肿块位于胆管的边缘，且胆管壁轻度增厚、局限性强化，则考虑是胰管癌而不是胆管癌，切除标本证实为胰腺癌。胰体部另可见多房囊性病变与主胰管相通（图A：→），考虑是分支型IPMN。

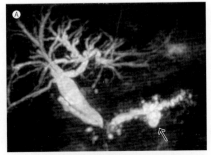

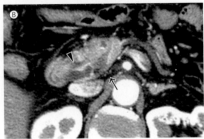

【鉴别要点】

双管征最常见的原因是胰头癌，但也可见于乳头部癌和胆管癌等肿瘤性病变，以及肿块型胰腺炎、胰管结石等疾病。肿块型胰腺炎的鉴别最为重要，但是能形成这种征象的肿块型胰腺炎通常病变体积很大，如果是很小的肿块所致双管征，则需要考虑胰腺癌，应考虑活体标本检查。另请注意，IPMN合并胰腺导管癌的风险很高。

图　A：MRCP；B：动态增强CT胰腺实质期（70余岁，女性）

■参考征象

胰管狭窄→p.111/实性→p.128/含钙化肿块→p.144/胰腺多发肿块→p.153/主胰管和静脉内瘤栓→p.160/胰周脂肪密度升高→p.165/平扫CT低密度→p.175/增强CT乏血供肿块→p.192

五、胰腺导管内乳头状黏液性肿瘤（IPMN）

【影像表现】

超声显示胰腺囊性病变的病例。MRCP显示胰体部多发囊性病变，最大直径超过30mm，且与主胰管相通。主胰管弥漫性扩张，在多发囊性病变附近直径在10mm以上，胰尾部胰管扩张，形成囊性肿块。增强CT门静脉期冠状位可见多房性囊性病变，内壁疑似数枚结节（图B：→），但不超过5mm。这是混合型导管内乳头状黏液性肿瘤（IPMN）的影像表现。随访5年，本病例在影像学上没有变化。

【鉴别要点】

IPMN是上皮组成的导管内肿瘤，以具有产生黏液能力和乳头状增殖为特征。主胰管型或混合型通常表现为弥漫性主胰管扩张，与慢性胰腺炎的鉴别较为困难。胰腺结石、胰腺实质钙化、扩张的主胰管近侧胰管狭窄，是慢性胰腺炎的影像表现。如果ERCP能够见到胰管中半透明的黏液，则可以明确诊断IPMN。

■ **参考征象**

囊性→p.116/胰腺多发肿块→p.154

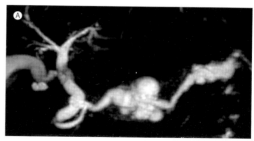
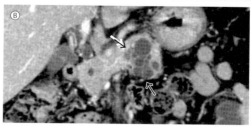

图　A：MRCP；B：增强CT门静脉期冠状位（70余岁，男性）

六、恶性胰腺导管内乳头状黏液性肿瘤（恶性IPMN）

【影像表现】

图为超声显示主胰管扩张的病例。MRCP显示主胰管弥漫性扩张，最大直径约15mm。钩突部可见囊性病灶，最大径40mm，与主胰管相通。门静脉期冠状切面显示钩突部囊性病变中多个直径10mm的壁结节（图B：→），并且该区域在弥散加权显示高信号和弥散受限（图C：→），PET中也显示放射性浓聚，考虑恶性的混合型导管内乳头状黏液性肿瘤（IPMN），术后切除标本可见壁结节为非浸润性癌。

【鉴别要点】

IPMN具有从腺瘤到浸润性癌的各种恶性程度的病变。主胰管型和混合型的恶性程度比分支型高。胰管弥漫性扩张直径10mm以上是手术的适应证。主胰管和囊肿中壁结节的存在也提示恶性肿瘤可能，小的壁结节不少见，当壁结节达到5mm及以上时需要注意恶变可能。有报道使用弥散加权像和PET来评估壁结节的恶性程度。

■ **参考文献**

1）Jang KM, et al：Value od diffusion-weighted MRI for differentiating malignant from benign intraductal papillary mucinous neoplasms of the pancreas．AJR，203：992-1000，2014.

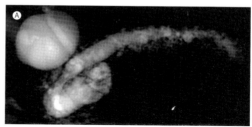
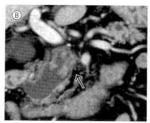
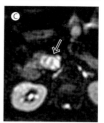

图　A：MRCP；B：增强CT门静脉期冠状位；C：弥散加权像（60余岁，男性）

■ **参考征象**

胰管狭窄→p.112/囊性→p.116/胰腺多发肿块→p.154/主胰管和静脉瘤栓→p.158

胰腺

七、沟槽区域普通型胰腺癌

【影像表现】

梗阻性黄疸的病例。动态增强CT胰腺实质期可见边界不清的乏血供病灶（图A：→），在胰头和十二指肠降部之间延伸。在该区域，主胰管（图A，B：▶）和胆管闭塞，上游侧胰管扩张，显示双管征。十二指肠壁没有增厚或囊变。通过组织活体标本检查诊断为胰腺癌。

【鉴别要点】

狭义的"沟槽"是指由胰头、十二指肠降部和胆总管包围的狭缝状区域，主体位于该区域的胰腺癌称为沟槽区域胰腺癌。如果癌症局限于该区域，病变没有延伸至主胰管，则主胰管不会扩张，胆管也不扩张。肿瘤扩散到胰头导致胰管或胰腺段胆管阻塞，可导致主胰管和胆管扩张。

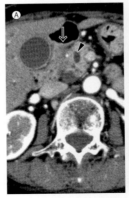
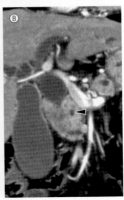

图　A：动态增强CT胰腺实质期；B：冠状位（80余岁，女性）

应该注意的是，胰胆管扩张也可发生在沟槽性胰腺炎。当十二指肠壁增厚和囊肿形成明显时，要考虑沟槽胰腺炎。

■参考文献

1）Gabata T，et al：Groove pancreatic carcinomas：radiological and pathological findings．Eur Radiol，13：1679-1684，2003．

■参考征象

实性→p.133/胰周脂肪密度升高→p.166/平扫CT低密度→p.176/增强CT乏血供肿块→p.192

八、胰腺腺泡细胞癌

【影像表现】

右上腹痛考虑胆囊炎患者，ERCP可见胰管中断。动态增强CT胰腺实质期显示胰头乏血供肿块，边缘不规则，侵犯至肠系膜上动、静脉，与一般的胰腺导管癌表现一致。在该肿瘤与主胰管内可见铸形的、富血供肿块（图A、B：→），伴远端主胰管扩张。胰管内活体标本检查提示富血供肿块为胰腺腺泡细胞癌。

【鉴别要点】

胰管中呈乳头状生长的肿瘤通常是IPMN和ITPN，它们是胰管内肿瘤。另据报道，NET、腺泡细胞癌可表现为同样的生长方式。该病例是普通的胰腺导管癌和腺泡细胞癌的混合病例，后者在主胰导管中形成了肿瘤栓塞。需要与继发于

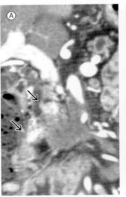
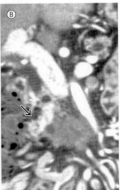

图　A：动态增强CT胰腺实质期背侧层；B：腹侧层（70余岁，男性）

IPMN的浸润性癌相鉴别，但IPMN的壁结节一般不会显示出明显的早期强化。

■参考文献

1）Ban D，et al：Pancreatic ducts as an importanr route of tumor extension for acinar cell carcinoma of the pancreas．Am J Surg Pathol，34：1025-1036，2010．

■参考征象

实性→p.130/主胰管和静脉内瘤栓→p.159/胰周脂肪密度升高→p.165/平扫CT低密度→p.176/增强CT富血供肿块→p.185/增强CT乏血供肿块→p.193

九、胰腺神经内分泌肿瘤（NET）

【影像表现】

CA19-9增高，胰体尾部主胰管扩张的病例。动态增强CT胰腺实质期冠状切面可见胰颈部富血供的小肿块（图：→），远端主胰管扩张。肿瘤的中心与主胰管的走行一致，似乎肿瘤有蒂附着于主胰管内壁生长。术后病理确诊类癌。从组织学上看，肿瘤在主胰管周围实质内生长，是导致主胰管早期梗阻和上游侧显著扩张的原因。

【鉴别要点】

本例肿瘤的大小与上游侧主胰管扩张程度不成比例，这一点需要与胰腺癌相鉴别，但是从血供丰富程度考虑，需要鉴别腺泡细胞癌和肾癌转移瘤等富血供肿瘤，但均不是典型的表现。在目前的WHO分类中，神经内分泌肿瘤和类癌归类为NET。但目前认为，类癌是由于5-羟色胺诱导的间质纤维化导致主胰管狭窄和上游侧胰管扩张，与本例契合。

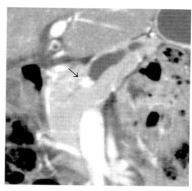

图　动态增强CT胰腺实质期冠状位（50余岁，女性）

■参考文献

1）Shi C，et al：Pacreatic stenosis secondary to small endocrine neoplasms A manifestation of serotonin production? Radiology，257：107-114，2010.

■参考征象

胰腺内分泌肿瘤（典型病例）：实性→p.129/主胰管和静脉内瘤栓→p.159/平扫CT低密度→p.178/增强CT富血供肿块→p.182
胰腺内分泌肿瘤（非典型病例）：胰管狭窄→p.111/囊性→p.119/实性→p.129/含钙化肿块→p.147/胰腺多发肿块→p.152/主胰管和静脉内瘤栓→p.159/增强CT乏血供肿块→p.195

十、胰腺导管内管状乳头状肿瘤（ITPN）

【影像表现】

糖尿病患者，超声显示胰腺肿瘤的病例。在动态增强CT门静脉期，从胰头部到胰尾部的主胰管弥漫性扩张，胰管内可见多个强化的乳头状肿块（图A）。与胰腺实质相比，肿块轻度强化，下游侧主胰管不扩张（图B：→），与ITPN影像表现一致。

【鉴别要点】

胰腺导管内管状乳头状瘤（ITPN）是一种罕见的肿瘤，2010年新的WHO分类中，定义为一种不产生黏液的导管内肿瘤。与主胰管癌和IPMN的鉴别比较困难，但由于该肿瘤不产生黏液，因此与IPMN相比，主胰管扩张程度较轻，并且肿瘤下游侧胰管不扩张。据报道，肿瘤的纤维化程度差，因此延迟期的对比剂强化不明显，与引起胰腺导管阻塞的其他病变（如胰腺癌）有所不同。

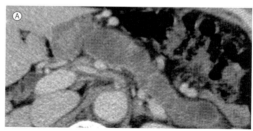
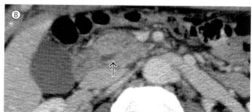

图　A：动态增强CT门脉期头侧层；B：尾侧层（60余岁，男性）

■参考文献

1）Ishigami K，et al：Imaging of intraductal tubular tumors of the pancreas．AJR，191：1836-1840，2008.

■参考征象

主胰管和静脉内瘤栓→p.158

第五节

胰管狭窄

主胰管是直径＜3mm的细小管状结构，在MRCP和2～3mm厚的动态增强CT胰腺实质期中，胰管表现为边缘平滑的线状结构。慢性胰腺炎的特征是主胰管多发狭窄和不规则扩张并存。

无基础疾病患者的单发性胰管局限性狭窄，在胰腺癌、自身免疫性胰腺炎、肿块型胰腺炎之间的鉴别是很难的。主胰管贯穿肿块的现象称为"导管穿透征"（ductpenetrating sign），这一征象强烈支持肿块型胰腺炎。在自身免疫性胰腺炎中，主胰管边缘增强（enhanced duct sign，胰管强化征）使得胰管显示是一个明显特征。

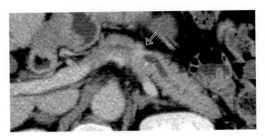

图　典型影像：普通型胰腺癌　动态增强CT

胰腺神经内分泌肿瘤（neuroendocrine tumor，NET）很少出现主胰管狭窄，除非是肿块体积较大或有胰管内乳头状增生的罕见病例。例如，肾癌转移瘤之类的富血供转移性肿瘤也是如此，在没有已知肿瘤病史的情况下，与NET是很难鉴别的。但是，据报道分泌5-羟色胺的NET可引起间质纤维化导致胰腺实质萎缩，纤维化也可引起主胰管狭窄。

乏血供肿块中很少出现主胰管狭窄的癌症包括黏液癌、乏血供NET（通常为恶性）、恶性淋巴瘤、乏血性肿瘤转移等，这是与胰腺癌的鉴别点之一。必须注意，在沟槽部和钩突部位的胰腺癌，早期主胰管扩张不明显。

当导管内乳头状黏液性肿瘤（IPMN）中观察到主胰管狭窄时，首先要考虑肿瘤已恶变进展为浸润性癌，要通过动态增强扫描对比评估狭窄部位周围是否有实性部分。源于IPMN的浸润性癌的组织学类型大多是管状腺癌和黏液癌。如果怀疑有黏液癌，应考虑IPMN来源的可能性。另外，由于IPMN具有并发胰腺导管癌的高风险，因此不仅要仔细评估病变附近，而且要仔细评估胰管的全长，特别是分支型的IPMN，通常主胰管并不扩张。

■参考文献

1）Ichikawa T，et al：Duct-penetrating sign at MRCP：usefulness for defferetating infammatory pancreatic mass from pancreatic carcinoma．Radiology，221：107-116，2001．

2）Kawai Y，et al：Autoimmune panreatitis：Assessement of the enhanced duct sign on multiphase contrast-enhanced computed tomography．Eur J Radiol，81：3055-3060，2012．

3）Ogawa H，et al：Intraductal papillary mucinous neoplasm of the pancreas：Assessment of the likehood of invasiveness with mutlisection CT．Radiology，257：107-114，2010．

【鉴别诊断！】

【征象缩略图】

慢性胰腺炎

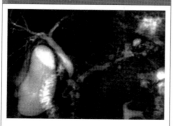

MRCP

60 余岁，男性【解说→p.108】

自身免疫性胰腺炎

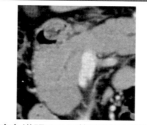

动态增强 CT 门静脉期冠状位

50 余岁，男性【解说→p.108】

肿块型胰腺炎

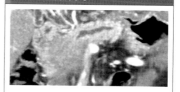

动态增强 CT 胰腺实质期冠状位

60 余岁，男性【解说→p.109】

胰腺损伤·外伤性胰腺炎

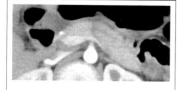

动态增强 CT 胰腺实质期

未满 10 岁，女童【解说→p.109】

梗阻性胰腺炎（并发胰腺癌病例）

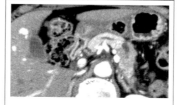

动态增强 CT 胰腺实质期

70 余岁，女性【解说→p.110】

普通型胰腺癌

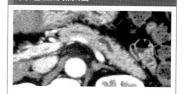

动态增强 CT 胰腺实质期

60 余岁，男性【解说→p.110】

胰腺神经内分泌肿瘤（NET）

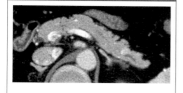

动态增强 CT 胰腺实质期

50 余岁，男性【解说→p.111】

胰腺黏液癌

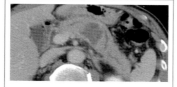

动态增强 CT 平衡期

60 余岁，男性【解说→p.111】

恶性胰腺导管内乳头状黏液性肿瘤（恶性IPMN）

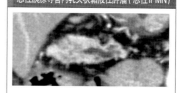

动态增强 CT 胰腺实质期冠状位

70 余岁，女性【解说→p.112】

胰腺假性囊肿

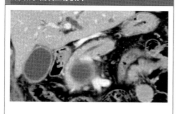

动态增强 CT 门静脉期冠状位

60 余岁，男性【解说→p.112】

胰
腺

表现为胰管狭窄的疾病

一、慢性胰腺炎

【影像表现】

　　慢性胰腺炎的随访病例。由于胰头主胰管中的胰腺结石，MRCP显示出结节状无信号区域（充盈缺损）（图：→），上游侧胰管轻度扩张。胰体尾部的主胰管同样可见多处狭窄，管径粗细不均，周围可见多个小囊肿，这是慢性胰腺炎的胰管影像表现。

【鉴别要点】

　　慢性胰腺炎的影像学表现包括胰腺结石和实质钙化，主胰管弥漫性不规则扩张和狭窄，以及整个胰腺分支胰管的不规则扩张。如果有这些影像学发现，诊断慢性胰腺炎一般不成问题。最主要的问题是有无合并胰腺癌，当主胰

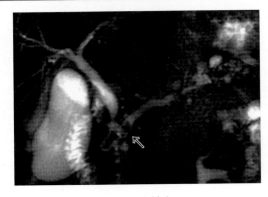

图　MRCP（60余岁，女性）

管狭窄，上游侧胰管扩张显著，而狭窄部未见明显结石的情况下，动态增强扫描、磁共振弥散加权，甚至PET-CT检查显得尤为重要。

■参考征象

胰腺肿大→p.85/胰腺萎缩→p.92/胰管扩张→p.101/胰腺内钙化→p.138/含钙化肿块→p.143

二、自身免疫性胰腺炎

【影像表现】

　　此为梗阻性黄疸病例。MRCP显示胰腺段胆管呈细线状狭窄，上游侧肝内外胆管扩张。胰头部主胰管边缘较为平滑，可见副胰管，主胰管下游侧未见显示，上游侧主胰管无扩张。动态增强CT门静脉期的冠状层面可见胰头部的主胰管壁强化明显（图B，C：→），下游侧主胰管无法辨认。胰腺呈弥漫性肿大，早期强化轻度减低，胰腺段胆管管壁轻度增厚、强化明显，首先考虑是自身免疫性胰腺炎。此后确认了血液IgG4水平升高，激素治疗有效。

【鉴别要点】

　　与胰管癌相比，自身免疫性胰腺炎引起的主胰管狭窄通常程度较轻，表现为多发节段样狭窄。与慢性胰腺炎相比，自身免疫性胰腺炎中的胰管边缘较平滑，并且上游侧扩张程度较轻，这是主要鉴别点。另外，主胰管边缘强化

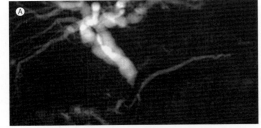

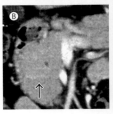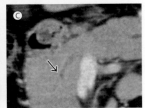

图　A：MRCP；B：动态增强CT门静脉期冠状位背侧层（主胰管下方）；C：腹侧层（50余岁，男性）

（胰管状强化征）是支持自身免疫性胰腺炎的影像表现。本病例需鉴别胆管癌，当表现为胰腺肿大和主胰管狭窄时，则首先考虑自身免疫性胰腺炎累及的胆管病变。

■参考征象

胰腺肿大→p.85/胰腺萎缩→p.93/胰腺多发肿块→p.153/胰周脂肪密度增加→p.164/增强CT乏血供肿块→p.191

三、肿块型胰腺炎

【影像表现】

伴有恶心、腹痛、黄疸发作的病例。动态增强CT胰腺实质期沿胰头长轴的冠状切面显示乏血供的肿块，其中主胰管变窄，但上游侧胰管的扩张程度较轻。病变在平衡相均匀强化，未见钙化。胆管内插入PTCD管。ERCP显示主胰管（图B：→）管径粗细不一，胰管贯穿肿块。鉴别肿块型胰腺炎和胰管癌比较困难，本病例经手术后病理证实为肉芽肿形成的肿块型胰腺炎。

【鉴别要点】

肿块型胰腺炎和胰管癌的主要鉴别点在于主胰管贯穿的影像表现（"胰管贯穿征"），该征象强烈支持前者。本例患者的US、CT和MRI均未发现这一征象，ERCP显示主胰管贯穿肿块。此外，肿块的强化相对均匀，无明显的边缘强化和中心的变性坏死、上游侧主胰管轻度扩张，提示是肿块型胰腺炎。

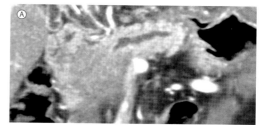
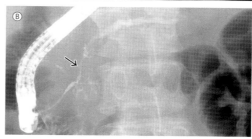

图 A：动态增强CT胰腺实质期冠状位；B：ERCP（60余岁，男性）

■ 参考征象

胰腺肿大→p.86/胰管走行异常→p.98/实性→p.132/胰腺内钙化→p.139/含钙化肿块→p.143/增强CT富血供肿块→p.182

四、胰腺损伤（外伤性胰腺炎）

【影像表现】

此为被篱笆上掉落的水壶砸中腹部的病例。由于胰腺外伤，形成了假性囊肿，该假性囊肿似乎是胰液从胰体部位向腹侧渗漏所致，局部引流1个月后的影像表现。MRCP显示胰体部局限性的主胰管狭窄（图A：→），上游侧胰管轻度扩张。动态增强CT显示，胰腺实质期可见一纵向贯穿胰腺实质的条状低密度区（图B：→），上游侧主胰管轻度扩张，胰腺实质强化轻度下降，这是创伤引起的阻塞性胰腺炎所致。

【鉴别要点】

胰腺损伤最常见于椎体前方的胰体部，如果损伤超过胰腺直径的1/2以上，常提示主胰管有损伤。在这种情况下，外伤导致主胰管受损，在修复过程中局部狭窄仍然存在，导致远端梗阻性胰腺炎。

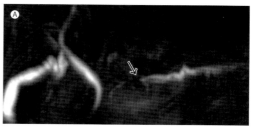
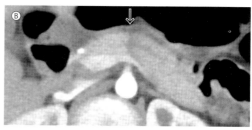

图 A：MRCP；B：动态增强CT胰腺实质期（未满10岁，女童）

■ 参考征象

胰腺肿大→p.87/胰周脂肪密度增加→p.164

五、梗阻性胰腺炎（并发胰腺癌病例）

【影像表现】

腹痛发作病例。MRCP显示胰体部主胰管局限性闭塞（图A：→），并可见上游侧胰管扩张。动态增强CT胰腺实质期同样可见主胰管局限性不显影（图B：→），上游侧胰管轻度扩张，胰腺实质强化减低，是阻塞性胰腺炎的影像表现。平衡期在主胰管的局部阻塞部分可见强化病灶，首先考虑胰管癌，手术切除后病理证实为胰腺癌。

【鉴别要点】

阻塞性胰腺炎是主胰管闭塞继发的胰腺炎的统称，其原因各不相同。如果不清楚主胰管闭塞的原因（如胰腺结石或创伤），则排除胰腺癌的存在是最重要的，动态增强扫描是首选。MRI弥散加权和PET在小胰腺癌检测中的应用有待进一步研究。此外，已有内镜和胰管活体标本检查的报道，当其他方法无法诊断的情况下可考虑使用。

■ 参考征象

胰腺萎缩→p.92/胰管扩张→p.102/胰周脂肪密度升高→p.165/平扫CT低密度→p.175

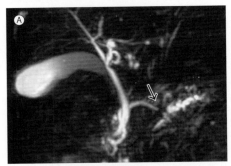
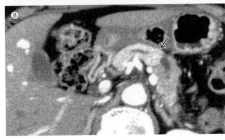

图 A：MRCP；B：动态增强CT胰腺实质期（70余岁，女性）

六、普通型胰腺癌

【影像表现】

超声显示主胰管扩张的病例。动态增强CT显示主胰管局部闭塞，上游侧胰管轻度扩张。在胰腺实质期，闭塞周围的实质与周围组织同等强化，在平衡期可见界线不清的明显强化区域（图B：→）。尽管考虑有胰腺癌，但由于PET在同一部位没有见到摄取增高，因此进行了随访。随访期间，肿瘤缓慢增长，约2年后行手术切除，诊断胰腺导管癌。

【鉴别要点】

如果主胰管不明原因狭窄，同一区域可见延迟性强化，首先考虑胰管癌和肿块型胰腺炎（包括自身免疫性胰腺炎），影像学很难区分，许多病例需要进行活体标本检查。

需要注意的是，在20mm以下的胰腺癌中，18%～27%的胰腺癌与周围组织同等强化，这种癌症术后通常预后较好。胰腺实质期即便没有发现肿块影，但延迟期有强化灶，上游侧胰管扩张，也应视为癌症进行处理，除非通过活体标本检查确定为另一种诊断。

■ 参考征象

胰管扩张→p.102/实性→p.128/含钙化肿块→p.144/胰腺多发肿块→p.153/主胰管和静脉内瘤栓→p.160/胰周脂肪密度升高→p.165/平扫CT低密度→p.175/增强CT乏血供肿块→p.192

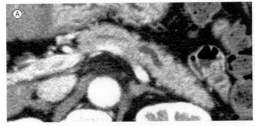
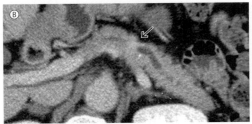

图 A：动态增强CT胰腺实质期；B：平衡期（60余岁，男性）

七、胰腺神经内分泌肿瘤（NET）

【影像表现】

超声检查提示主胰管扩张的病例。动态增强CT胰腺实质期可见胰尾周边轻度强化的小肿块（图A：→）。同一部位的主胰管受压，上游侧胰管轻度扩张。胰腺实质轻度强化，且肿瘤的强化程度比胰体部稍高，在门静脉期和平衡期也轻度强化。MRCP提示胰尾部局限性的主胰管闭塞、上游侧胰管轻度扩张。弥散加权显示肿块呈高信号，其远端胰腺实质呈稍高信号；T_1加权像呈低信号；T_2加权像呈高信号。主胰管的影像表现不典型，但从强化效果来看首先考虑NET，并通过术后病理证实。

【鉴别要点】

应当指出，当肿瘤的上游侧伴有阻塞性胰腺炎时，在增强胰腺实质期中胰腺强化明显，从而难以鉴别富血供的肿瘤。在弥散加权像中，正常的胰腺实质、肿块和阻塞性胰腺炎呈现更好的对比度，有助于早期发现胰腺实质的继发性变化。

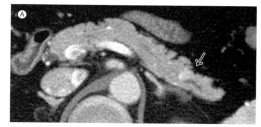
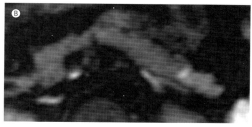

图　A：动态增强CT胰腺实质期；B：弥散加权像（50余岁，男性）

■参考征象

胰管扩张→p.105/囊性→p.119/实性→p.129/含钙化肿块→p.147/胰腺多发肿块→p.152/主胰管和静脉内瘤栓→p.159/增强CT乏血供肿块→p.195

八、胰腺黏液癌

【影像表现】

超声提示胰腺肿块的病例。MRCP可见胰体部的主胰管受压变窄（图A：→），上游侧胰管轻度扩张。主胰管狭窄部可见点状高信号区域（图A：►）。胰体部可见T_1加权像低信号，T_2加权像高信号的肿块。动态增强CT显示界线不清的乏血供肿块，延迟期可见不均质的轻度强化，诊断首先考虑黏液癌，术后病理确诊。

【鉴别要点】

黏液癌是胰腺浸润性导管癌的一种罕见亚型，占1%～3%，包括IPMN来源和非IPMN来源，前者占多数，但本病例是后者。与普通型胰腺导管癌相鉴别，本病主胰管扩张并不多见。IPMN和胰腺黏液性囊性肿瘤（MCN）等产生黏液的囊性肿瘤，在延迟期表现为不均质轻度强化的肿块可以作为鉴别点。本例T_2加权像和MRCP显示肿块内的点状高信号，反映出大量的黏液积聚，可能是该肿瘤的相对特征。

■参考文献

1）Yoon MA, et al：MRI features of pancreatic colloid carcinoma. AJR，93：W30-313，2009.

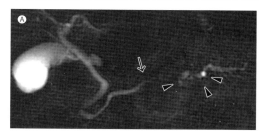
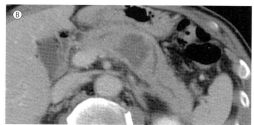

图　A：MRCP；B：动态增强CT平衡期（60余岁，男性）

■参考征象

囊性→p.118/实性→p.131/含钙化肿块→p.147/CT平扫低密度→p.177/增强CT乏血供肿块→p.194

胰腺

九、恶性胰腺导管内乳头状黏液性肿瘤（恶性IPMN）

【影像表现】

糖尿病症状恶化表现的病例。MRCP显示胰头至胰尾部的多发囊性病变，一部分呈多房性，与主胰管可疑相通。胰体部主胰管局限性狭窄伴上游侧胰管轻度扩张。狭窄部位的周围可见小结节状高信号聚集（图A：→）。胰腺实质萎缩，动态增强CT胰腺实质期的沿胰体尾长轴切面像可见胰体部主胰管呈锥形闭塞，近端见界线不清、轻度强化的肿块状区域（图B：→）。首先考虑IPMN恶变的浸润性癌，术后诊断为IPMN来源的黏液癌。

【鉴别要点】

IPMN来源的浸润性癌与合并胰腺癌的慢性胰腺炎之间的鉴别比较困难。MRCP显示肿块内高信号，提示黏液性癌，考虑为IPMN恶变，其他多发囊性病变考虑为分支型IPMN而不是潴留囊肿。狭窄的主胰管上游侧没有明显的不规则扩张，没有实质钙化或结石，这一影像表现支持IPMN恶变。

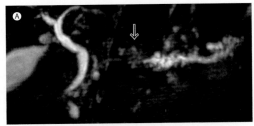
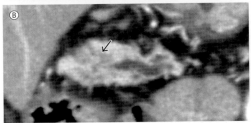

图　A：MRCP；B：动态增强CT胰腺实质期冠状位（70余岁，女性）

■ **参考征象**

胰管扩张→p.103/囊性→p.116/胰腺多发肿块→p.154/主胰管和静脉内瘤栓→p.158

十、胰腺假性囊肿

【影像表现】

此为梗阻性黄疸病例。动态增强CT门静脉期冠状位显示，胰头部囊肿压迫、阻塞胆管，上游侧胆管扩张，主胰管受压变窄（图A：→），上游侧胰管轻度扩张。较大囊肿的左侧还有一个囊肿，该囊肿较2年前增大，但囊肿内没有分隔，也没有壁结节，囊肿周围脂肪组织密度略有升高（图B：→），提示假性囊肿伴феた感染。ERCP显示囊肿和主胰管相通，抽出具有高淀粉酶的脓性液体。

【鉴别要点】

本病例的囊肿中未见气体，但囊壁增厚，可见从周围脂肪组织密度增高并向胰胆管压迫，考虑假性囊肿感染所致。由于没有无症状时的影像对比，很难将其与包裹性坏死（walled-off necrosis）合并感染区分。假性囊肿与黏液性囊性肿瘤（MCN）的鉴别比较困难，但是以下征象：男性患者，位于胰头部，囊肿无分隔或壁结节，囊肿与胰管相通，都支持假性囊肿的影像特征。此外，MRI中囊肿重力侧可见沉积物（碎片），有助于假性囊肿的诊断。

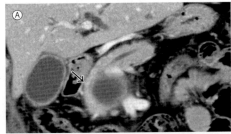
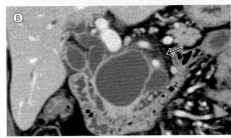

图　A：动态增强CT门静脉期冠状位腹侧层；B：背侧层（60余岁，男性）

■ **参考征象**

囊性→p.121/含钙化肿块→p.145/胰腺多发肿块→p.155/MRI T_1加权像高信号结节→p.198

第六节

胰腺囊性疾病

囊肿是"内含液体的囊袋状结构"，囊性病变可以定义为"具有囊肿性质的病变"。囊性病变大致分为肿瘤性和非肿瘤性，在鉴别时，重要的是评估以下几点：①囊肿形态（单房性，多房性）；②有无实性成分（囊肿内，囊肿周围）；③内容液的性质；④囊壁的性质；⑤有无钙化；⑥与胰管是否相通。

囊性肿瘤性病变多见于胰腺导管内乳头状黏液性肿瘤（IPMN）、黏液性囊性肿瘤（MCN）和浆液性囊性肿瘤（SCN）。在多数情况下，IPMN、MCN和SCN表现为多房性囊肿。如果囊肿形态是囊叠囊（cyst in cyst），考虑MCN；如果形态是囊靠囊（cyst by cyst），则考虑是IPMN。如果是簇状

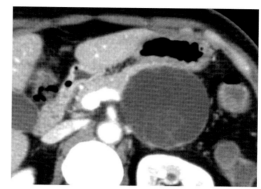

图　典型影像：黏液性囊性肿瘤（MCN）（50余岁，女性）

小囊泡聚集，则考虑是SCN。IPMN与胰管相通，MCN很少相通，而SCN几乎不相通，这是重要的鉴别要点。由于IPMN和MCN可以进展为恶性，因此需要评估囊肿内的结节成分和囊肿周围有无侵袭性癌。

实性肿瘤还可能因为坏死或出血而引起囊性变，分为完全囊性和囊实性混合型。从广义上讲，这些也应定义为囊性病变。易发生囊性变的实性肿瘤有胰腺神经内分泌肿瘤（NET）和实性假乳头状瘤（SPN）。可以通过MRI对囊肿周围实体成分的血流情况及肿瘤内出血的情况进行评估，从而进行鉴别。

非肿瘤性囊肿包括真性囊肿和假性囊肿，许多真性囊肿是单房性薄壁囊肿，增强无强化。但胰腺淋巴上皮囊肿为多房性厚壁囊肿。脑视网膜血管瘤病和多囊肾伴发的囊肿，以多发囊肿为特征。假性囊肿通常是慢性胰腺炎的并发症，特征是囊壁很厚。

【技术讲座】　显示囊性病变有价值的扫描方法

虽然仅凭平扫CT对囊肿进行确定也是可行的，但进一步评价囊性病变有无分隔和实性成分，动态增强CT对囊肿强化效果的评价很有必要。同时，可以通过MRI T_1 加权像和 T_2 加权像来评价囊肿内容液的性状，利用MRCP来评价囊肿和主胰管的连续性。

■参考文献

1）Sahani DV，et al：Cystic pancreatic lesions：a simple imaging-based classification system for guiding management Radiographics，25：1471-1484，2005．

2）Lee JH，et al：Solid Pancreatic Tumors with Uniloc-ular yst-like Appearance on CT：Differentiation from Unilocular Cystic Tumors Using CT．Korean J Radi-ol，15：704-711，2014．

3）Kucera JN，et al：Cystic lesions of the pancreas：radiologic-endosonographic correlation Radiographics，32：E283-301，2012．

【鉴别诊断！】

◎胰腺导管内乳头状黏液瘤（IPMN）（→p.116）
◎恶性胰腺胆管内乳头状黏液瘤（恶性IPMN）（→p.116）
◎胰腺黏液性囊性肿瘤（→p.117）
◎胰腺浆液性囊性肿瘤（→p.117）
　胰腺浆液性囊性肿瘤（非典型病例，大囊型）（→p.118）
　胰腺黏液癌（→p.118）
◎实性假乳头状肿瘤（SPN）（→p.119）
◎胰腺神经内分泌肿瘤（NET）（非典型病例）（→p.119）
◎破骨细胞型巨细胞肿瘤（→p.120）

◎胰腺表皮样囊肿（→p.120）
◎胰腺真性囊肿（脑视网膜血管瘤病）（→p.121）
◎胰腺假性囊肿（→p.121）
◎胰腺淋巴上皮囊肿（→p.122）
◎急性胰腺炎
　间质性水肿型胰腺炎（→p.122）
　坏死性胰腺炎（→p.123）
　结核性淋巴结炎（→p.123）
　胰管结石（→p.124）

【征象缩略图】

胰腺导管内乳头状黏液瘤（IPMN）
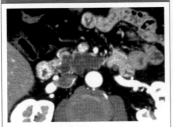
增强CT动脉期

60余岁，男性【解说→p.116】

恶性胰腺胆管内乳头状黏液瘤（恶性IPMN）
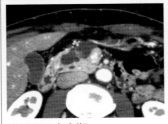
增强CT动脉期

50余岁，男性【解说→p.116】

胰腺黏液性囊性肿瘤
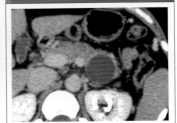
增强CT平衡期

40余岁，女性【解说→p.117】

胰腺浆液性囊性肿瘤
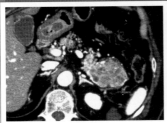
增强CT动脉期

70余岁，女性【解说→p.117】

浆液性囊性肿瘤（非典型病例，大囊型）
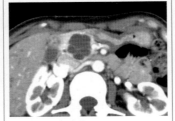
增强CT动脉期

30余岁，女性【解说→p.118】

胰腺黏液癌
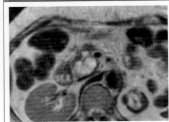
T_2加权像

60余岁，女性【解说→p.118】

实性假乳头状肿瘤（SPN）
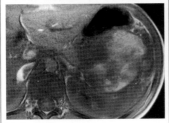
T_1加权像

20余岁，女性【解说→p.119】

胰腺神经内分泌肿瘤（NET）（非典型病例）
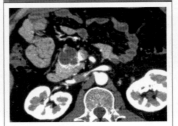
增强CT动脉期

40余岁，男性【解说→p.119】

破骨细胞型巨细胞肿瘤
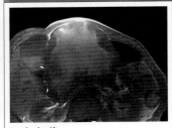
T_1加权像

80余岁，男性【解说→p.120】

胰腺表皮样囊肿
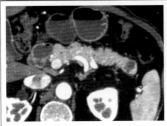
增强CT动脉期

70余岁，男性【解说→p.120】

胰腺真性囊肿
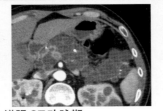
增强CT动脉期

40余岁，男性（von Hippel-lindau病）【解说→p.121】

胰腺假性囊肿
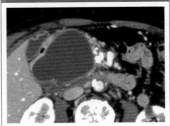
增强CT动脉期

60余岁，男性【解说→p.121】

胰腺

胰

腺

胰腺淋巴上皮囊肿

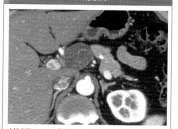

增强CT动脉期
40余岁，男性【解说→p.122】

急性胰腺炎（间质性水肿型胰腺炎）

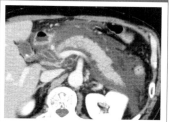

增强CT
50余岁，男性【解说→p.122】

急性胰腺炎（急性坏死性胰腺炎）

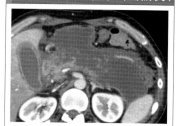

增强CT动脉期
40余岁，男性【解说→p.123】

结核性淋巴结炎

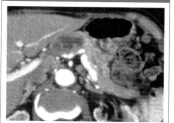

增强CT动脉期
70余岁，女性【解说→p.123】

胰管结石

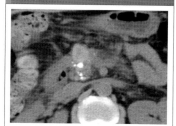

平扫CT
50余岁，男性【解说→p.124】

一、胰腺导管内乳头状黏液瘤（IPMN）

【影像表现】

　　增强CT动脉期（图）显示，胰头部葡萄串状多房性囊肿。病灶通过扩大的分支胰管与主胰管相通，主胰管扩张。囊肿内未见5mm以上的结节成分。囊肿周围未见疑似侵袭性肿瘤的实体肿块。MRI弥散像（未标出）显示低信号。该患者术后诊断为IPMN的良性病变：胰腺导管内乳头状黏液性腺瘤（IPMA）。

【鉴别要点】

　　分支型IPMN是分支胰管扩张，其特征是一簇葡萄状多房性囊肿。分支型IPMN要与MCN和大囊型（macrocystic type）SCN相鉴别。

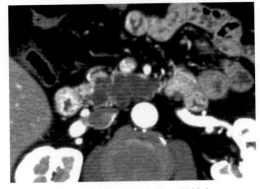

图　增强CT动脉期（60余岁，男性）

IPMN的多房性囊肿的形态表现为葡萄状簇生，呈现为囊靠囊（cyst by cyst）状，与主胰管的连续性是鉴别的要点。然而，需要注意的是CT和MRI（MRCP）可能无法识别与主胰管的连续性。

■参考征象

胰管扩张→p.103/胰腺多发肿块→p.154

二、恶性胰腺导管内乳头状黏液瘤（恶性IPMN）

【影像表现】

　　增强CT动脉期（图）显示，胰头部与主胰管连续的葡萄状多房囊性病变。囊肿内部可见具有强化的壁结节（图：→）。MRI弥散加权像（未提供）包含壁结节在内整体显示为低信号。术后诊断为非侵袭性导管内乳头状黏液腺癌（非侵袭性IPMC）。

【鉴别要点】

　　根据IPMN国际临床实践指南（2012），3cm以上囊肿、增强后壁肥厚、主胰管径5～9mm、无强化的壁结节、主胰管狭窄等"令人担心的特征"，提示病灶恶性可能。胰头部病变伴阻塞性黄疸、增强后显示实质成分、主胰管10mm以

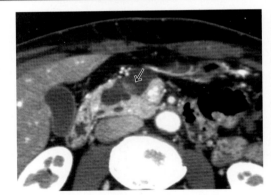

图　增强CT动脉期（50余岁，男性）

上等"高危征象"，强烈提示病灶恶性的可能。在IPMN的良恶性鉴别中，必须注意不要将夹在囊肿之间的胰腺实质误认为结节或壁增厚。侵袭性IPMC与IPMN合并胰腺癌很难鉴别。

■参考征象

胰管扩张→p.103/胰管狭窄→p.112/胰胰腺多发肿块→p.154/主胰管和静脉内瘤栓→p.158

三、胰腺黏液性囊性肿瘤（MCN）

【影像表现】

增强CT的平衡期（图）显示胰尾部囊性肿块。囊肿内的背侧有一个小囊肿，表现为囊叠囊（cyst in cyst）。囊壁未见不规则增厚，腔内未见突出的壁结节。MRI（未呈现）T$_2$加权像呈高信号，弥散加权像呈低信号。术后诊断为黏液性囊腺瘤，是MCN的良性病变。

【鉴别要点】

MCN主要位于胰腺尾部，女性患者多发，男性患者非常罕见。囊肿呈囊叠囊（cyst in cyst）是其特征性表现，由于囊肿内容液成分的不同，可能会出现不同的密度值和信号，囊肿

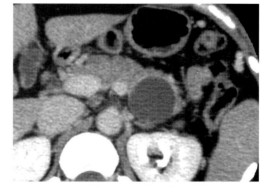

图　增强CT平衡期（40，女性）

壁可能伴有钙化。如果在囊壁或囊内分隔中发现具有强化的不规则结节，则需要考虑黏液性囊腺癌。大囊型SCN和IPMN的鉴别在于有无囊靠囊（cyst by cyst）的表现。

■参考征象

含钙化肿块→p.145

四、胰腺浆液性囊性肿瘤（SCN）

【影像表现】

增强CT的动脉期（图A）可见胰尾部具有强化效果的肿块，周围可见数个1cm左右的囊肿，内部散布着数毫米大小的低密度灶。MRCP（图B）显示高信号，小囊肿聚集成巢状。弥散加权像（未提供）显示低信号。术后诊断为微囊型SCN。

【鉴别要点】

SCN的70%～80%是由小囊肿形成的微囊型，但也有由大囊肿形成的大囊型和肉眼无法识别囊肿的实体型。由于SCN囊肿包膜比囊肿分隔强化明显，所以在增强CT看起来像伴囊肿的实体肿瘤，MRI（MRCP）显示微囊泡呈巢状集簇，诊断微囊型SCN并不困难。在中心部位常可见纤维瘢痕和钙化，这也是其中一个特征。

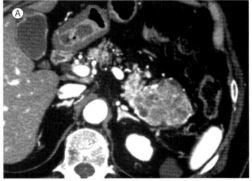

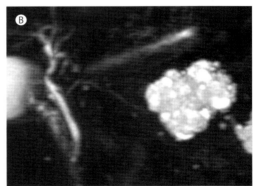

图　A：增强CT动脉期；B：MRCP（70余岁，女性）

■参考征象

含钙化肿块→p.145/增强CT富血供肿块→p.183

五、胰腺浆液性囊性肿瘤（不典型病例，大囊型）

【影像表现】

增强CT的动脉期（图）显示胰头部囊叠囊（cyst by cyst）形态的分叶状多房囊肿。囊肿内部无结节，囊肿与主胰管不相通，主胰管未见扩张。术后诊断为大囊型SCN。

【鉴别要点】

大囊型SCN应与IPMN和MCN相鉴别。SCN和IPMN是囊靠囊（cyst by cyst）的囊肿形态，但IPMN通常表现为葡萄状集簇。SCN不与主胰管相通，IPMN与主胰管有交通，这点可用于两者的鉴别诊断。MCN呈现为囊叠囊（cyst in cyst）形态，MCN的包膜和分隔较厚，而SCN的相对较薄，这也可用作鉴别诊断。大囊型SCN可伴有微囊的聚集，是诊断的关键。也有关于单房型SCN的报道，这是非常罕见的亚型。

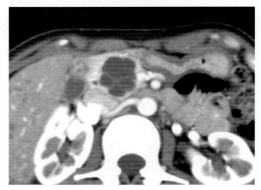

图　增强CT动脉期（30余岁，女性）

■参考征象

实性→p.135/平扫CT低密度→p.179/增强CT富血供肿块→p.184

六、胰腺黏液癌

【影像表现】

增强CT的动脉期（图A）显示，胰头部可见低密度的分叶状肿块。在平衡期（未提供）内部整体呈现轻微强化。肿瘤与主胰管相连，上游侧和下游侧主胰管扩张。MRI T$_2$加权像（图B）显示为较强的高信号。术后诊断为源于IPMN的黏液性癌。

【鉴别要点】

黏液癌的黏液成分，在MRI T$_2$加权像显示为与囊肿一样强的高信号，增强扫描显示为整体轻微强化是其特征表现。有两种类型的黏液癌：从IPMN、MCN转化的黏液癌和从普通型胰腺癌转化的黏液癌。胰腺黏液癌分别要与恶性IPMN，恶性MCN和普通型胰腺癌相鉴别。与恶性IPMN、恶性MCN不同，黏液癌囊肿中未见强化的实体结节，但整体呈轻度强化是鉴别要点。此外，在T$_2$加权像显著的高信号可与普通型胰腺癌的相鉴别。

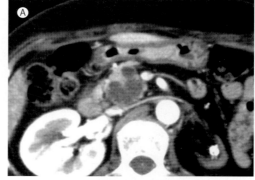

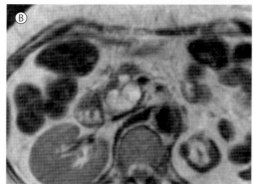

图　A：增强CT动脉期；B：T$_2$加权像（60余岁，女性）

■参考征象

胰管狭窄→p.111/实性→p.131/含钙化肿块→p.147/平扫CT低密度→p.177/增强CT乏血供肿块→p.194

七、实性假乳头状瘤（SPN）

【影像表现】

增强CT的平衡期（图A）可见胰尾部巨大肿瘤。肿瘤左侧部分表现为低密度且无强化的囊性成分。右侧部分表现有强化，但强化效果低于胰腺实质。MRI T_1 加权像（图B）显示囊肿成分高信号，考虑为出血性改变。弥散加权像（未提供）显示为不均匀的高低混合信号。术后诊断为SPN伴囊性变。

【鉴别要点】

SPN具有多种形态，包括无囊性成分的实性肿块形态、囊性与实性成分混合形态、缺乏实性成分的囊肿形态。SPN多见于年轻女性，其特征是肿瘤内出血、囊性变和钙化。MRI T_1 加权像显示的高信号囊性成分，提示出血，有助于诊断。SPN也可见于男性患者，与女性患者相比，男性患者中更多见于中年男性，并且有更多的实性成分病变。

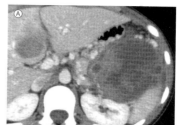
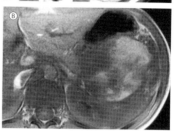

图　A：增强CT平衡期；B：T_1 加权像（20余岁，女性）

■ 参考征象

胰腺肿大→p.88/实性→p.130/含钙化肿块→p.148/平扫CT低密度→p.178/增强CT富血供肿块→p.186/增强CT乏血供肿块→p.196/MRI T_1 加权像高信号结节→p.199

八、胰腺神经内分泌肿瘤（NET）（非典型病例）

【影像表现】

增强CT动脉期（图）显示，胰头部可见多房囊性肿块。在囊肿周围可见比胰腺实质强化明显的富血供带（hypervascular rim，图：→）。术后诊断为伴有囊变的神经内分泌肿瘤（1级）。

【鉴别要点】

神经内分泌肿瘤（NET）的囊变占 $5\% \sim 10\%$。在胰尾部病变中，需要鉴别胰内副脾中的表皮样囊肿。神经内分泌肿瘤的实性成分在以SPIO（超顺磁性氧化铁）为增强对比剂的MRI T_2 加权像未见信号减低。当强化较差的神经内分泌肿瘤发生囊变时，必须与SPN相

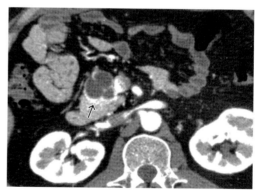

图　增强CT动脉期（40余岁，男性）

鉴别。SPN的囊性部分通常由于出血性变化而在MRI的 T_1 加权像显示为高信号。神经内分泌肿瘤很少是完全囊性的，某些情况下也可能无任何实性成分。囊肿壁厚且明显强化是诊断的关键，但有些情况下很难区分非肿瘤性囊肿或囊性肿瘤。

■ 参考征象

胰管扩张→p.105/胰管狭窄→p.111/实性→p.129/含钙化肿块→p.147/胰腺多发肿块→p.152/主胰管和静脉内瘤栓→p.159/增强CT乏血供肿块→p.195

九、破骨细胞型巨细胞性肿瘤

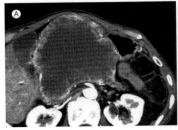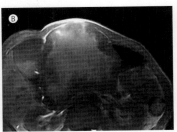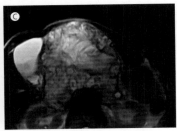

图　A：增强CT动脉期；B：T₁加权像；C：T₂加权像（80余岁，男性）

【影像表现】

增强CT的动脉期（图A）显示从胰头到胰体部巨大肿块，胰尾萎缩，主胰管扩张。肿瘤边缘不均质强化，中心部分强化较弱，密度降低。平扫CT（未提供）显示边缘点状高密度区域，考虑为钙化。MRI T₁加权像（图B）显示肿瘤中心呈高信号，而在T₂加权像（图C）中显示不均匀高信号。弥散加权像（未提供）显示边缘轻度高信号，中心部分低信号和高信号混杂。肝转移病灶的活体标本检查诊断为破骨细胞型巨细胞瘤。

【鉴别要点】

破骨细胞型巨细胞瘤很罕见，多房性囊肿伴肿瘤内出血和钙化是其特征性改变。肿瘤内出血和钙化需与实性假乳头状肿瘤（SPN）相鉴别。囊变的SPN钙化通常是粗大钙化，并且年轻女性常见，这是主要的鉴别点。在这种情况下，仅通过CT即可鉴别出具有强烈坏死倾向的胰腺癌、胰腺间变癌和腺扁平上皮细胞癌，而在MRI上显示为伴有出血的多房性病变。

■参考征象

含钙化肿块→p.146/平扫CT高密度→p.168/增强CT乏血供肿块→p.194/MRI T₁加权像高信号结节→p.198

十、胰腺表皮样囊肿

【影像表现】

增强CT动脉期（图）显示胰尾部多房性囊肿。囊肿内无实体成分。囊肿周围可见比胰腺实质更强的强化区域（图→），强化方式与脾相当。术后诊断副脾的胰腺表皮样囊肿。

【鉴别要点】

胰腺表皮样囊肿来自于进入胰腺的脾组织（胰腺内副脾），因此好发于胰尾部。要与囊性神经内分泌肿瘤和囊性变的SPN鉴别诊断，囊肿周围的实性成分是否为脾组织的判断很重要。胰腺内副脾在任何时相的强化均与脾的强化方式相同，在MRI具有与脾脏相同的信号水平。如果以SPIO（超顺磁性氧化铁）为对比剂的

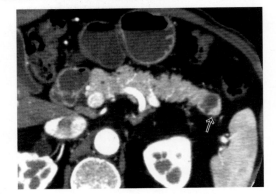

图　增强CT动脉期（70余岁，男性）

MRI T₂加权和T₂*加权显示与脾相似的低信号，则可以明确诊断。

■参考征象

MRI T₁加权像高信号结节→p.199

十一、胰腺真性囊肿

【影像表现】

增强CT动脉期（图），整个胰腺可见多发囊肿。囊壁薄且部分钙化。囊肿内无实性成分，同时可见多发肾囊肿。基础的疾病是脑视网膜血管瘤，基于脑视网膜血管瘤而诊断为胰腺真性囊肿。

【鉴别要点】

真性囊肿根据病因和病理，分为先天性囊肿、多囊性疾病、脑视网膜血管瘤、囊性纤维化、单纯囊肿、潴留囊肿和寄生性囊肿。多发性囊肿有多囊性疾病、脑视网膜血管瘤病和囊性纤维化，可以根据其他脏器的病变来鉴别。其他真性囊肿多为单发单房性囊肿，囊壁薄，呈圆形或椭圆形。脑视网膜血管瘤可能合并SCN和神经内分泌肿瘤，需要重视。

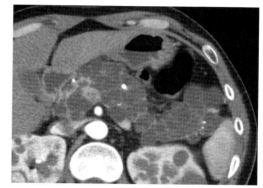

图　增强CT动脉期（40余岁，男性）
脑视网膜血管瘤病

■参考征象

胰腺多发肿块→p.155

十二、胰腺假性囊肿

【影像表现】

增强CT动脉期（图），胰头部可见厚壁囊性病变。囊肿内部为均匀的液体密度影，无明确实性成分。胰头萎缩，可见胰腺实质钙化和主胰管结石。诊断考虑慢性胰腺炎合并胰腺假性囊肿。

【鉴别要点】

假性囊肿是由慢性胰腺炎或胰腺损伤引起胰管破裂，造成的厚壁圆形或椭圆形液体潴留病灶，常突出于胰腺外。如果内部发生出血或感染，可表现为不均匀密度影。急性胰腺炎后很少发生，急性胰腺炎出现的包裹性坏死是不规则的，而不是圆形的，内部脂肪组织和坏死的胰腺组织混合在一起，液体成分表现为不均匀密度影。鉴别假性囊肿和胰腺囊性肿瘤时，假性囊肿的区别在于囊壁全周性增厚。

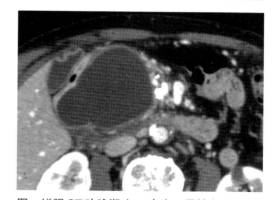

图　增强CT动脉期（60余岁，男性）

■参考征象

胰管狭窄→p.112/含钙化肿块→p.145/胰腺多发肿块→p.155/MRI T_1加权像高信号结节→p.198

十三、胰腺淋巴上皮囊肿

【影像表现】

增强CT动脉期（图A）显示从胰头到钩突的多房性囊肿。囊肿内部分隔，呈现为囊叠囊（cyst in cyst）的形态。增强时囊肿壁和分隔可见强化。MRI T_1加权像（图B）显示内部主要呈现为稍高信号，但也可见部分低信号。T_2加权像（未提供）显示高低信号混杂，弥散加权显示（未提供）高信号。术后诊断为胰腺淋巴样上皮囊肿。

【鉴别要点】

胰腺淋巴上皮囊肿在中年男性中很常见，80%为多房性，20%为单囊性，常向胰腺外生长。增强影像显示囊肿壁和分隔有强化，MRI反映囊肿的角蛋白样物质，T_1加权像和T_2加权像均显示稍高信号，弥散加权像也显示高信号。如果化学移位成像技术显示有脂质，可辅助诊断。反映患者性别和特征性囊肿内容成分的MRI有助于鉴别MCN。

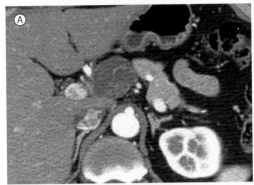
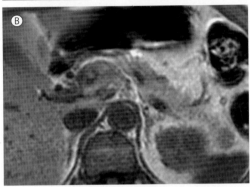

■ 参考征象

MRI T_1加权像高信号结节→p.200

图　A：增强CT动脉期；B：T_1加权像（40余岁，男性）

十四、急性胰腺炎（间质水肿性胰腺炎）

【影像表现】

剑突下疼痛行增强CT检查，可见胰腺整体轻度肿胀，胰腺周围有液体积聚。胰腺实质强化效应明显，胰腺实质及周围脂肪组织无坏死，液体潴留但未形成包裹性积液。诊断为间质性水肿性胰腺炎和急性胰周液体潴留（acute peripancreatic fluid collection）。随访显示胰腺水肿改善，胰周渗出消失。

【鉴别要点】

间质水肿性胰腺炎是指无胰腺实质和周围脂肪组织坏死的胰腺炎，与坏死性胰腺炎的鉴别在于后者胰腺实质强化不明显、有周围组织坏死。急性胰周液体积聚是指间质水肿性胰腺炎4周内、未被包裹的积液（渗出液），4周后被包裹形成假性囊肿，这可以通过是否包裹来推断胰腺炎的发病时间。间质水肿性胰腺炎很少发生假性囊肿。

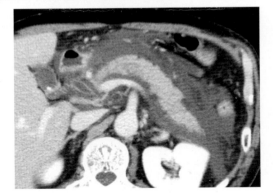

图　增强CT（50余岁，男性）

■ 参考征象

胰腺肿大→p.84/胰周脂肪密度升高→p.163/平扫CT低密度→p.174/增强CT乏血供肿块→p.190

十五、急性坏死性胰腺炎

【影像表现】

急性胰腺炎发病5周后的增强CT动脉期（图）显示胰体尾强化减弱，从胰体尾部到周边可见不规则低密度区。诊断考虑坏死性胰腺炎产生的包裹性坏死（walled-off necrosis）。

【鉴别要点】

坏死性胰腺炎表现为胰腺实质和周围脂肪组织坏死，增强CT发现胰腺实质内的强化减弱，可以诊断坏死性胰腺炎。然而，在胰腺炎发作1周内，由于暂时性缺血，整个胰腺的强化减弱不一定是坏死，而是可逆性改变。急性坏死性潴留（acute necrotic collection）是含有液体

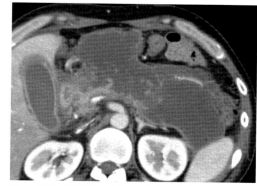

图　增强CT动脉期（40余岁，男性）

和坏死物质的潴留，在坏死性胰腺炎的4周内可见而且为形成包裹。发病4周后，形成坏死性包裹，并且可以通过是否有包裹来推断胰腺炎发作的时间。一般来说，急性胰腺炎期间的大多数假性囊肿，现在被分类为包裹性坏死。

■ 参考征象

胰腺肿大→p.84/胰周脂肪密度升高→p.163/平扫CT低密度→p.174/增强CT乏血供肿块→p.190

十六、结核性淋巴结炎

【影像表现】

增强CT动脉期（图A）显示胰头胰体部头侧椭圆形肿块。内部可见一低密度液体积聚，表现为具有分隔状结构的多房病灶。壁厚，腔内可见部分突出结构。平衡期（图B），边缘壁结构延迟性强化，密度比胰腺实质更高。

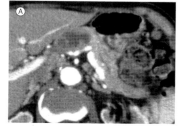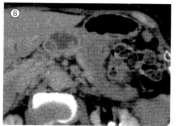

图　A：增强CT动脉期；B：同位置平衡期（70余岁，女性）
（福岡大学　吉満研吾先生のご厚意による）

【鉴别要点】

结核性淋巴结炎由于干酪样坏死而在淋巴结内产生液体积聚，并表现为囊性病变。囊肿可以是单房或多房，并且边缘的实体成分形成环状的囊壁结构。结核性淋巴结炎是一种胰腺外病变，如果病灶与胰腺相连，则必须与胰腺囊性肿瘤相鉴别。该疾病囊壁不规则增厚，要与IPMN和MCN相鉴别，不同于胰头周围和胰体尾部好发的MCN。由于囊性变的SPN在MRI的T₁加权像显示为高信号，因此T₁加权像也可以用于鉴别。结核病的病史也是诊断该病的线索。

■ 参考征象

含钙化肿块→p.149

十七、胰管结石

【影像表现】

酒精性慢性胰腺炎的患者。平扫CT（图A）显示胰头部腹侧一个比胰腺实质密度更高的椭圆高密度影。在胰头背侧，可见胰腺实质的钙化和胰管结石。平扫CT中表现出高密度的部分在增强CT动脉期显示低密度（图B），并在内部可见与动脉期同等强化的区域（图B：→），诊断考虑是假性动脉瘤破裂出血后的假性囊肿。血管造影显示胰十二指肠上前动脉分支假性动脉瘤，行动脉栓塞治疗。

【鉴别要点】

假性囊肿被包裹的液体积聚，内部不含坏死物质，主要由慢性胰腺炎导致的主胰管和分支胰管破裂引起。一般情况，内容液显示出液体的均匀密度特征，但当伴有出血或感染时，平扫CT表现为不均匀的高密度影。内部高密度的假性囊肿可能合并假性动脉瘤，需要进行增强扫描。慢性假性囊肿的囊壁较厚，可伴有钙化。

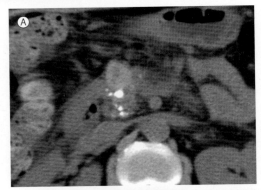

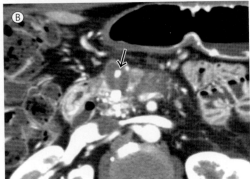

图　A：平扫CT；B：增强CT动脉期（50余岁，男性）

■参考征象

胰管扩张→p.101/胰腺内钙化→p.138/平扫CT高密度→p.168

MEMO

第七节

胰腺实性病变

　　实性病变是指在CT和MRI上显示与正常胰腺实质不同密度、信号和强化效果的实体病变。实性病变包括肿瘤病变和非肿瘤病变，肿瘤病性变中的大部分是普通型胰腺癌。因此，实质性病变以胰腺癌为主，包括胰腺神经内分泌肿瘤、实性假乳头状瘤（SPN）、胰腺间变癌、腺泡细胞癌等肿瘤性病变，以及肿块型胰腺炎、自身免疫性胰腺炎、胰腺内副脾等非肿瘤性病变。需要通过以下几点来综合判断：①肿块形态；②浸润倾向；③强化效果（富血供，乏血供）；④主胰管的形态；⑤有无钙化；⑥有无囊肿等。

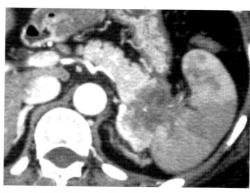

图　典型影像：普通型胰腺癌（50余岁，女性）

　　普通胰腺癌是一种富含纤维基质的具有较强浸润性的肿瘤，周围脂肪组织有形状不规则的条索状结构（胰周条索征，peripancreatic strand），常伴上游侧胰管和胆总管扩张。MRI弥散加权显示高信号也是其特征性表现。然而，神经内分泌肿瘤和实性假乳头状瘤（SPN）在弥散加权像上都也可能显示为高信号，并且肿块型胰腺炎也可显示为高信号，取决于炎症的时间和程度。因此，并不能仅通过简单的检查进行鉴别，动态增强扫描是很有必要的。在鉴别胰腺癌和非肿瘤性病变时，如果见到导管穿透征，则考虑肿块型胰腺炎和自身免疫性胰腺炎。在沟槽区域的肿瘤中，沟槽胰腺癌和沟槽胰腺炎之间的鉴别很难。沟槽胰腺炎经常形成囊肿，但有些病例难以鉴别。

　　包括普通胰腺癌在内的胰腺恶性肿瘤很可能伴有肝和淋巴结转移。自身免疫性胰腺炎可能有IgG4相关性疾病，在胆管、肾脏和腹膜后等有异常发现。因此，不仅胰腺病变的本身表现，其他器官的伴随表现也可能有助于鉴别胰腺病变。

【技术讲座】　显示实性病变有用的扫描方法

　　动态增强CT的动脉后期（40秒后）与正常胰腺实质的强化形成强烈对比，可用于胰腺实质性病变的评估，门静脉期（70秒后）和平衡期（180秒后）的强化模式对鉴别诊断是非常必要的。1～2.5mm层厚的薄层CT扫描，除了矢状位，还应使用冠状位图像进行评估。应用3D-GRE技术的动态MRI与CT相比具有相同或更好的胰腺癌诊断价值，可以发现CT检测不到的病变。弥散加权像对于病变鉴别也是有用的。

■参考文献

1）Low G，et al：Multimodality Imaging of Neoplastic and Nonneoplastic Solid Lesions of the Pancreas. Radiographics，31：993-1015，2011.

2）Coakley FV, et al：Pancreatic imaging mimics：part 1, imaging mimics of pancreatic adenocarcinoma AJR Am J Roent，199：301-308，2012.

【鉴别诊断!】

◎普通型胰腺癌（→p.128）
◎胰腺神经内分泌肿瘤（NET）（典型病例）（→p.129）
　胰腺神经内分泌肿瘤（NET）（非典型病例）（→p.129）
◎胰腺实性假乳头状瘤（SPN）（→p.130）
◎胰腺腺泡细胞癌（→p.130）
◎胰腺间变性癌（→p.131）
　胰腺黏液癌（→p.131）

　肿块型胰腺炎（→p.132）
　沟槽型胰腺炎（→p.132）
◎沟槽区域的普通型胰腺癌（→p.133）
　胰腺内副脾（→p.134）
◎胰腺转移性癌（→p.134）
　浆液性囊性肿瘤（SCN）（非典型病例，实变型）（→p.135）
◎胰腺恶性淋巴瘤（→p.135）

【征象缩略图】

普通型胰腺癌

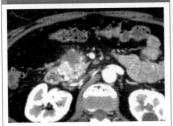

增强CT 动脉期

70余岁，女性【解说→p.128】

胰腺神经内分泌肿瘤（NET）（不典型病例）

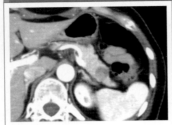

增强CT 动脉期

40余岁，女性【解说→p.129】

胰腺神经内分泌肿瘤（NET）（典型病例）

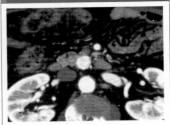

增强CT 动脉期

60余岁，男性【解说→p.129】

胰腺实性假乳头状瘤（SPN）

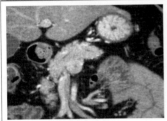

增强CT 动脉期冠状位

30余岁，女性【解说→p.130】

胰腺腺泡细胞癌

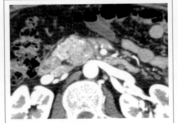

增强CT 动脉期

40余岁，男性【解说→p.130】

胰腺间变癌

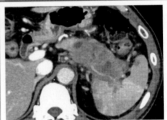

增强CT 动脉期

60余岁，男性【解说→p.131】

胰腺黏液癌

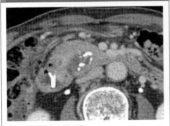

增强CT 平衡期

80余岁，女性【解说→p.131】

肿块型胰腺炎

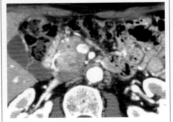

增强CT 动脉期

60余岁，男性【解说→p.132】

沟槽型胰腺炎

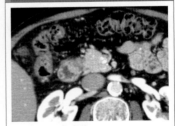

增强CT 动脉期

50余岁，男性【解说→p.132】

沟槽区域的普通型胰腺癌

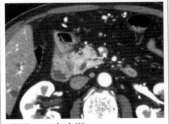

增强CT 动脉期

60余岁，男性【解说→p.133】

胰腺内副脾

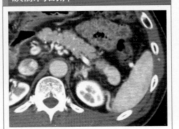

增强CT 动脉期

60余岁，男性【解说→p.134】

胰腺转移性癌

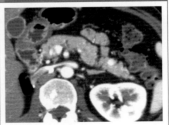

增强CT 动脉期

40余岁，男性【解说→p.134】

浆液性囊性肿瘤（SCN）（不典型病例 实变型）

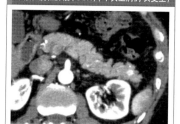

增强CT 动脉期
50余岁，男性【解说→p.135】

胰腺恶性淋巴瘤

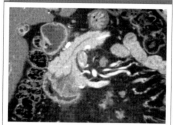

增强CT 动脉期
60余岁，男性【解说→p.135】

胰

腺

表现为胰腺实性病变的疾病

一、普通型胰腺癌

【影像表现】

增强CT的动脉期（图），胰头腹侧可见密度低于胰腺实质的不规则肿块。在腹侧脂肪组织中可见条索状结构（胰周条索征，图：→）。胰体尾部（未提供）的主胰管的扩张、胰实腺质萎缩。MRI（未提供）弥散加权像表现为高信号。术后诊断为普通型胰腺癌（组织学类型为管状腺癌）。

【鉴别要点】

动脉期见到强化不佳的不规则肿块，首先需要考虑的是普通型胰腺癌（浸润性胰腺癌）。普通型胰腺癌具有很强的浸润倾向，周围的脂肪组织中常有较多的条索状结构。主要特征之一是胰管狭窄伴上游侧胰管扩张。对于2cm或更小的病变，27%的病灶动脉期强化效果与胰腺实质相同，因此在平衡期的延迟性强化有助于检测小病灶。

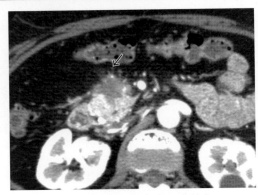

图　增强CT动脉期（70余岁，女性）

■参考征象

胰管扩张→p.102/胰管狭窄→p.111/肿块合并钙化→p.144/胰腺多发肿块→p.153/主胰管和静脉瘤栓→p.160/胰周脂肪密度升高→p.165/平扫CT低密度→p.175/增强CT乏血供肿块→p.192

【须知！】

普通型胰腺癌伴钙化（图A）

增强CT的动脉期可见胰腺头部不规则肿块，密度低于胰腺实质。肿瘤中心可见粗大的结石（图A：→）。胰腺实质内无钙化，上游侧胰管扩张、胰腺实质萎缩（未提供），胆总管内可见插管（图A）。术后诊断为普通型胰腺癌（组织学类型为管状腺癌）。

普通型胰腺癌伴囊变（图B）

增强CT的动脉期可见胰腺头部不规则肿块，密度低于胰腺实质。肿块的左侧可见低密度的囊肿成分。术后确诊普通型胰腺癌（组织学类型为管状腺癌）。

【鉴别要点】

普通型胰腺癌是胰腺肿瘤最常见的类型，2%合并有钙化，不典型的囊变病例很少。在普通型胰腺癌的周围也有伴发单个潴留囊肿的病变。当肿瘤周围有多发囊肿时，需要鉴别IPMN进展的胰腺癌和IPMN合并胰腺癌。

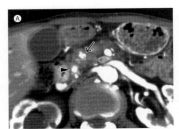

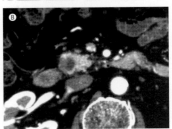

图　A：增强CT动脉期（70余岁，男性）普通型胰腺癌伴钙化；B：增强CT动脉期（70余岁，男性）普通型胰腺癌伴囊性变

二、胰腺神经内分泌肿瘤（NET）（典型病例）

【影像表现】

增强CT动脉期（图），胰腺钩突部可见比胰腺实质强化明显的边缘光滑的肿块。肿块内未见囊肿或结石。MRI（未提供）弥散加权像显示比胰腺实质略高的信号。术后确诊神经内分泌肿瘤（1级）。

【鉴别要点】

动脉期强化高于胰腺实质的病变包括神经内分泌肿瘤（NET）、实性（solid type）浆液性囊性肿瘤（SCN）、富血供肿瘤的胰腺转移（特别是肾癌）、胰腺内副脾（胰尾部病变）和动脉瘤。大部分神经内分泌肿瘤在动脉期强化最明

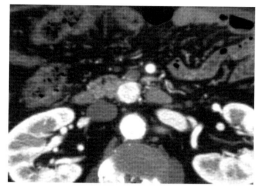

图　增强CT动脉期（60余岁，男性）

显，也有部分在门静脉期强化最明显。NET可以多发。MRI弥散加权像信号可以从等信号到显著高信号不等。MRI（MRCP）可用于鉴别实性SCN和胰腺内副脾。据报道，神经内分泌肿瘤在动脉和门静脉期的相对廓清率（washout率）低于肾癌的胰腺转移。在鉴别动脉瘤时，需要评估动脉的连续性。

■参考征象

胰管扩张→p.105/主胰管和静脉瘤栓→p.159/平扫CT低密度→p.178/增强CT富血供肿块→p.182

三、胰腺神经内分泌肿瘤（不典型病例）

【影像表现】

增强CT动脉期（图）可见胰尾部有一个边缘光滑的肿块，强化效果低于胰腺实质。肿瘤内无囊肿或钙化。门静脉期和平衡期（未提供）密度高于胰腺实质。术后诊断为神经内分泌肿瘤（1级）。

【鉴别要点】

20%的神经内分泌肿瘤（NET）在动脉期比胰腺实质密度稍低。本例增强CT扫描显示渐进性强化，平衡期呈高密度影。然而，乏血性神经内分泌肿瘤大多是在动脉期和门静脉期呈峰值强化，但也有无论哪个时相都呈现比胰实

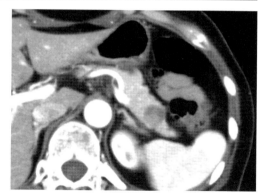

图　增强CT动脉期（40余岁，女性）

质低密度的病变。鉴别诊断需要考虑SPN和腺泡细胞癌。SPN好发于年轻女性，肿瘤内出血是其鉴别的主要特征。腺泡细胞癌界线不清，边缘不整，形态是鉴别点。然而，一些病变很难与SPN或腺泡细胞癌相鉴别。强化效果差的神经内分泌肿瘤在病理学上往往恶性程度较高。

■参考征象

胰管扩张→p.105/胰管狭窄→p.111/囊性→p.119/含钙化肿块→p.147/胰腺多发肿块→p.152/主胰管和静脉瘤栓→p.159/增强CT乏血供肿块→p.195

四、胰腺实性假乳头状瘤（SPN）

【影像表现】

增强CT动脉期冠状位（图A）显示胰体部界限清晰的肿块，密度比胰腺实质稍高。门静脉期（图B）表现为高密度并明显强化。MRI（未显示）的T_1加权像低信号，T_2加权像稍高信号，弥散加权像高信号。瘤体内无钙化、囊性成分或出血性变化。术后确诊胰腺实性假乳头状瘤（SPN）。

【鉴别要点】

胰腺实性假乳头状瘤（SPN）好发于年轻女性，是一种界线清晰的肿瘤，增强扫描多显示为渐进性强化。胰腺实性假乳头状瘤（SPN）主要特征是出血囊性变，在MRI T_1加权像显示肿瘤内的高信号是诊断的关键。SPN的另一个主要特征是伴有钙化。本例是无出血性改变的实性肿瘤，与不典型神经内分泌肿瘤的鉴别较难，但神经内分泌肿瘤在动脉期通常是明显强化的。

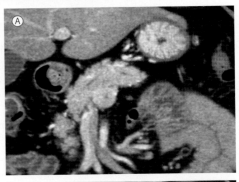
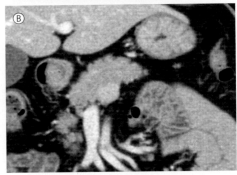

图　增强CT A：动脉期冠状位；B：门静脉期（30余岁，女性）

■参考征象

胰腺肿大→p.88/囊性→p.119/含钙化肿块→p.148/平扫CT低密度→p.178/增强CT富血供肿块→p.186/增强CT乏血供肿块→p.196/MRI T_1加权像高信号结节→p.199

五、胰腺腺泡细胞癌

【影像表现】

增强CT动脉期（图）可见胰腺背侧肿瘤性病灶，密度较胰腺实质低。门静脉期和平衡期（未提供）显示比胰腺实质密度稍低，MRI弥散像（未提供）显示为高信号。肝转移灶的活体标本检查诊断为胰腺腺泡细胞癌。

【鉴别要点】

腺泡细胞癌是一种界线清晰的膨胀性生长的肿瘤，增强扫描早期显示均一强化，强化程度比典型的神经内分泌肿瘤和胰腺实质弱，但比普通型胰腺癌强。鉴别诊断包括低强化效应的神经内分泌肿瘤和SPN。神经内分泌肿瘤易

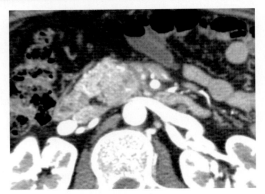

图　增强CT动脉期（40余岁，男性）

发生囊性变和钙化，观察到囊肿或钙化可用于鉴别。SPN多见于年轻女性，多为渐进性强化，这一点有助于鉴别。腺泡细胞癌的特征在于主胰管中有形成瘤栓的趋势。

■参考征象

胰管扩张→p.104/主胰管和静脉瘤栓→p.159/胰周脂肪密度升高→p.165/平扫CT低密度→p.176/增强CT富血供肿块→p.185/增强CT乏血供肿块→p.193

六、胰腺间变癌

【影像表现】

增强CT动脉期（图），胰体尾部可见密度低于胰腺实质的不规则肿块。肿瘤内部可见多个无强化的低密度区域，考虑由变性坏死所致。肿瘤累及脾门部并浸润至脾脏。脾动、静脉也可见侵犯。术后诊断为胰腺间变癌。

【鉴别要点】

胰腺间变癌是一种生长迅速的肿瘤，肿瘤内部易发生坏死。通常发生在胰体尾部，且容易出现巨大病变。本病例变性坏死少，侵袭性强，很难与普通型胰腺癌区分。容易发生变性坏死的胰腺癌包括腺鳞癌和低分化腺癌。腺鳞

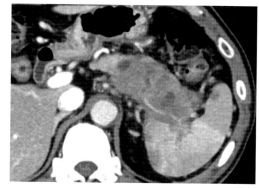

图　增强CT动脉期（60余岁，男性）

癌倾向于发生在胰腺头部，但对于广泛变性坏死的胰腺癌，鉴别胰腺间变癌、腺鳞癌或低分化腺癌的组织学类型非常困难。

■ 参考征象

主胰管和静脉瘤栓→p.160/胰周脂肪密度升高→p.165/平扫CT低密度→p.177/增强CT富血供肿块→p.186/增强CT乏血供肿块→p.193

七、胰腺黏液癌

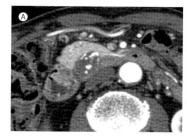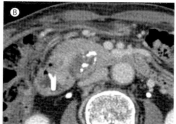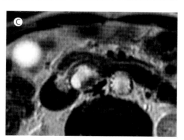

图　A：增强CT动脉期；B：平衡期；C：T_2加权像（60余岁，男性）

【影像表现】

增强CT动脉期（图A），胰头背侧可见界线清晰的低密度肿块，在边缘和内部具有粗大钙化。即使在平衡期（图B），肿块密度也很低，但对比度逐渐增加。主胰管不扩张。MRI的T_2加权像（图C），整个肿瘤显示为明显的高信号，钙化部分显示低信号。术后诊断为来自普通型胰腺癌的黏液癌。

【鉴别要点】

黏液癌是肿瘤细胞漂浮在黏液湖中的肿瘤，多数源于导管内乳头状黏液瘤（IPMN）、黏液性囊性肿瘤（MCN）或普通型胰腺癌。黏液癌是一种实体瘤，增强可见渐进性强化，MRI T_2加权像呈明显高信号，初看似乎是囊性病变，这是本肿瘤的特征。T_2加权像的不同表现可以区别普通型胰腺癌。恶性IPMN和恶性MCN中，囊肿中的实性成分表现为结节状强化，而在黏液癌表现为整体渐进性强化。黏液瘤的特征还表现为容易形成钙化。

■ 参考征象

胰管狭窄→p.111/囊性→p.118/含钙化肿块→p.147/平扫CT低密度→p.177/增强CT乏血供肿块→p.194

八、肿块型胰腺炎

【影像表现】

增强CT动脉期（图），胰头部局限性肿大，呈不均质低密度。边缘光整，内部具有点状和粒状强化。平衡期（未提供）强化均匀。主胰管（图：→）贯穿病灶（主胰管穿行于病灶）。血清IgG4水平增高，诊断为局限性自身免疫性胰腺炎。

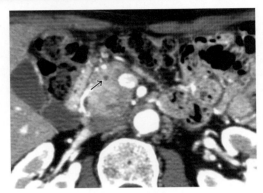

图　增强CT动脉期（60余岁，男性）

【鉴别要点】

肿块型胰腺炎是具有局限性肿大和肿块影像表现的炎性疾病的总称，大多是由慢性胰腺炎和自身免疫性胰腺炎导致的。两者应与普通型胰腺癌相鉴别，如果主胰管穿透病变（胰管贯穿征），则考虑是肿块型胰腺炎。自身免疫性胰腺炎的胰腺周围包膜状结构（胶囊状边缘，capsule-like rim）和主胰管壁强化（胰管强化征，enhanced duct sign）是其主要特征。如果无上述特征性表现，很难与普通型胰腺癌相鉴别。

■ 参考征象

胰腺肿大→p.86/胰管走行异常→p.98/胰管狭窄→p.109/胰腺内钙化→p.139/含钙化肿块→p.143/增强CT富血供肿块→p.182

九、沟槽型胰腺炎

【影像表现】

增强CT动脉期（图），在胰头和十二指肠降部之间的沟槽区域可见比胰腺实质密度更低的不规则肿块。主胰管、胆总管无明显扩张。弥散加权像（未提供）显示与胰腺实质同等信号。随访未见病灶增大，诊断考虑沟槽型胰腺炎。

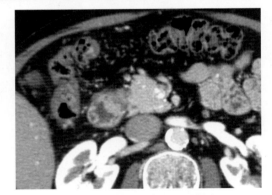

图　增强CT动脉期（50余岁，男性）

【鉴别要点】

发生在沟槽区域的沟槽型胰腺炎和沟槽型胰腺癌还是有区别的。沟槽型胰腺炎通常在肿块和十二指肠壁上有囊肿，并且病变倾向于向胰腺头尾方向扩散。在急性炎症期间，十二指肠壁全周水肿增厚，周围渗出液积聚。胰腺癌在MRI弥散加权像显示为高信号，如果不是高信号，则慢性沟槽型胰腺炎的可能性很大。然而，弥散加权像也可因炎症时期和程度不同而出现高信号，这些高信号难以鉴别。

■ 参考征象

胰腺肿大→p.86/含钙化肿块→p.144/增强CT乏血供肿块→p.191

十、沟槽区域的普通型胰腺癌

【影像表现】

增强CT动脉期（图），在胰头部和十二指肠降部之间的沟槽区域可见比胰腺实质密度更低的不规则肿块。肿块内部和十二指肠壁中无囊肿。可见胆总管扩张（图：→），主胰管不扩张。术后确诊沟槽区域的普通型胰腺癌。

【鉴别要点】

沟槽胰腺癌的诊断通常需要与沟槽型胰腺炎相鉴别。两者影像表现相似点较多，以强化模式来鉴别难度大。相比沟槽型胰腺炎，沟槽胰腺癌在病变内和十二指肠壁中的囊肿较少见。另外，沟槽型胰腺炎的十二指肠变化明显且病变倾向于胰头尾方向扩散，这一点有助于鉴别。

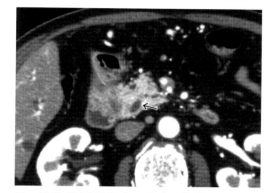

图　增强CT动脉期（60余岁，男性）

沟槽胰腺癌的主要病变位于沟槽区域，十二指肠黏膜部的变化较少，这是与十二指肠癌鉴别的主要特征。

■ 参考征象

胰管扩张→p.104/胰周脂肪密度升高→p.166/平扫CT低密度→p.176/增强CT乏血供肿块→p.192

【须知!】　胰腺癌的分期诊断

【影像表现】

增强CT动脉期显示胰头部低密度的不规则肿块，考虑是普通型胰腺癌。肿瘤的腹侧和背侧与周围脂肪组织紧密连接，考虑有前后组织的浸润。肠系膜上静脉受肿瘤浸润闭塞，肠系膜上动脉（图：→）与肿瘤接触大于180°，考虑有浸润。诊断为局部浸润T4期胰腺癌。

【鉴别要点】

胰腺癌的局部浸润程度分为：①T1期，肿瘤<2cm，局限于胰腺内；②T2期，肿瘤>2cm，局限于胰腺内；T3期，肿瘤

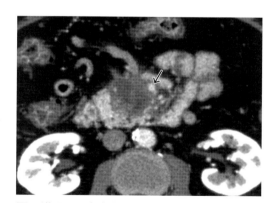

图　增强CT动脉期（50余岁，男性）

侵犯胰内胆管、十二指肠和周围组织；T4期，肿瘤侵犯邻近大血管，胰外神经丛和其他器官。如果在肿瘤与周围脂肪组织之间无正常的胰腺实质，考虑为胰周围组织浸润。血管浸润是指血管与肿瘤接触180°以上，或有狭窄。

肝转移和主动脉旁淋巴结转移对分期诊断很重要，Gd-EOB-DTPA增强MRI在检测肝转移方面优于CT。淋巴结转移的标准为>10mm，但诊断的正确率很低。

十一、胰腺内副脾

【影像表现】

增强CT动脉期（图A）显示胰尾部界限清晰的实质性肿块，强化效果高于胰腺实质。强化效果等同于脾脏，门静脉期和平衡期（未提供）密度与脾相当。MRI T$_2$加权像（未提供）显示轻度高信号，弥散加权像（未提供）显示与脾相同的高信号。超顺磁性氧化铁（SPIO）成像的T$_2$加权像（图B）中信号降低，诊断考虑胰腺内副脾。

【鉴别要点】

胰腺内副脾在动脉期明显强化，需与富血供肿瘤如神经内分泌肿瘤，实性（solid type）的胰腺实性假乳头状瘤（SCN）和胰腺转移性肾癌相鉴别。胰腺内副脾主要位于胰腺尾部，由于它是异位脾脏组织，因此在增强扫描的任何时相皆与脾具有相同水平的强化方式。MRI T$_1$加权像和T$_2$加权像与脾脏信号相同，如果在SPIO对比剂成像T$_2$加权和T$_2^*$加权显示为低信号，则可诊断为胰腺内副脾。

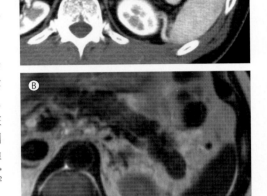

图　A：增强CT动脉期；B：SPIO造影剂T$_2$加权像（60余岁，男性）

■参考征象

增强CT富血供肿块→p.187/MRI T$_1$加权像高信号结节→p.201

十二、胰腺转移性肿瘤

【影像表现】

右肾癌手术后10年（透明细胞型）。增强CT动脉期（图）可见胰头部（未提供）和胰尾部界限清晰的肿块，密度比胰腺实质更高，主胰管不扩张，未见淋巴结肿大或其他器官转移的证据。术后诊断考虑肾癌胰腺转移。

【鉴别要点】

转移性胰腺肿瘤常多见于肾癌、肺癌、乳腺癌、软组织肉瘤、结肠癌和恶性黑素瘤转移，特别是肾癌转移。转移性胰腺肿瘤包括单结节型、多结节型和弥漫肿大型，强化方式与原发性癌相同。肾癌术后10年以上发生单纯胰腺转移病例并不罕见。转移性胰腺肿瘤，需要与富血供的神经内分泌肿瘤和乏血供的普通型胰腺癌相鉴别。如果在其他

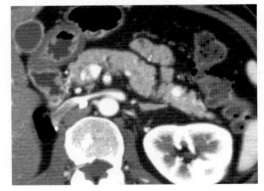

图　增强CT动脉期（40余岁，男性）
右肾癌（透明细胞癌）术后10年

器官和淋巴结中见到转移性病灶，则转移性胰腺肿瘤的临床诊断比较容易。但如果胰腺病变是单独和（或）单个结节性病变，在不知道恶性肿瘤病史的情况下诊断转移胰腺肿瘤是比较困难的。

■参考征象

胰腺肿大→p.88/含钙化肿块→p.148/胰腺多发肿块→p.152/平扫CT低密度→p.179/增强CT富血供肿块→p.185

十三、浆液性囊性肿瘤（SCN）（不典型病例，实变型）

【影像表现】

增强CT动脉期（图A），在胰尾部的胰腺实质中可见界限清晰的高密度肿块。MRCP（图B：→）显示为高信号，弥散加权（未提供）也显示高信号。手术诊断为实性SCN（solid type）。

【鉴别要点】

实性浆液性囊性肿瘤是SCN中的一种罕见形式，囊肿非常小，无法通过肉眼确认。与微囊型浆液性囊性肿瘤（SCN）一样，囊肿的分隔富含血流，因此增强扫描表现为富血供肿瘤。需要鉴别的是富血供的神经内分泌肿瘤。平扫CT中，实性浆液性囊性肿瘤（SCN）的密度可能比神经内分泌肿瘤更低。此外，神经内分泌肿瘤在MRCP上不显示为高信号，如果MRCP显示高信号，则需要考虑实性浆液性囊性肿瘤（SCN）。某些病变在MRCP上也不显示高信号，这种情况下很难与神经内分泌肿瘤相鉴别。

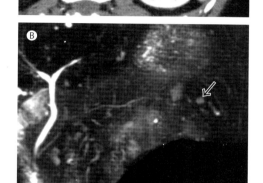

■参考征象

囊性→p.118/平扫CT低密度→p.179/增强CT富血供肿块→p.184

图　A：增强CT动脉期；B：MRCP（50余岁，男性）

十四、胰腺恶性淋巴瘤

【影像表现】

增强CT动脉期（图）可见从胰头部到胰尾部突出的不规则肿块。主胰管穿透肿块，但上游侧主胰管不扩张。肠系膜内多发不规则结节。活体标本检查确诊弥漫性大B细胞淋巴瘤。

【鉴别要点】

胰腺的原发性恶性淋巴瘤分为局限性肿块、多发性肿块和弥漫性肿块3种形态。如果形成局限性肿块，需要与普通型胰腺癌相鉴别。恶性淋巴瘤的增强效果与普通型胰腺癌一样低，但内部坏死很少见。恶性淋巴瘤很少引起主胰管扩张，即便存在扩张，其程度也比普通型胰腺

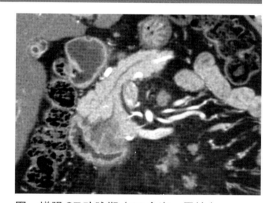

图　增强CT动脉期（60余岁，男性）

癌轻，这一点可以鉴别。另外，在恶性淋巴瘤中，胰腺所属淋巴结和远处淋巴结有肿大的情况。在MRI弥散加权像中，两者都表现出高信号，想通过弥散加权像来鉴别十分困难。

■参考征象

胰腺肿大→p.87/胰腺多发肿块→p.154/胰周脂肪密度升高→p.166/增强CT乏血供肿块→p.196

第八节

胰腺内钙化

胰腺的钙化大部分是由于慢性胰腺炎和胰管结石引起的，是胰腺实质或胰管（胰管结石）中的钙化。CT对评估胰腺内钙化最有用，如确定"胰腺多发或弥漫性钙化"及"胰管结石"，就可以确诊慢性胰腺炎。根据病因，慢性胰腺炎分为酒精性和非酒精性（特发性、遗传性、家族性等）。酒精性通常为小结石，特发性多为超过1cm的大结石。少见原因还有甲状旁腺功能亢进或囊性纤维化导致慢性胰腺炎。

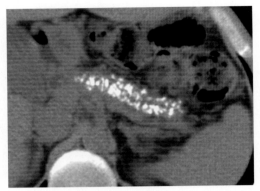

图　典型影像：酒精性慢性胰腺炎（30余岁，男性）

在慢性胰腺炎中，胰腺可局部肿大形成肿块型胰腺炎。慢性胰腺炎是发生胰腺癌的危险因素之一，慢性胰腺炎中胰腺癌的发病率约为5%，是平时的13倍。在慢性胰腺炎中发现肿块时，区分炎性肿块和胰腺癌很重要。

见到局限性粗大钙化或成簇的细小钙化，要考虑局限性胰腺炎后改变和伴钙化的肿瘤性病变。局限性胰腺炎后表现为胰腺局限性萎缩，肿瘤性病变则表现局部增大，有必要通过增强CT或MRI来确认。

随着年龄的增长，胰腺可有钙化。尸检病例显示，70岁以上人群4%和80岁以上人群8%存在胰腺钙化。随年龄增长而出现的钙化常是数毫米大小的点状钙化。随年龄增长而出现的钙化是非特异性表现，要排除其他引起钙化的疾病后才能诊断。

【须知！】　其他钙化

胰腺实质和胰腺周围组织都可以有钙化。动脉的钙化是点状或线性，动脉瘤钙化通常是圆形钙化。通过增强检查评估与动脉的连续性很容易鉴别。另外，胰周淋巴结也可能有钙化。有圆形和椭圆形钙化，通过仔细阅片，可以区分为胰腺外钙化。罕见的陈旧性血肿和脓肿、梗死后的变化也可能出现钙化。然而，仅仅通过钙化而不知道疾病的经过是很难诊断的。

【技术讲座】　显示钙化有价值的成像方法

平扫CT检出钙化敏感性高，是评估钙化程度和范围最合适的检查。如果发现胰腺内钙化，而钙化周围有局限性肿大，则有可能是肿瘤合并钙化，有必要采用多时相增强CT进行详细检查。

■ 参考文献

1）日本消化器病学会编集．慢性膵炎診療ガイドライン 2015．改訂第2版

2）Shanbhogue AK，et al：A clinical and radiologic review of uncommon types and causes of pancreatitis. Radiographics，29：1003-1026，2009.

【鉴别诊断！】

◎慢性胰腺炎（→p.138）
◎胰管结石（→p.138）
◎年龄相关性病变（钙化）（→p.139）
　　肿块型胰腺炎

【征象缩略图】

慢性胰腺炎

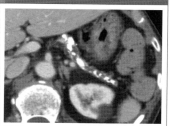

增强CT

80余岁，男性【解说→p.138】

胰管结石

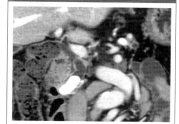

增强CT冠状位

70余岁，女性【解说→p.138】

年龄相关性病变（钙化）

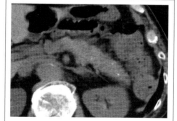

平扫CT

80余岁，男性【解说→p.139】

肿块型胰腺炎

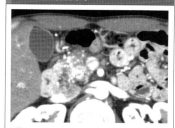

增强CT动脉期

30余岁，男性【解说→p.139】

胰
腺

表现为胰腺内钙化的疾病

一、慢性胰腺炎

【影像表现】

酒精性慢性胰腺炎患者。增强CT（图）显示胰腺弥漫性萎缩，主胰管不规则扩张。扩张的主胰管中有多发钙化的胰管结石，胰腺实质中也发现多发钙化。这是慢性胰腺炎的典型征象。

【鉴别要点】

根据2009版慢性胰腺炎临床诊断标准，确诊慢性胰腺炎的影像表现有胰管内结石，弥漫性分布于整个胰腺的多发结石。CT检查的间接征象为主胰管的弥漫性不规则扩张，胰腺边缘不整、凹凸不平等外形改变，MRCP可见主胰管不规则扩张，整个胰腺中分布不均的分支胰管

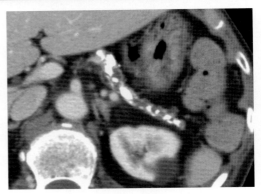

图　增强CT（80余岁，男性）

不规则扩张。具有特征性影像学改变的慢性胰腺炎诊断不难，但通过CT和MRI诊断早期慢性胰腺炎很难。

■参考征象
胰腺肿大→p.85/胰腺萎缩→p.92/胰管扩张→p.101/胰管狭窄→p.108/含钙化肿块→p.143

二、胰管结石

【影像表现】

增强CT的冠状位（图），胰头部主胰管中可见棒状大结石（图：→）。上游侧胰管扩张，胰腺实质萎缩。这是胰管结石和慢性胰腺炎的影像学表现。该患者无酗酒史和家族史，诊断为特发性慢性胰腺炎。

【鉴别要点】

胰管结石是慢性胰腺炎的并发症之一，在慢性胰腺炎病变过程中，胰管内形成蛋白质聚集物，即蛋白栓，碳酸钙沉积在蛋白栓塞上，形成钙化的胰管结石。酒精性慢性胰腺炎多表现为小结石，而特发性慢性胰腺炎多表现为大

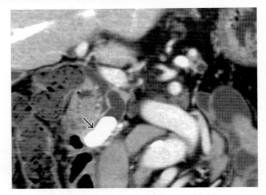

图　增强CT冠状位（70余岁，女性）

结石。CT可以敏感地检测钙化，在扩张的胰管中见到钙化，诊断胰管结石并不难。CT对蛋白栓的检出率较低，但可以表现为胰管内的低密度结节，无强化效应。胰管结石和蛋白栓在MRCP中均表现为低信号区域（充盈缺损），两者难以区分。

■参考征象
胰管扩张→p.101/囊性→p.124/平扫CT高密度→p.168

三、年龄相关性钙化

【影像表现】

平扫CT可见胰体和尾部数毫米大小的点状钙化（图：→）。未见胰腺萎缩及主胰管扩张。胰腺功能正常，无胰腺炎病史。钙化位于胰腺实质内，与脾动脉走行不一致。无钙化相关疾病病史，诊断考虑年龄相关性钙化。

【鉴别要点】

年龄相关性钙化通常是几毫米或更小的小钙化。胰腺大小可能随着年龄增长而萎缩，也可能是正常的。由于年龄相关性钙化是非特异性的表现，诊断需要排除引起钙化的疾病和正常结构。

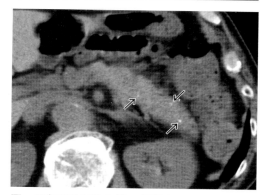

图　平扫CT（80余岁，男性）

■ **参考征象**

胰腺萎缩→p.91/平扫CT低密度→p.173

四、肿块型胰腺炎

【影像表现】

增强CT动脉期显示胰头部增大（图），在腹侧区域可见低密度的肿块。肿块内有钙化，以及点状、斑片状强化区域。胰腺背景可见多发弥漫性钙化，胰尾部可见主胰管扩张和胰管内结石。随访观察可见该区域缩小，诊断考虑酒精性慢性胰腺炎导致的肿块形成。

【鉴别要点】

慢性胰腺炎的胰腺癌发病率高于平时，需要鉴别慢性胰腺炎合并普通型胰腺癌的情况。如果肿块中可见导管穿透征（duct penetrating sign），则考虑肿块型胰腺炎。在炎症性病变中，动脉期内可见点状或斑片状强化。慢性胰腺炎背景下的普通型胰腺癌可伴有钙化，由于钙化的存在而不能与普通型胰腺癌相鉴别。

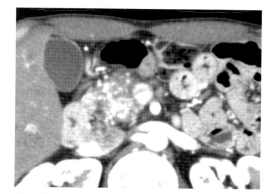

图　增强CT动脉期（30余岁，男性）

■ **参考征象**

胰腺肿大→p.86/胰管走行异常→p.98/胰管狭窄→p.109/实性→p.132/含钙化肿块→p.143/增强CT富血供肿块→p.182

第九节

含钙化肿块

含钙化肿块，可能是伴钙化的肿瘤性病变或具有钙化的非肿瘤性炎性肿块。目前已经了解了一些容易产生钙化的疾病谱，根据有无钙化及钙化的形态，可进行鉴别诊断。

容易产生钙化的疾病中，代表性疾病有囊性肿瘤中的浆液性囊性肿瘤（SCN）和黏液性囊性肿瘤（MCN），以及实性肿瘤中的神经内分泌肿瘤（NET）和实性假乳头状瘤（SPN）。MCN的钙化多见于囊壁和囊肿内分隔，SCN的钙化多见于中心部位的中央瘢痕。典型的NET是一种富血供肿瘤，动脉期的强化效果较胰腺实质明显，NET和SPN的鉴别必须要有增强检查的血流评估。SPN是一种实性肿瘤，但容易出血和囊变，囊性变的SPN通常伴有比MCN更粗大的钙化。

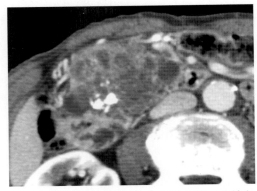

图　典型影像：SCN大囊型（60余岁，女性）

普通型胰腺癌是最常见的胰腺肿瘤，2%的病例合并有钙化，因此不能因为存在钙化而排除普通型胰腺癌可能性。如果肿瘤有强烈的侵袭性和较弱的强化效应，即便有钙化也要考虑普通型胰腺癌。胰腺导管内乳头状黏液性肿瘤（IPMN）很少伴有钙化。黏液癌和破骨细胞型巨细胞瘤虽然是罕见的肿瘤，但容易伴有钙化，钙化的存在可能有助于鉴别。

在伴有钙化的非肿瘤性病变中，最常见的是慢性胰腺炎伴肿块形成和假性囊肿。慢性胰腺炎合并普通型胰腺癌的概率很高，慢性胰腺炎伴肿块形成与普通型胰腺癌很难区分。如果肿块内有主胰管穿透（导管穿透征），则考虑是炎性肿块。假性囊肿壁较厚，与囊性肿瘤鉴别不难。其他罕见病变，如转移性胰腺肿瘤、血管瘤、淋巴管瘤和寄生虫感染，可表现为含有钙化的肿块。

【技术讲座】　含钙化肿块的影像检查方法

CT是检测钙化最敏感的手段。增强扫描时，由于周围组织的强化效应，很难辨别轻度钙化和细小钙化，所以在行增强CT扫描前，有必要行平扫CT检查。为了识别轻度钙化和细微钙化，通常要用1 ～ 2mm层厚的薄层CT扫描进行评估。

■参考文献
1) Lesniak RJ，et al：Spectrum of causes of pancreatic cal-
cifications. AJR Am J Roentgenol，178：79-86，2002.
2) Lv P，et al：Differentiating pancreatic ductal ade-
nocarcinoma from pancreatic serous cystadenoma
mucinous cystadenoma and a pseudocyst with detailed
analysis of cystic features on CT scans：a preliminary
study. Korean Radiol，12：187-195，2011.

【征象缩略图】

慢性胰腺炎

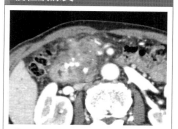

增强CT动脉期

60余岁，男性【解说→p.143】

肿块型胰腺炎

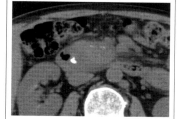

平扫CT

50余岁，男性【解说→p.143】

沟槽型胰腺炎

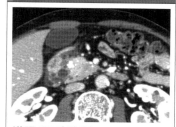

增强CT动脉期

50余岁，男性【解说→p.144】

普通型胰腺癌

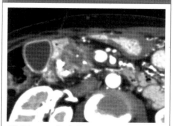

增强CT动脉期

50余岁，女性【解说→p.144】

胰腺假性囊肿

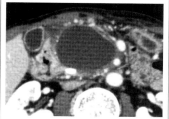

增强CT门静脉期

40余岁，男性【解说→p.145】

黏液性囊性肿瘤（MCN）

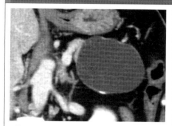

增强CT门静脉期冠状位

50余岁，女性【解说→p.145】

浆液性囊性肿瘤（SCN）

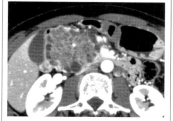

增强CT动脉期

50余岁，女性【解说→p.146】

破骨细胞型巨细胞肿瘤

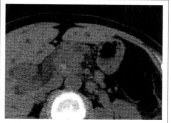

平扫CT

60余岁，女性【解说→p.146】

胰腺黏液癌

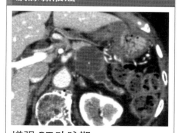

增强CT动脉期

80余岁，女性【解说→p.147】

胰腺神经内分泌肿瘤（不典型病例）

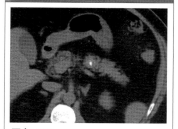

平扫CT

40余岁，男性【解说→p.147】

实性假乳头状肿瘤（SPN）

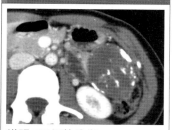

增强CT门静脉期

20余岁，女性【解说→p.148】

胰腺转移性肿瘤

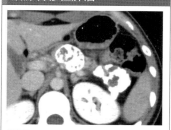

增强CT

30余岁，女性【解说→p.148】

陈旧性结核性淋巴结炎

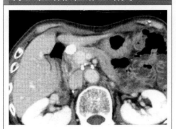

增强CT
70余岁，女性【解说→p.149】

表现为含钙化肿块的疾病

一、肿块型慢性胰腺炎

【影像表现】

病例1：酒精性慢性胰腺炎患者。增强CT动脉期（图A）可见胰头不规则肿大，呈不均匀的低密度。主胰管（图A：→）贯穿肿块，可见多发钙化。术后诊断为肿块型慢性胰腺炎。

病例2：平扫CT见胰头部肿大，并可见点状钙化（图B：→）。主胰管（图B：▶）可见支架置入。增强CT动脉期（图C）可见胰头背侧低密度不规则肿块。术后诊断局限性慢性胰腺炎（肿块型胰腺炎）。

【鉴别要点】

慢性胰腺炎发生普通型胰腺癌的风险是正常人的13倍。在慢性胰腺炎出现局限性肿块时，要区分胰腺炎进展引起的炎症性肿块和普通型胰腺癌。鉴别要点在于，如果主胰管贯穿肿块（导管穿透征），则考虑是炎性肿块。此外，慢性胰腺炎并发普通型胰腺癌的主胰管比普通慢性胰腺炎扩张的情况更多。病例2中，在正常胰腺背景下的局限性慢性胰腺炎，主胰管贯穿，考虑为炎症性肿块。如果无特定的影像表现，很难区分普通型胰腺癌。

■参考征象

慢性胰腺炎：胰腺肿大→p.85/胰腺萎缩→p.92/胰管扩张→p.101/胰管狭窄→p.108/胰腺内钙化→p.138

肿块型胰腺炎：胰腺肿大→p.86/胰管走行异常→p.98/胰管狭窄→p.109/实性→p.132/胰腺内钙化→p.139/增强CT富血供肿块→p.182

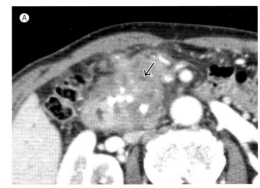

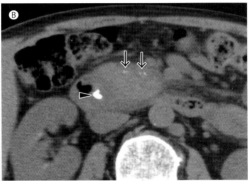

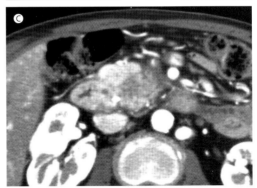

病例1 A：增强CT动脉期（60余岁，男性）；慢性胰腺炎引起的肿块形成；病例2 B：平扫CT，C：增强CT动脉期（50余岁，男性）肿块型胰腺炎

二、沟槽型胰腺炎

【影像表现】

增强CT动脉期在胰头和十二指肠降部之间的沟槽区域中可见密度低于胰腺实质的不规则肿块，肿块内与十二指肠壁可见多发囊肿。肿块左侧可见粗大的钙化（图：→）。十二指肠壁不增厚，但周围有液体滞留。主胰管和胆总管不扩张。随着病程的进展，囊肿缩小，周围积液消失，诊断考虑沟槽型胰腺炎。

【鉴别要点】

沟槽型胰腺炎需要与沟槽型胰腺癌相鉴别。沟槽型胰腺炎病变通常呈长带状，与沟槽型胰腺癌相比，病灶内或十二指肠壁更容易出现囊

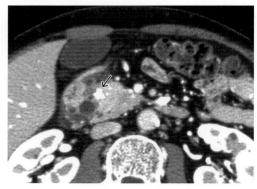

图　增强CT动脉期（50余岁，男性）

肿。本病可能伴随着十二指肠的全周壁增厚、周围脂肪组织浑浊密度增高等。该病例伴有钙化，考虑与慢性炎症有关，但在沟槽型胰腺炎出现钙化的频率较低。

■ 参考征象

胰腺肿大→p.86/实性→p.132/增强CT乏血供肿块→p.191

三、普通型胰腺癌

【影像表现】

酒精性慢性胰腺炎患者。增强CT动脉期（图A）显示胰头部肿大，可见不规则的低密度肿块。肿块的中心、边缘（图A：→）和主胰管（图A：▶）中可见钙化。冠状位显示，胰尾部的主胰管显著扩张（图B：→），胆总管内可见支架置入（图B：▶）。术后诊断为慢性胰腺炎合并普通型胰腺癌。

【鉴别要点】

普通型胰腺癌的钙化原因主要有两种。如果普通型胰腺癌是在慢性胰腺炎伴弥漫性钙化的背景下发生的，由于肿瘤涉及慢性胰腺炎的钙化，因此影像显示钙化存在于肿瘤中。另一方面，胰腺实质正常无钙化，钙化仅发生在普通型胰腺癌的肿瘤中，这种钙化主要是肿瘤内坏死部分的钙盐沉积所致的营养不良性钙化。由于普通型胰腺癌也有合并钙化的情况，因此仅通过钙化难以鉴别炎性肿块与普通型胰腺癌，必须要参考增强扫描的影像表现进行综合判断。

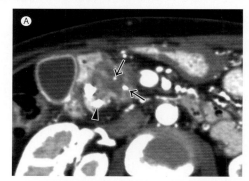

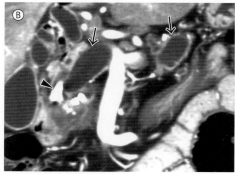

图　A：增强CT动脉期，B：冠状位（50余岁，女性）

■ 参考征象

胰管扩张→p.102/胰管狭窄→p.111/实性→p.128/胰腺多发肿块→p.153/主胰管和静脉瘤栓→p.160/胰周脂肪密度增加→p.165/平扫CT低密度→p.175/增强CT乏血供肿块→p.192

四、胰腺假性囊肿

【影像表现】

酒精性慢性胰腺炎的患者。增强CT（图）显示胰头部巨大的囊性病变，囊肿壁厚，内部表现为低密度。囊肿壁上可见斑点状钙化（图：→）。胰腺实质萎缩，并有胰管结石（图：►）。诊断考虑慢性胰腺炎合并胰腺假性囊肿。随着时间的推移，囊肿呈现出逐渐增大的趋势，进行了引流。

【鉴别要点】

胰腺假性囊肿在慢性病程中可能在囊壁中形成钙化。胰腺假性囊肿通常伴慢性胰腺炎，急性胰腺炎后很少发生假性囊肿。假性囊肿的囊壁是炎症性的纤维性包裹，囊壁比囊性肿瘤厚。如果囊肿内部显示高密度影，需要考虑合并出血和假性动脉瘤的可能性。

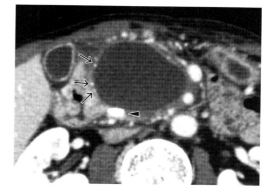

图　增强CT门静脉期（40余岁，男性）

■ 参考征象

胰管狭窄→p.112/囊性→p.121/胰腺多发肿块→p.155/MRI T_1 加权像高信号结节→p.198

五、胰腺黏液性囊性肿瘤（MCN）

【影像表现】

增强CT门静脉期冠状位（图）可见胰尾部囊性肿块。尾侧的囊壁中可见钙化（图：→）。头侧的囊肿内可见小囊肿（图：►），表现为囊叠囊（cyst in cyst）形态。囊壁上无结节成分突入腔内。MRI（未提供）的 T_1 加权像为低信号，T_2 加权像为高信号，扩散加权像为高信号。术后诊断为黏液性囊腺瘤。

【鉴别要点】

具有钙化的多房性囊肿需要考虑MCN、SCN、SPN和IPMN，如果囊肿表现为囊叠囊（cyst in cyst）最有可能是MCN。SCN的钙化在微囊型中多见，SPN的钙化粗大且多发，并且囊肿内液体在 T_1 加权像显示为反映出血成分的高信号。IPMN表现为成簇的葡萄状囊肿，呈现出囊靠囊（cyst by cyst）的形态。相根据成分不同，MCN的弥散加权可以是低信号或高信号。

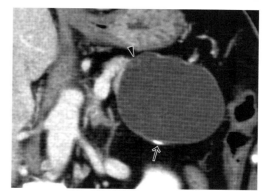

图　增强CT门静脉期冠状位（50余岁，女性）

■ 参考征象

囊性→p.117

胰腺

六、浆液性囊性肿瘤

【影像表现】

增强CT动脉期（图）胰头部可见分叶状肿块。5mm或更小的小囊肿集簇样分布，边缘处观察到多个1~2cm的囊肿。肿瘤中心可见钙化（图：→）。MRI（未提供）T₂加权像显示为高信号的囊肿集簇，在中心部可见低信号的条索状结构。弥散加权像大部分表现为与胰腺实质相同的信号，部分显示出轻度的高信号。术后诊断为浆液性囊性肿瘤（SCN）（microcystic type，微囊型）。

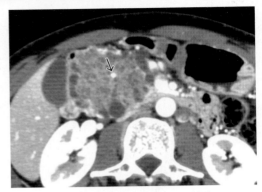

图　增强CT动脉期（50余岁，女性）

【鉴别要点】

70%~80%的浆液性囊性肿瘤（SCN）是微囊型SCN。微囊型SCN表现为微小囊状结构集簇状分布、周围围绕1~2cm大小囊肿而形成的囊性肿瘤，其特征是在肿瘤中心有纤维瘢痕和钙化。具有典型影像学特征的病例诊断几无困难，因为除了SCN外无其他疾病有如此表现。

■参考征象

囊性→p.117/增强CT富血供肿块→p.183

七、破骨细胞型巨细胞肿瘤

【影像表现】

平扫CT（图A）显示胰头肿大，内部有疑似钙化的轻度高密度区域（图A：→）。增强CT动脉期（图B）在胰头部可见密度低于胰腺实质的不规则肿块，肿块中心部分呈囊状，无强化效果。胰体尾部主胰管扩张（未提供）。术后诊断考虑破骨细胞型巨细胞瘤。

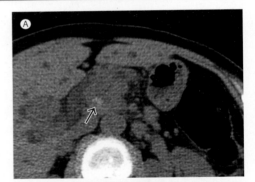

【鉴别要点】

破骨细胞型巨细胞肿瘤是一种罕见的肿瘤，尚无影像学相关报道。由于出血性坏死，内部形成多房性囊肿，囊肿分隔和边缘可见强化。由于囊肿内出血可形成液平面，囊肿边缘和分隔部分的钙化也是特征性的影像学表现之一。当囊肿是多房性时，需要与胰腺黏液性囊性肿瘤（MCN）相鉴别，但胰腺黏液性囊性肿瘤（MCN）的不同之处在于很少伴有内部出血。如果是单房囊肿，需要考虑胰腺间变癌、腺鳞癌或普通型胰腺癌伴坏死性囊肿。

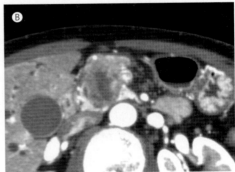

图　A：平扫CT；B：增强CT动脉期（60余岁，女性）

■参考征象

囊性→p.120/平扫CT高密度→p.168/增强CT乏血供肿块→p.194/MRI T₁加权像高信号结节→p.198

八、胰腺黏液癌

【影像表现】

增强CT动脉期（图A）显示胰体部低密度肿块，伴有分隔、中心可见点状钙化（图A：→）。平衡期（未提供）显示无强化囊肿部分和轻度强化部分混合存在。MRI（图B）T$_2$加权像表现为高信号，并可见类似分隔的结构。主胰管扩张，胰尾部胰腺实质萎缩。术后诊断为来自MCN的黏液性癌。

【鉴别要点】

黏液癌是指肿瘤细胞悬浮在黏液湖中的肿瘤。MRI T$_2$加权像显示为高信号，看似囊肿，但增强扫描显示出具有特征性的逐渐增强的强化效果。鉴别诊断包括恶性IPMN和恶性MCN。IPMN和MCN都可伴有钙化，很难通过"钙化"来区分两者。黏液癌的T$_2$加权像高信号部分可表现为轻度强化，恶性IPMN和恶性MCN中见到的结节强化效应的差异可用于鉴别诊断。

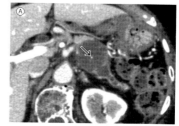
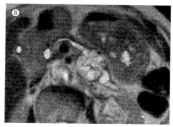

图 A：增强CT动脉期；B：T$_2$加权像（80余岁，女性）

■ 参考征象

胰管狭窄→p.111/囊性→p.118/实性→p.131/平扫CT低密度→p.177/增强CT乏血供肿块→p.194

九、胰腺神经内分泌肿瘤（不典型病例）

【影像表现】

平扫CT（图A）显示胰体部粗大钙化。增强CT动脉期（图B）显示钙化周围区域具强化效果高于胰腺实质的高密度灶。主胰管不扩张。弥散加权像（未提供）显示轻度高信号。术后诊断为神经内分泌肿瘤（1级）。

【鉴别要点】

胰腺富血供病变中，神经内分泌肿瘤需要与SPN、实性SCN和腺泡细胞癌等相鉴别。其中神经内分泌肿瘤和SPN容易出现钙化。该病例动脉期明显强化，考虑是神经内分泌肿瘤。如果神经内分泌肿瘤在动脉期不表现为显著的高密度病变，与SPN鉴别则比较困难。SPN通常表现为渐进性强化，可能有内部出血变化。另外，神经内分泌肿瘤很少伴有出血性变化，强化峰值通常出现在动脉期（不是门静脉期），这有助于鉴别。

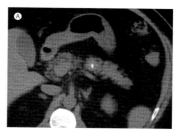
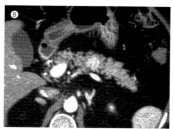

图 A：平扫CT；B：增强CT动脉期（40余岁，男性）

■ 参考征象

胰管扩张→p.105/胰管狭窄→p.111/囊性→p.119/实性→p.129/胰腺多发肿块→p.152/主胰管和静脉瘤栓→p.159/增强CT乏血供肿块→p.195

十、实性假乳头状瘤（SPN）

【影像表现】

病例1：增强CT动脉期（图A）在胰尾部可见边界清楚的低密度实性肿块。门静脉期和平衡期可见逐渐强化（未提供）。肿瘤中心可见钙化。MRI弥散像（未提供）显示为高信号。

病例2：增强CT门静脉期（图B），胰尾部可见囊性肿块。肿块内部可见分隔和实性成分，分隔和囊壁增厚，可见粗大钙化。MRI T_1 加权像（未提供）囊肿部分显示为高信号。弥散加权像（未提供）可见低至中等高信号混合。

【鉴别要点】

实性假乳头状瘤（SPN）需要与乏血供神经内分泌肿瘤相鉴别，有无钙化很难作为它们的鉴别要点。SPN在年轻女性多发和渐进性强化的特点有鉴别作用。囊性变的SPN需与MCN相鉴别，两者都可伴有钙化，但SPN钙化比MCN更粗大且更多发。此外，SPN的囊性变是出血性变化，可以通过 T_1 加权像高信号来鉴别。

■ 参考征象

胰腺肿大→p.88/囊性→p.119/实性→p.130/平扫CT低密度→p.178/增强CT富血供肿块→p.186/增强CT乏血供肿块→p.196/MRI T_1 加权像高信号结节→p.199

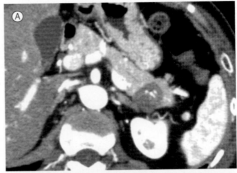

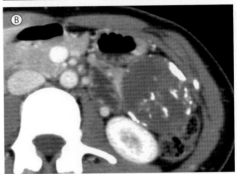

图 A：病例1（实性）增强CT动脉期（50余岁，男性）；图B：病例2（囊性）增强CT门静脉期（20余岁，女性）

十一、胰腺转移性肿瘤

【影像表现】

增强CT（图）显示胰体和胰尾部主要由钙化成分组成的肿块。左肾（未提供）也见钙化肿块。患者4年前进行了肺间充质软骨肉瘤手术，胰腺转移和肾转移是基于临床诊断，胰腺肿瘤未获得组织学诊断。

【鉴别要点】

转移性胰腺肿瘤通常是多发的，但也可是单发的。由于转移性胰腺肿瘤具有与原发灶相同的影像学表现，因此，如果知道具有钙化的恶性肿瘤（如骨肉瘤）病史，则诊断出转移性胰腺肿瘤并无困难。此外，来自结直肠癌的胰腺转移也可能伴有钙化。在原发病灶切除后长达10年以上的时间，仍有可能会发现胰腺转移。单发的胰腺转移病灶，无胰腺外转移，在不知道既往恶性肿瘤史的情况下，很难区分原发性胰腺癌还是转移性胰腺肿瘤。

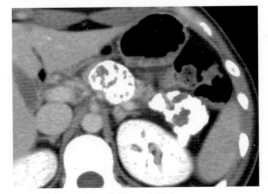

图 增强CT（30余岁，女性）

■ 参考征象

胰腺肿大→p.88/实性→p.134/胰腺多发肿块→p.152/平扫CT低密度→p.179/增强CT富血供肿块→p.185

十二、陈旧性结核性淋巴结炎

【影像表现】

增强CT（图）显示胰头头侧的粗大钙化，在胰腺钩突和下腔静脉的背侧也可见钙化结节。胰腺无钙化，也无胰腺萎缩或主胰管扩张。40年前患者得过肺结核，诊断考虑陈旧性（治愈期）结核性淋巴结炎。

【鉴别要点】

陈旧性结核性淋巴结炎可表现为整个结节钙化，常多个淋巴结的钙化。它的特征在于非常强的钙化程度。通常多见于胰头部和肝十二指肠韧带的淋巴结，主动脉和肠系膜淋巴结也可同时发生钙化。陈旧性结核性淋巴结炎的CT图像具有特征性，与慢性胰腺炎的胰腺实质钙化和具有钙化的胰腺肿瘤不难鉴别。

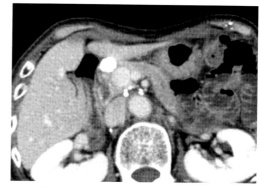

图　增强CT（70余岁，女性）

■ **参考征象**

囊性→p.123

胰
腺

第十节

胰腺多发性肿块

观察到胰腺同时性多发肿块需要考虑很多疾病。实性肿块中内分泌肿瘤和转移性肿瘤很常见，囊性肿块中胰腺导管内乳头状黏液性肿瘤（IPMN）占绝大多数。实性肿块的鉴别包括普通型胰腺癌，胰腺恶性淋巴瘤和自身免疫性胰腺炎，囊性肿块的鉴别包真性囊肿和假性囊肿。

在内分泌肿瘤中，胃泌素瘤常表现为多发病变（占20%～40%）。大多数是孤立性的肿块，多发性肿块可能与多发性内分泌肿瘤Ⅰ型、脑视网膜血管瘤、神经纤维瘤病Ⅰ型、结节性硬化症有关。

多发病灶的转移性胰腺肿瘤占整个转移性胰腺肿瘤的5%～10%，单发转移多见（50%～70%），弥漫性病变也有报道（15%～44%）。最常见的原发肿瘤是肾细胞癌和肺癌，其次是乳腺癌和结直肠癌。

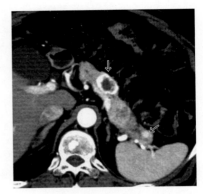

图　典型影像　胰腺内分泌肿瘤（胃泌素瘤）

胰腺上皮内瘤变（pancreatic intraepithelial neoplasia，PanIN），IPMN和黏液性囊性肿瘤（MCN）被认为是胰腺癌的癌前病变。其中IPMN和MCN常产生多个浸润癌成分，不过作为癌前病变频度最高的PanIN，发生多发浸润癌的情况非常罕见。因此，在观察到多发性胰腺肿瘤时，普通型胰腺癌不是鉴别诊断最需要考虑的情况。如果有提示恶性肿瘤的征象，仍然需要考虑普通型胰腺癌。

胰腺恶性淋巴瘤多为继发性，原发性非常罕见（不到结外淋巴瘤的2%，胰腺肿瘤的0.5%）。有表现为局部性、界线清晰的肿块，或者弥漫性形态改变，但很少有多发的肿块。

自身免疫性胰腺炎典型表现为胰腺的弥散性或局限性肿大，可表现为多发性胰腺肿块。

多发性囊性病变以分支型IPMN最多见。中老年患者较常见，发生于年轻患者的多发囊肿，需要考虑脑视网膜血管瘤和多囊性疾病（polycystic disease）相关的真性胰腺囊肿。如果有胰腺炎病史，或胰腺实质有提示慢性胰腺炎的钙化，或伴有合并感染和出血的囊肿，则假性囊肿的可能性增加。

■参考文献

1）Low G，et al：Multimodality imaging of neoplastic and nonneoplastic solid lesions of the pancreas．Radiographics，31：993-1015，2011.

2）Tsitouridis I，et al：Pancreatic metastases：CT and MRI findings．Diag Interv Radiol，16：45-51．2010.

3）Goong HJ．et al：Synchronous Pancreatic Ductal Adenocarcinomas Diagnosed by Endoscopic Ultrasound-guided Fine Needle Biopsy．Gut Liver，9：685-688，2015.

【鉴别诊断！】

【 征象缩略图 】

胰腺神经内分泌肿瘤（NET）（不典型）

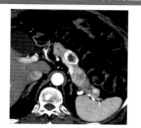

增强 CT 胰腺实质期
70 余岁，男性【解说→p.152】

转移性胰腺肿瘤

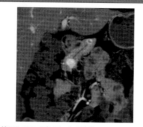

增强 CT 胰腺实质期
50 余岁，男性【解说→p.152】

普通型胰腺癌

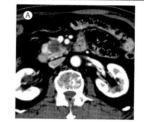

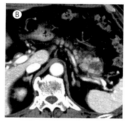

A、B：增强 CT 胰腺实质期
70 余岁，男性【解说→p.153】

自身免疫性胰腺炎

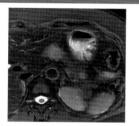

脂肪抑制 T_2 加权像
40 余岁，男性【解说→p.153】

胰腺恶性淋巴瘤

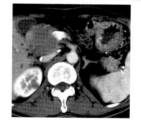

增强 CT 门静脉期
40 余岁，男性【解说→p.154】

胰腺导管内乳头状黏液性肿瘤（IPMN）

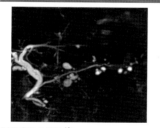

MRCP MIP 像
50 余岁，女性【解说→p.154】

胰腺真性囊肿

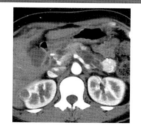

增强 CT 胰腺实质期
30 余岁，女性【解说→p.155】

胰腺假性囊肿

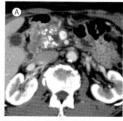
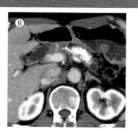

A、B：增强 CT 门静脉期
50 余岁，男性【解说→p.155】

表现为胰腺多发性肿块的疾病

一、胰腺神经内分泌肿瘤（NET）

【影像表现】

内分泌肿瘤基本上是富血供肿瘤，其特征在于动态增强扫描胰腺实质期显著强化。肿瘤较小时，均匀强化，肿瘤变大时，可表现为不均匀强化。在多发病变的情况下，这些征象可能混杂在一起（图：→）。平扫CT胰腺实质的对比度较低，鉴别较困难。与胰腺实质相比，MRI T_1 加权像显示为低信号，T_2 加权像为高信号。脂肪抑制有效增加胰腺实质和肿瘤之间的对比度。弥散加权像常表现为高信号。

【鉴别要点】

动脉刺激和肝静脉采样（arterial stimulation and hepatic venous sampling，ASVS）是结合血管造影术进行功能定位诊断的一种方法。目前，CT和MRI的肿瘤检出水平已得到改善，这不是必需的检查。但其仍有很多有用的方面，如通过更准确的定位来最大程度地减少手术创伤。

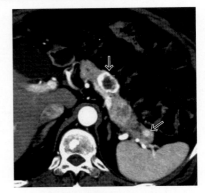

图　增强CT胰腺实质期（70余岁，男性）

■参考文献

1）Doppman JL, et al: Insulinomas: localization with selective intraarterial injection of calcium. Radiology, 178:237-241, 1991.

■参考征象

胰管扩张→p.105/胰管狭窄→p.111/囊性→p.119/实性→p.129/钙化肿块→p.147/主胰管和静脉瘤栓→p.159/增强CT乏血供肿块→p.195

二、转移性胰腺肿瘤

【影像表现】

肾细胞癌转移通常表现为富血供的状态（图A）。与胰腺实质相比，平扫CT呈现低或相等的密度，MRI T_1 加权像显示为低信号，T_2 加权像显示为高信号。在大多数情况下，大小约1.5cm的病灶可均匀强化（图A：→），形成环形强化灶（图A：▶）。病灶体积越大，形成环形强化的概率越高。肾细胞癌（透明细胞癌）含有脂肪，胰腺转移瘤也可以通过化学位移成像（期相变化法）检测，对鉴别诊断是有用的。肺癌、乳腺癌、结直肠癌等的转移表现为乏血性肿瘤（图B是小细胞肺癌的多发性胰腺转移）。

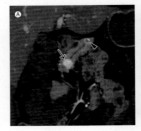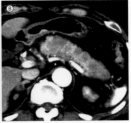

图　病例1 A：增强CT胰腺实质期（50余岁，男性）胰腺转移性肿瘤（肾细胞癌肝转移）；　病例2 B：增强CT胰腺实质期（80余岁，女性）胰腺转移性肿瘤（小细胞肺癌胰腺转移）

【鉴别要点】

肾细胞癌的胰腺转移与内分泌肿瘤，肺癌、乳腺癌、结肠癌等乏血供胰腺转移癌，及普通型胰腺癌的影像学表现非常相似。在许多情况下，仅凭影像学很难鉴别，既往史的确认最为重要。

■参考文献

1）Tsitouridis I, et al: Pancreatic metastases: CT and MRI findings. Diag Interv Radiol, 16:45-51, 2010.

■参考征象

胰腺肿大→p.88/实性→p.134/胰腺内钙化→p.148/CT平扫低密度→p.179/增强CT富血供肿块→p.185

三、普通型胰腺癌

【影像表现】

高分化的管状腺癌是普通型胰管癌最具代表性的组织类型,其特征在于丰富的纤维间质,动态增强扫描中,胰腺实质期的强化差,呈延迟期强化。(图A、B:→)。在MRI扫描,T_1加权像呈低信号,T_2加权像为等至高信号。特别是在脂肪抑制的T_1加权像,与正常胰腺组织的对比更清晰。弥散加权像显示的高信号可用于检测微小的胰腺癌。

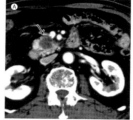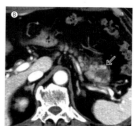

图 增强CT胰腺实质期(70余岁,男性)

多发性普通型胰腺癌非常罕见,很多是IPMN演变的侵袭性癌症或IPMN演变的侵袭性癌症与普通型胰腺癌共存。

【鉴别要点】

胰腺癌的间接征象包括胰管闭塞、上游侧胰管扩张、伴随胰腺炎、胰腺萎缩和假性囊肿形成。磁共振胰胆管造影(MRCP)和单次激励重T_2加权可用于检测胰管狭窄、阻塞和囊肿。对于胰腺癌的诊断而言,重要的是不要忽视主胰管或胆管的轻微扩张。

■参考文献

1)Yamaguchi K,et al:Intraductal papillary-mucinous tumor of the pancreas concomitant with ductal carcinoma of the pancreas. Pancreatology,2:484-490,2001.

■参考征象

胰管扩张→p.102/胰管狭窄→p.111/实性→p.128/钙化肿块→p.144/主胰管和静脉内瘤栓→p.160/胰周脂肪密度增加→p.165/平扫CT低密度→p.175/增强CT乏血供肿块→p.192

四、自身免疫性胰腺炎

【影像表现】

其特征在于主胰管狭窄、胰腺弥漫性或局限性肿大、胰腺表面凹凸消失(腊肠状改变),以及胰周出现包膜样结构(capsule-like rim)。包膜样结构在T_2加权像呈现低信号,动态增强扫描延迟期强化。局限性病变需与普通型胰腺癌相鉴别。如果病变在延迟期均匀强化或合并他器官病变,则自身免疫性胰腺炎可能性大。主胰管贯穿肿块是自身免疫性胰腺炎的特征性变化(导管穿透征),不同于普通型胰腺癌的主胰管破坏。此外,多发性胰腺肿块(图A、B:→)在自身免疫性胰腺炎中较为常见。

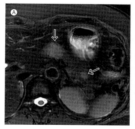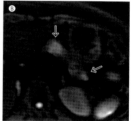

图 A:脂肪抑制T_2加权像;B:弥散加权像($b=800$)

(40余岁,男性)

【鉴别要点】

局限性自身免疫性胰腺炎在弥散加权的表观弥散系数(ADC)值低于普通型胰腺癌,这一点可以作为两者相鉴别的价值因素。

■参考文献

1)Ichikawa T,et al:Duct-penetrating sign at MRCP:usefulness for differentiating inflammatory pancreatic mass from pancreatic carcinomas. Radiology,221:107-116,2001.

2)Muhi A,et al:Mass-forming autoimmune pancreatitis and pancreatic carcinoma:differential diagnosis on the basis of computed tomography and magnetic resonance cholangiopancreatography,and diffusion-weighted imaging findings. J Magn Reson Imaging,35:827-836,2012.

■参考征象

胰腺肿大→p.85/胰腺萎缩→p.93/胰管狭窄→p.108/胰周脂肪密度增加→p.164/增强CT乏血供肿块→p.191

胰腺

五、胰腺恶性淋巴瘤

【影像表现】

恶性淋巴瘤也包含在多发胰腺肿块的鉴别诊断中，尽管大多数病例表现为局限性界线清晰的肿块或者胰腺弥漫性肿大。淋巴瘤形成的肿块大部分位于胰头部（80%），其特征是CT呈均匀的低密度肿块和轻度强化（图：→）。MRI T_1加权像为低信号，T_2加权像为等至高信号，弥散加权像显示为反映高细胞密度的显著高信号。

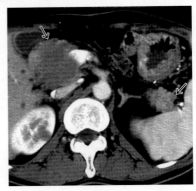

图　增强CT门静脉期（40余岁，男性）

【鉴别要点】

乏血供胰腺肿瘤需与普通型胰腺癌相鉴别，疑似恶性淋巴瘤有如下表现：①尽管胰头部形成肿块，但上游侧主胰管不扩张或轻度扩张；②从肾静脉至足部水平有淋巴结肿大；③无浸润性生长等。

■参考文献

1）Merkle EM，et al：Imaging findings in pancreatic lymphoma：differential aspects．AJR Am J Roentgenol，174：671-675，2000．

■参考征象

胰腺肿大→p.87/实性→p.135/胰周脂肪密度升高→p.166/增强CT乏血供肿块→p.196

六、胰腺导管内乳头状黏液性肿瘤（IPMN）

【影像表现】

分支型胰腺导管内乳头状黏液性肿瘤（IPMN）定义胰管分支扩张超过5mm，并与主胰管相通。而主胰管型IPMN的定义是"主胰管扩张超过5mm"，分支型IPMN的主胰管最大直径可以小于5mm。分支型IPMN经常表现为"葡萄簇状"多发囊性病变。在多发胰腺囊肿中，它是最常见的也是最需要鉴别的。MRCP对于确认囊肿和主胰管的连续性非常有价值，且需要详细观察原始图像。IPMN的良性或恶性的鉴别在于壁结节大小，3～10mm因报道而异，未达成共识。

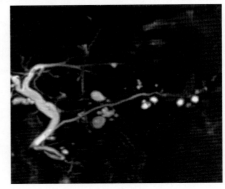

图　MRCP MIP（50余岁，女性）

【鉴别要点】

根据典型的影像学表现诊断不成问题。但年轻人的多发囊肿，应考虑与脑视网膜血管瘤和多囊性疾病相关的真性胰腺囊肿相鉴别。

■参考文献

1）Tanaka M，et al：International consensus guidelines 2012 for the management of IPMN and MCN of the pancreas Pancreatology，12：183-197，2012．

■参考征象

胰管扩张→p.103/胰管狭窄→p.112/囊性→p.116/主胰管和静脉瘤栓→p.158

七、胰腺真性囊肿

【影像表现】

　　与脑视网膜血管瘤、多囊性疾病和囊性
纤维化相关的胰腺囊肿称为先天性多发性胰
腺囊肿。脑视网膜血管瘤常见为多发小圆形
囊肿（图A、B：→），一些边缘伴有钙化。
随着年龄的增长，囊肿的数量逐渐增加，占
据整个胰腺并导致胰腺功能障碍。多囊性疾
病的肝和肾中可见无数的囊肿，在胰腺中约
10%出现小囊肿。

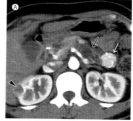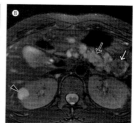

图　A：增强CT胰腺实质期；B：脂肪抑制T_2加
权像（30余岁，女性）

【鉴别要点】

　　脑视网膜血管瘤伴有肾细胞癌（图A、B：▶）和嗜铬细胞瘤，胰腺神经内分泌肿瘤发生率
约为12%（图A、B：→）。注意胰腺以外的器官有助于诊断。

■参考文献

1）Hough DM，et al：Pancreatic lesions in von Hip-
　pel-lindau disease prevalence，clinical significance，
　and CT findings．AJR Am J Roentgenol，162：1091-
　1094，1994.

■参考征象

囊胞性→p.121

八、胰腺假性囊肿

【影像表现】

　　平扫CT可见边界清晰、内部低密度的单
房性囊肿，增强CT可见囊肿包膜强化。MRI
在T_1加权像呈低信号，T_2加权像呈高信号。
合并感染和出血可导致囊肿内不均质表现，
可出现多房性囊肿和厚壁囊肿。慢性假性囊
肿可出现钙化。胰腺损伤后早期发生的囊肿
通常在胰腺外，慢性期发生的囊肿通常在胰
腺内部（图A、B：→）。

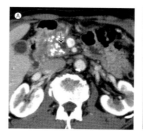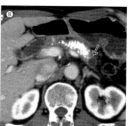

图　A、B：增强CT门静脉期（50余岁，男性）

【鉴别要点】

　　合并出血时，动态扫描对于明确是否有活动性出血至关重要。疾病延伸至胰腺外时，可沿
着髂腰肌到达腹股沟或阴囊，或者可能通过食管裂孔等进入纵隔，并可能到达颈部。需要进行
CT扫描以评估疾病的进展程度。

■参考征象

囊胞性→p.121

第十一节

主胰管和静脉内瘤栓

在主胰管中生长的肿瘤及在主胰管中形成瘤栓的肿瘤包括胰腺腺泡细胞癌、胰腺神经内分泌肿瘤和恶性胰腺内乳头状黏液性肿瘤（恶性IPMN）。另外，导管内管状乳头状瘤（ITPN）是一种少见但具有特征性影像的疾病。具有胰管截断征象的微小普通型胰腺癌也可能显示为主胰管内肿瘤，对于鉴别诊断很重要。

ITPN是WHO分类2010年新采纳的疾病。它是一种胰管内肿瘤，组织学上表现为管状乳头状结构，但极少产生黏液，显示出与IPMN不同的病理特征。目前，ITPN在日本的癌症处理规范中尚未列入，而是记为IPMN中其他相关疾病"胰管内管状肿瘤"（intraductal tubular neoplasm，ITN）。最初ITPN与ITN是分开的两个不同的疾病概念，目前两者之间的区别已不明确。由于两者具有病理上重叠的部分，将来疾病的概念可能会改变，需要引起注意。

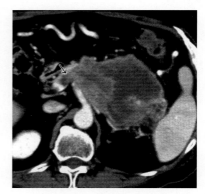

图　典型影像：胰腺间变癌累及门静脉（→）
（造影CT门静脉期）

胰腺癌常侵入静脉，但形成瘤栓的概率并不高。根据Yamato等的研究，在18例胰腺恶性肿瘤伴门静脉瘤栓形成的病例中，内分泌肿瘤最多见（7/18，38.9%），其次是普通型胰腺癌（3/18，16.7%），腺泡细胞癌、恶性IPMN和实性假乳头状瘤（SPN）分别有2例（11.1%），恶性黑素瘤和胰腺母细胞瘤分别1例（5.6%）。此外，偶见胰腺间变癌扩散至门静脉的病例报道。

即使发生门静脉癌栓，也不是手术的禁忌证，可以通过手术来延长生命。但是，伴门静脉癌栓的病例肝转移的概率要比无门静脉癌栓病例高，严格的随访非常重要。

■ 参考文献

1）Yamaguchi H，et al：Intraductal tubulopapillary neoplasms of the pancreas distinct from pancreatic intraepithelial neoplasia and intraductal papillary mucinous neoplasms．Am J Surg Pathol，33（8）：1164-1172，2009．

2）Yamato H，et al：Pancreatic carcinoma associated with portal vein tumor thrombus：three case reports．Intern Med，48（3）：143-150，2009．

3）Nara S：A case of anaplastic carcinoma of the pancreas with portal vein tumor thrombus．Jpn J Clin Oncol，40（1）：96-97，2010．

【鉴别诊断！】

◎恶性胰腺导管内乳头状黏液性肿瘤（恶性IPMN）（→p.158）　◎胰腺腺泡细胞癌（→p.159）

◎胰腺导管内管状乳头状瘤（ITPN）（→p.158）　胰腺间变癌（→p.160）

◎胰腺神经内分泌肿瘤（NET）（→p.159）　普通型胰腺癌（→p.160）

【征象缩略图】

恶性胰腺导管内乳头状黏液性肿瘤（恶性IPMN）

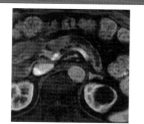

增强MRI胰腺实质期
60余岁，男性【解说→p.158】

胰腺导管内管状乳头状瘤（ITPN）

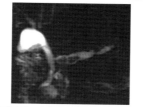

（山梨大学　本杉宇太郎先生より）
MRCP MIP 相
60余岁，女性【解说→p.158】

胰腺神经内分泌肿瘤（NET）

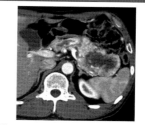

增强CT胰腺实质期
40余岁，男性【解说→p.159】

胰腺腺泡细胞癌

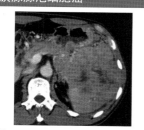

增强CT门静脉期
60余岁，男性【解说→p.159】

胰腺间变癌

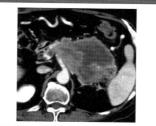

增强CT门静脉期
60余岁，男性【解说→p.160】

普通型胰腺癌

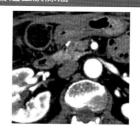

增强CT胰腺实质期
60余岁，女性【解说→p.160】

胰
腺

表现为主胰管和静脉内瘤栓的疾病

一、恶性胰腺导管内乳头状黏液性肿瘤（恶性IPMN）

【影像表现】

源于主胰管型或混合型IPMN的肿瘤在扩张的主胰管内形成实性结节，是胰管内瘤栓的典型影像学表现。主胰管型IPMN是"部分或弥漫性主胰管扩张超过5mm，未见其他原因所致的胰管扩张"，混合型IPMN是"同时满足主胰管型和分支型的标准"。恶性IPMN的肿瘤通常本身很小，难以发现。实性部分的T_2加权像表现为稍低信号，有强化（图A、B：→）。弥散加权像对发现小结节有帮助。

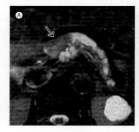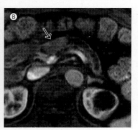

图　A：脂肪抑制T_2加权像；B：增强MRI胰腺实质像（60余岁，男性）

【鉴别要点】

IPMN是一种产生黏液的肿瘤，肿瘤下游侧的主胰管扩张，这是与其他导管内肿瘤的区别。MRCP可用于评估整体情况。

■参考文献

1）Tanaka M，et al：International consensus guidelines 2012 for the management of IPMN and MCN of the pancreas. Pancreatology，12：183-197，2012.

■参考征象

胰管扩张→p.103/胰管狭窄→p.112/囊性→p.116/胰腺多发肿块→p.154

二、胰腺导管内管状乳头状肿瘤

【影像表现】

胰腺导管内管状乳头状肿瘤（intraductal tubulopapillary neoplasm，ITPN）是生长在主胰管中的肿瘤，可见实性肿块充填主胰管。如果在肿瘤周围可见胰液，它看起来像是葡萄酒软木塞（"瓶塞征"，cork-of-wine-bottle sign，图A、B：→），如果看不见胰液，通常描述为"截断征"（abrupt disruption）。两者都可以区分"肿瘤填充的部分"和上游侧"由于胰管闭塞导致自身扩张的部分"（双色导管征2-tone duct sign）。这是ITPN最有特色的影像学表现，但敏感性不高。

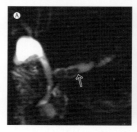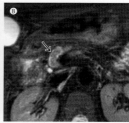

图　A：MRCP MIP像；B：脂肪抑制T_2加权像（60余岁，女性）

（山梨大学　本杉宇太郎先生のご厚意により文献1より転載）

【鉴别要点】

就频度而言，最重要的鉴别疾病是恶性IPMN。由于IPMN是产生黏液的肿瘤，肿瘤下游侧的主胰管扩张，这是鉴别的要点。然而，在黏液产生少的情况下，可能表现为与ITPN类似的影像表现。此外，众所周知，胰腺腺泡细胞癌和胰腺内分泌肿瘤可在主胰管中形成瘤栓，需要注意鉴别。尤其是胰腺腺泡细胞癌，在组织病理学具有管状结构，在病理诊断中要仔细鉴别。表现有胰管截断征象的ITPN也要与微小的浸润性胰管癌相鉴别。

■参考文献

1）Motosugi U. et al：Imaging studies of intraductal tubulopapi oplasms of the pancreas：2-tone duct sign and cork-of-wine-bottle as indicators of intraductal tumor growth. Comput Assist Tomogr，36：710-717，2012.

■参考征象

胰管扩张→p.105

三、胰腺神经内分泌肿瘤（NET）

【影像表现】

胰腺神经内分泌肿瘤以膨胀的方式生长，而主胰管浸润是一种罕见的进展形式。需与主胰管中形成瘤栓的肿瘤相鉴别（图：→）。即便进展到主胰管中，如果可见富血供部分，也可以考虑为内分泌肿瘤，但是通常很难与普通型胰腺癌相鉴别。如果内分泌肿瘤的胰管造影显示主胰管闭塞或浸润性破坏，需要考虑恶性神经内分泌肿瘤。

【鉴别要点】

胰腺神经内分泌肿瘤进展到静脉形成瘤栓的情况较多见，这是与从外部直接浸润的普通型胰腺癌的鉴别点。

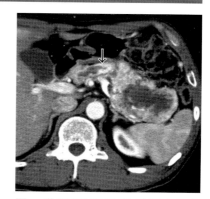

图　增强CT胰腺实质期（40余岁，男性）

■ 参考文献

1）Kawakami H，et al：Pancreatic endocrine tumors with intraductal growth into the main pancreatic duct and tumor thrombus within the portal vein：a case report and review of the literature. Intern Med，46：273-277，2007.

■ 参考征象

胰管扩张→p.105/实性→p.129/平扫CT低密度→p.178/增强CT富血供肿块→p.182

四、胰腺腺泡细胞癌

【影像表现】

胰腺腺泡细胞癌多发生在胰腺实质边缘，其中50%发生在胰头部。由于肿瘤呈胰腺外膨胀性生长，胰管和胆管通常变化不大，但是在主胰管中可形成瘤栓。也有向门静脉进展的实例（图→）。小病灶表现出相对均匀的强化效果，但强化效果弱于正常胰腺实质，大病灶通常含有与出血和坏死相关的囊性成分，是典型影像表现。但也有强化明显和肝富血供转移的病例，在这些情况下诊断比较困难。

【鉴别要点】

胰腺腺泡细胞癌可产生外分泌酶，如核糖、淀粉酶和弹性蛋白酶，可能导致皮下脂肪坏死和多关节炎。血液检查结果和体检观察也很重要。

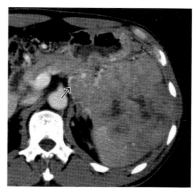

图　增强CT门静脉期（60余岁，男性）

■ 参考文献

1）Kim HJ，et al：Intraductal growing acinar cell carcinoma of the pancreas. Abdom Imaging，38：1115-1119，2013.

■ 参考征象

胰管扩张→p.104/实性→p.130/胰周脂肪密度升高→p.165/平扫CT低密度→p.176/增强CT富血供肿块→p.185/增强CT乏血供肿块→p.193

五、胰腺间变癌

【影像表现】

通常在胰腺体尾部形成比较大的肿瘤。其他特征包括：①内部坏死，呈不均匀中等强化；②易侵犯周围器官，可侵犯动静脉；③易于发生肝和淋巴结转移。肿瘤呈外生性，也有报道肿瘤内血流丰富的病例或早期出现脉管进展的病例。

【鉴别要点】

上述影像表现并非胰腺间变癌的特征性改变，大部分情况下仅通过影像学很难诊断。对于胰腺外生性肿瘤，必须鉴别内分泌肿瘤，胃GIST和肾癌转移。

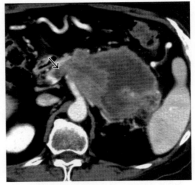

图　增强CT门静脉期（60余岁，男性）

■参考文献

1）Ichikawa T，et al：Atypieal exocrine and endocrine pancreatic tumors（anaplastic，small cell，and giant cell types）：CT and pathologic features in I patients. Abdom Imaging，25（1）：409-419，2000.

■参考征象

实性→p.131/胰周脂肪密度升高→p.165/平扫CT低密度→p.177/增强CT富血供肿块→p.186/增强CT乏血供肿块→p.193

六、普通型胰腺癌

【影像表现】

微小的普通型胰腺癌也要与胰管内肿瘤相鉴别。虽然它实际上并不是主胰管中的肿瘤，但当微小的普通型胰腺癌破坏主胰管时，它似乎又是主胰管内肿瘤（图A、B：→）。如果CT或MRI可以识别出胰腺实质，则可诊断为普通型胰腺癌，但是CT或MRI的空间分辨率很难评估小肿瘤。

普通型胰腺癌中，经常见到静脉包绕，但很少在静脉中形成瘤栓。

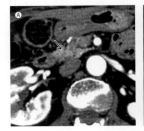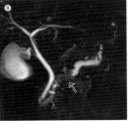

图　A：增强CT胰腺实质期；B：MRCP MIP像（60余岁，女性）

【鉴别要点】

在微小的普通型胰腺癌中，影像学只能发现不连续的主胰管扩张，而肿瘤本身很难被发现。这种情况下，弥散加权像有助于检测微小胰腺癌，但信号不如细胞密集生长的肿瘤高，如恶性淋巴瘤。

■参考文献

1）Kartalis N，et al：Diffusion-weighted magnetic resonance imaging of pancreas tumours. Eur Radiol，19（8）：1981-1990，2009.

■参考征象

胰管扩张→p.102/胰管狭窄→p.111/实性→p.128/含钙化肿块→p.144/胰腺多发肿块→p.153/胰周脂肪密度增加→p.165/平扫CT低密度→p.175/增强CT乏血供肿块→p.192

第十二节
胰腺周围脂肪密度增高

　　胰周脂肪密度升高大致分为炎症性的和肿瘤性。炎症在胰腺周围扩散、肿瘤浸润胰腺外部。当然，最常见的胰腺炎症是急性胰腺炎，但也应考虑到外伤性胰腺炎、自身免疫性胰腺炎、阻塞性胰腺炎（并发胰腺癌病例）。

　　在急性胰腺炎中，有必要用CT分级的方法对胰腺炎的进展范围进行评估。此CT分级是判断严重程度的独立预后因素，应在影像诊断报告中明确说明。炎症的胰腺外进展程度分为3个阶段：肾前间隙、结肠系膜根部和肾下极以远，评估脂肪组织密度升高和液体潴留的程度。这种分级法的问题在于结肠系膜根部的范围界定不清。一般认为是包含从胰体部开始到横结肠韧带的横结肠附着部的区域，但评价者不同，评价的结果可能不一致。肾下极以远的评价也是一个问题。当炎症扩散到肾下极以远时为CT 2级或以上，诊断为重症急性胰腺炎。如果液体潴留稍微超过了肾下极水平，CT判断为重症，但临床症状表现为轻度急性胰腺炎，存在过度诊断的风险。希望将来对标准进行修订，使其更加客观。

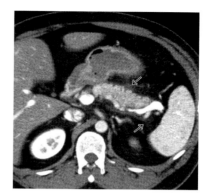

图　典型影像：急性胰腺炎（水肿型胰腺炎）

　　胰腺外的肿瘤浸润可发生在任何组织类型。胰腺癌的局部进展中，胰周脂肪密度的升高对于诊断前方组织浸润（S）、后方组织浸润（RP）和胰外神经丛浸润（PL）尤其重要。如果在肿块的腹侧无法识别正常的胰腺组织，并且确定胰腺前方脂肪组织内条索状密度增高，则判断存在前方组织浸润。如果在肿块的背侧发现类似表现，则判断有后方组织浸润。胰腺癌通常沿着神经进展，胰腺外神经丛浸润是导致手术病例切缘阳性的最大因素，是影响预后的重要因素。很难用影像学图像直接描述神经丛本身，实际上，通过掌握腹动脉和肠系膜上动脉附近的脂肪组织密度或软组织结构的密度增高可进行判断。

【技术讲座】 胰腺周围脂肪密度升高

　　怀疑存在炎症时，平扫CT可能比增强CT更容易发现胰周脂肪组织密度增高。一方面，这是因为血管和周围器官无强化，很容易发现脂肪组织密度增高的对比。我们不能忽视平扫CT的影像诊断价值。

　　另一方面，当发现胰腺外的脂肪浸润时，应积极使用增强CT的薄层扫描图像。常规的5mm切片CT通常难以达到适合的分期要求。薄层扫描对于胰腺外神经丛侵犯的准确评估是至关重要的。

【鉴别诊断！】

◎ 急性胰腺炎（水肿性，坏死性）　　梗阻性胰腺炎（并发胰腺癌病例）　　胰腺腺泡细胞癌（→p.165）
　（→p.163）　　　　　　　　　　　　（→p.165）　　　　　　　　　　　胰腺间变癌（→p.165）
◎外伤性胰腺炎·胰腺损伤（→p.164）　普通型胰腺癌（→p.165）　　　　　胰腺恶性淋巴瘤（→p.166）
　自身免疫性胰腺炎（→p.164）　　　　沟槽区域普通型胰腺癌（→p.166）

【征象缩略图】

急性胰腺炎（水肿性胰腺炎）

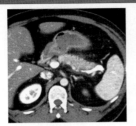

增强CT胰腺实质期

30余岁，男性【解说→p.163】

急性胰腺炎（坏死性胰腺炎）

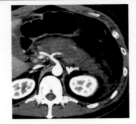

增强CT胰腺实质期

30余岁，男性【解说→p.163】

外伤性胰腺炎·胰腺损伤

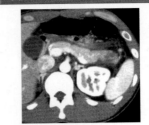

增强CT胰腺实质期

20余岁，男性【解说→p.164】

自身免疫性胰腺炎

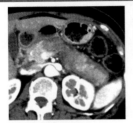

增强CT胰腺实质期

50余岁，女性【解说→p.164】

梗阻性胰腺炎（并发胰腺癌病例）

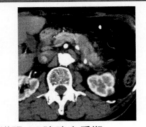

增强CT胰腺实质期

70余岁，男性【解说→p.165】

普通型胰腺癌

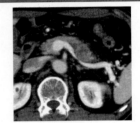

增强CT门静脉期

50余岁，男性【解说→p.165】

沟槽区域普通型胰腺癌

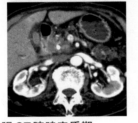

增强CT胰腺实质期

50余岁，男性【解说→p.166】

胰腺腺泡细胞癌

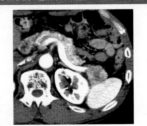

增强CT胰腺实质期

60余岁，男性【解说→p.165】

胰腺间变癌

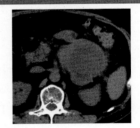

平扫CT

60余岁，男性【解说→p.165】

胰腺恶性淋巴瘤

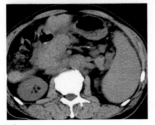

平扫CT

60余岁，男性【解说→p.166】

表现为胰周脂肪密度升高的疾病

一、急性胰腺炎（水肿性胰腺炎）

【影像表现】

急性水肿性胰腺炎，胰腺本身的变化通常很小，但胰周脂肪组织密度增高（图：→）、肾前间隙液体滞留、肾前筋膜增厚等表现都很重要。肾前筋膜正常情况下是细线状结构，但在急性胰腺炎中，由于炎症，通常会增厚（特别是在左侧）。水肿性胰腺炎没有坏死或缺血，因此在胰腺实质期其强化相对良好。MRI 的 T_1 加权像显示为低信号，T_2 加权像和弥散像显示为高信号。脂肪抑制的 T_2 加权像使得炎症的评估变得容易，而且易于明确胰腺周围的液体积聚和肾前筋膜的增厚。

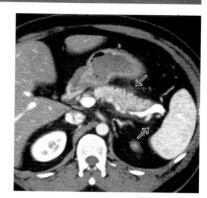

图　增强CT胰腺实质期（30余岁，男性）

【鉴别要点】

急性水肿性胰腺炎通常影像学异常征象较少。尽管影像诊断已纳入诊断标准，但有必要指出：即使影像学上无胰腺炎的表现，也不能排除急性胰腺炎的存在。为了明确胰腺炎的原因，对胆总管结石和胰腺癌的评估很重要。

■参考征象

胰腺肿大→p.84/囊性→p.122/平扫CT低密度→p.174/增强CT乏血供肿块→p.190

二、急性胰腺炎（坏死性胰腺炎）

【影像表现】

坏死性胰腺炎中，胰腺实质的强化效应在动态增强CT的任何期相都很差。胰腺周围的后腹膜或结肠系膜中常可见脂肪坏死，脂肪坏死在平扫CT中表现出比渗出物稍高的密度，在增强CT可见内部不均匀的强化，肠系膜血管在内部走行。随着时间的推移，脂肪坏死组织包裹，在增强CT可见包膜样强化效果（包裹性坏死walled-off necrosis，WON）。WON经常伴出血，其特征是脂肪抑制的 T_1 加权像显示为高信号。

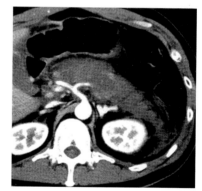

图　增强CT胰腺实质期（30余岁，男性）

【鉴别要点】

WON呈现与假性囊肿类似的影像学表现。假性囊肿呈类圆形，边缘清晰，而WON形状不规则，内容物密度高于水且密度不均匀。WON的治疗，推荐超声引导下穿刺引流和内镜下坏死物切除，与假性囊肿的鉴别很重要。

■参考文献

1）Banks PA，et al：Classification of acute pancreatitis-2012：revision of the Atlanta classification and definitions by international consensus. Gut，62：102-111，2013.

2）Seifert H，et al：Transluminal endoscopic necrosectomy after acute pancreatitis: a multicentre study with long-term follow-up（the GEPARD Study）. Gut，58：1260-1266，2009.

■参考征象

胰腺肿大→p.84/囊性→p.123/平扫CT低密度→p.174/增强CT乏血供肿块→p.190

三、胰腺损伤（外伤性胰腺炎）

【影像表现】

最常见的胰腺损伤部位是椎体前方的胰体部。创伤性胰腺炎是由创伤引起的急性胰腺炎，不同于胰腺实质和胰管的损伤。由于两者经常混在一起，很难区分。胰腺损伤在增强CT上显示为局限性或弥漫性胰腺肿大和不均匀增强效果，或显影不良的区域（图：▶）。间接征象包括肾前筋膜增厚、胰周液体潴留（图：→）和血肿、胰腺和脾静脉之间的液体潴留。

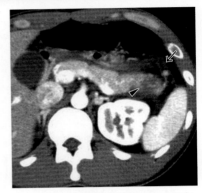

图 增强CT胰腺实质期（20余岁，男性）

【鉴别要点】

如果胰腺实质没有血肿或挫伤，则影像表现与正常胰腺炎相似。超过胰腺直径1/2的裂伤表明有胰管损伤。对比剂外渗表明有活动性出血。主胰管是否保存完好是确定手术适应证的重要因素，读片时需要注意。

■参考文献

1）Lane MJ. et al：CT diagnosis of blunt pancreatic trauma：importance of detecting fluid between the pancreas and the splenic vein. AIR Am J Roentgenol, 163：833-835, 1994.

■参考征象

胰腺肿大→p.87/胰管狭窄→p.109

四、自身免疫性胰腺炎

【影像表现】

弥漫型的特征表现可见胰周包鞘样结构（capsule-like rim）。动态增强扫描反映致密纤维化的延迟性强化。MRI检查对于显示包膜样结构很有优势，T_1加权像和T_2加权像都呈现为条带状低信号。弥漫型和局限型均可表现为胰周脂肪组织密度的增高，反映了炎症的扩散。

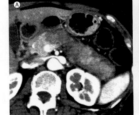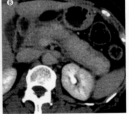

图 A：增强CT胰腺实质期；B：延迟期（50余岁，女性）

【鉴别要点】

在具有典型的影像学表现时，鉴别诊断并无困难。据报道，胰管壁强化是自身免疫性胰腺炎的特征性表现，其在局限性自身免疫性胰腺炎中也可出现，这一影像学表现对于鉴别胰腺癌很有用。自身免疫性胰腺炎是与IgG4相关性疾病，寻找其他器官的病变（尤其多见于胆管）非常重要。

■参考文献

1）Kawai Y, et al：Autoimmune pancreatitis：assessment of the enhanced duct sign on multiphase contrast-enhanced computed tomography. Eur J Radiol, 81：3055-3060, 2012.

■参考征象

胰腺肿大→p.85/胰腺萎缩→p.93/胰管狭窄→p.108/胰腺多发肿块→p.153/增强CT乏血供肿块→p.191

五、梗阻性胰腺炎（并发胰腺癌病例）

【影像表现】

梗阻性胰腺炎最常见的原因是与慢性胰腺炎相关的胰管结石。在没有胰管结石的情况下，应怀疑肿瘤性病变引起的阻塞。胰腺癌导致的梗阻性胰腺炎，影像学表现为肿块引起主胰管破坏（图：▶），肿块尾侧胰腺实质低强化，胰周脂肪组织密度增高（图：→）。慢性梗阻性胰腺炎的特征在于肿块上游侧的主胰管扩张伴胰腺萎缩、脂肪抑制的 T_1 加权像呈现低信号，以及动态增强扫描的延迟性强化。

【鉴别要点】

当显示导致梗阻性胰腺炎的肿瘤时，诊断很容易。即使肿块本身很小且无法识别，如果观察到间接征象，如主胰管扩张或小囊肿，也应疑为胰腺癌。除内镜逆行胰胆管造影（ERCP）和超声内镜外，还应考虑细胞学和组织学检查。

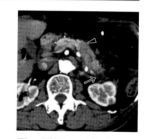

图　增强CT胰腺实质期（70余岁，男性）

■参考征象

胰腺萎缩→p.92/胰管扩张→p.102/胰管狭窄→p.110/平扫CT低密度→p.175

六、普通型胰腺癌、胰腺腺泡细胞癌、胰腺间变癌

【影像表现】

肿块的腹侧或背侧可见正常的胰腺组织，如果胰周脂肪组织表现为条索状密度增加，则考虑为前方组织浸润或后方组织浸润（图A～C：→）。此外，胰腺外神经丛浸润是胰腺预后的重要预测因子。胰外神经丛中最重要的是胰头神经丛的第Ⅰ部分和第Ⅱ部分。胰腺癌的胰外神经浸润不会表现为跳跃方式，必定是呈现为从原发灶开始的直接进展形态。CT表现为从胰腺钩突到肠系膜上动脉或腹动脉的肿块状结构，或动脉周围的条带状低密度区。

Mochizuki等报道从原发病灶到胰头神经丛区域可见"肿块"或"粗网状"的特征表现。另外，由于胰十二指肠下动静脉在胰头神经丛的第Ⅱ部分附近走行，如果在动脉和静脉中观察到狭窄或闭塞，就要怀疑是否侵入神经丛。

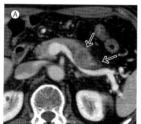 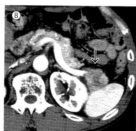 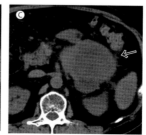

图　A：增强CT门静脉期，通常型胰腺癌（50余岁，男性）；B：增强CT胰腺实质期，胰腺腺泡细胞癌（60余岁，男性）；C：平扫CT，渐变性胰管癌（60余岁，男性）

【鉴别要点】

如上所述，由于胰腺癌导致胰周脂肪组织密度增高，这种影像表现可提示肿瘤侵犯胰腺外，但是需要注意伴随胰腺炎时可能呈假阳性。

■参考文献

1）Mochizuki K，et al：MDCT findings of extrapancreatic nerve plexus invasion by pancreas head carcinoma：correlation with en bloc pathological specimens and diagnostic accuracy. Eur Radiol, 20：1757-1767, 2010.

2）Yamada Y，et al：CT assessment of the inferior peripancreatic veins clinical significance. AJR Am J Roentgenol, 174：677-684, 2000.

■参考征象

普通型胰腺癌：胰管扩张→p.102/胰管狭窄→p.111/实性→p.128/钙化肿块→p.144/胰腺多发肿块→p.153/主胰管和静脉瘤栓→p.160/平扫CT低密度→p.175/增强CT乏血供肿块→p.192

胰腺腺泡细胞癌：胰管扩张→p.104/实性→p.130/主胰管和静脉瘤栓→p.159/平扫CT低密度→p.176/增强CT富血供肿块→p.185/增强CT乏血供肿块→p.193

胰腺间变癌：实性→p.131/主胰管和静脉瘤栓→p.160/平扫CT低密度→p.177/增强CT富血供肿块→p.186/增强CT乏血供肿块→p.193

七、沟槽区域普通型胰腺癌

【影像表现】

胰头和十二指肠之间的间隙称为沟槽区域。当在该区域中见到软组织结构时，需要鉴别胰腺炎和胰腺癌，但通常很难区分。沟槽区域的普通型胰腺癌影像学表现包括脉管侵犯的影像学表现（图：►），以及胰腺内胆管突然和不规则破坏的影像学发现。胰腺癌向周围浸润导致脂肪组织密度增高（图：→），这在胰腺炎中也能看到。在实际情况中，沟槽区域的普通型胰腺癌通常难以识别，并且可见胆总管扩张，如果胆管壁没有增厚，则不容易明确原因，有必要仔细检查胆管右侧的沟槽区域。

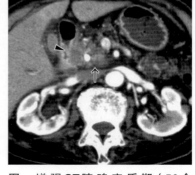

图　增强CT胰腺实质期（50余岁，男性）

【鉴别要点】

与胰腺癌相比，沟槽型胰腺炎病变内的假性囊肿更为常见，十二指肠变化相对较强，病变倾向于向头尾方向扩散，胆管和胰管的狭窄段长而平滑。对于上述评估，MRI可能比CT更有用。另外，当图像判断困难时，可以使用内镜从十二指肠进行活组织检查。

■参考文献
1）Irie H，et al：MRI of groove pancreatitis. J Comput Assist Tomog，22：651-655，1998.
2）Gabata T，et al：Groove pancreatic carcinomas：radiological and pathological findings. Eur Radiol，13：1679-1684，2003.

■参考征象
胰管扩张→p.104/实性→p.133/平扫CT低密度→p.176/增强CT乏血供肿块→p.192

八、胰腺恶性淋巴瘤

【影像表现】

胰腺恶性淋巴瘤的特征是形成局限性边缘清晰的乏血性肿块（图：►），胰腺周围浸润的概率很低，但有时可伴随胰周脂肪组织密度的增加（图：→）。此外，12%的患者可能合并急性胰腺炎，这可能是胰周脂肪组织密度增高的原因。

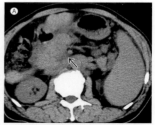
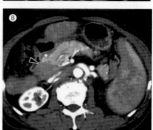

图　A：平扫CT；B：增强CT胰腺实质期（60余岁，男性）

【鉴别要点】

在弥漫性浸润型中，整个胰腺可变肿大且边界不规则，影像表现可能类似于急性胰腺炎。整体均匀强化是与急性胰腺炎的鉴别点。

■参考文献
1）Nayer H，et al：Primary pancreatic lymphomas：a cytopathologic analysis of a rare malignancy. Cancer，102：315-321，2004.

■参考征象
胰腺肿大→p.87/实性→p.135/胰腺多发肿块→p.154/增强CT乏血供肿块→p.196

第十三节

平扫CT 高密度影

平扫CT表现为高密度影的主要原因有钙化、出血和金属沉积。关于钙化，参见本章"第8节胰腺内钙化"和"第9节含有钙化的肿块"。

CT是检测胰管结石最敏感的方法，30% ～ 50%的慢性胰腺炎患者可以通过平扫CT发现胰管结石。如果在影像中发现胰管结石，则可以确认慢性胰腺炎。慢性胰腺炎的早期阶段即可观察到钙化。钙化在胰腺肿瘤中相对罕见，但在浆液性和黏液性囊性肿瘤中约10%可发现钙化。胰腺癌的钙化很少见，仅2%的病例可见钙化。

众所周知，实性假乳头状肿瘤（SPN）是一种容易出血的病变，但很少在平扫CT上发现高密度的出血灶。破骨细胞型巨细胞瘤尽管是一种罕见的疾病，但具有明显的出血倾向，可形成液 - 液平面。破骨细胞型巨细胞瘤占所有胰腺肿瘤的1%以下，极为罕见。与其他类型的胰腺间变癌（多形和梭形细胞类型）相比，切除率高，预后良好。

胰腺实质中的金属沉积以铁过载最为常见。铁过载根据原因分为遗传性血色素沉着症和继发性血色素沉着症。遗传性血色素沉着症在欧美等西方国际是一种相对常见的疾病，但在日本却很少见。继发性血色素沉着症的原因有增生低下性贫血（如骨髓增生异常或地中海贫血）、酗酒、慢性肝损伤、医源性（大量输血，铁过量门 - 腔静脉吻合术等）等。储存铁的主要器官是肝，肝特别容易发生铁沉积，其次是胰腺、心脏和皮肤，再其次是其他各种器官。胰腺β细胞选择性铁沉积，会减少胰岛素分泌并导致糖尿病。糖耐量受损是铁过载严重程度的分级标准之一。

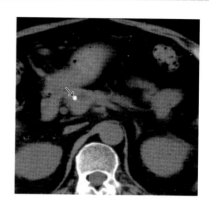

图　典型影像：胰腺结石
平扫CT

【鉴别诊断!】

胰管结石（→p.168）
破骨细胞型巨细胞肿瘤（→p.168）
血色素沉着病（→p.169）

■参考文献

1）Ichikawa T，et al：Atypical exocrine and endocrine pancreatic tumors（anaplastic，small cell and giant cell types）：CT and pathologic features in 14 patients．Abdom Imaging，23：409-419，2000．

2）Kishimoto M，et al：Immunohistochemical findings in the pancreatic islets of a patient with transfusional iron overload and diabetes：case report．J Med Invest，57：345-349，2010．

【征象缩略图】

胰管结石	破骨细胞型巨细胞肿瘤	血色素沉着病
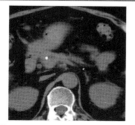	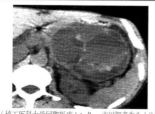	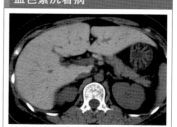
	（埼玉医科大学国际医疗センター　市川智章先生より）	
平扫CT	平扫CT	平扫CT
50余岁，男性【解说→p.168】	60余岁，男性【解说→p.168】	40余岁，女性【解说→p.169】

平扫CT表现为高密度的疾病

一、胰管结石

【影像表现】

大多数胰管结石与胰管走行一致，虽然可广泛分布于胰腺实质中，但通常不会偏在胰腺边缘。在酒精性胰腺炎中，点状微小钙化常弥漫性分散在分支胰管中。在非酒精性胰腺炎中，主胰管中通常存在相对较大的钙化（图：→）。在MRCP中，胰管结石和蛋白质栓塞表现为胰管充盈缺损，两者鉴别很困难。此外，胰管分支中的结石通常难以发现。

主胰管中结石相对较大的特发性胰腺炎，合并胰腺癌的频率很高，必须引起注意。

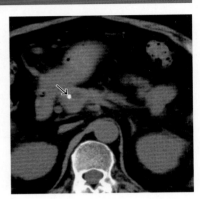

图　平扫CT（50余岁，男性）

【鉴别要点】

尽管胰管结石难以与胰腺相邻动脉（如脾动脉）和胰周淋巴结的钙化相鉴别，但与慢性胰腺炎相关的胰管结石存在于内部，而不会偏在胰腺边缘。另外，临床无慢性胰腺炎背景的老年人通常可见几毫米大小的小胰管结石，需引起注意。

■参考征象

胰管扩张→p.101/囊性→p.124/胰腺内钙化→p.138

二、破骨细胞型巨细胞肿瘤

【影像表现】

破骨细胞型巨细胞肿瘤体积大，边界清晰，通常突出胰腺外。与骨巨细胞瘤类似，呈分叶状，并且在肿瘤中有明显的出血，形成液-液平面（fluid-fluid level）（图：▶）。分隔钙化是特征性影像表现（图：→）。

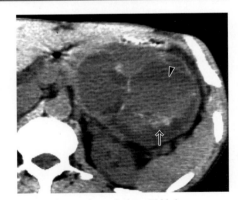

图　平扫CT（60余岁，男性）

（埼玉医科大学医疗中心　市川智章医生提供，【参考文献】1转载）

【鉴别要点】

破骨细胞型巨细胞肿瘤要与胰腺来源的囊性肿瘤相鉴别。SPN具有实性成分和囊性成分，其类似之处在于多囊性且易于出血和钙化，但与破骨细胞型巨细胞瘤不同，它多见于年轻女性。此外，还要与黏液性囊性肿瘤相鉴别。肿瘤常不伴有出血，这是与破骨细胞型巨细胞瘤的鉴别要点，但在实际情况难以鉴别。然而，黏液性囊腺癌和破骨细胞巨细胞瘤的治疗策略相仿，因此即使手术前无法鉴别问题也不大。

■参考文献

1）Ichikawa T，et al：Atypical exocrine and endocrine paneratic tumors（anaplastic，Small cell，and giant cell types）：CT and pathologic features in 14 pa-tients．Abdom Imaging，25：409-419，2000.

■参考征象

囊性→p.120/钙化肿块→p.146/增强CT乏血供肿块→p.194/MRI T$_1$加权像高信号结节→p.198

三、血色素沉着病

【影像表现】

平扫CT反映了铁的密度值，胰腺实质显示弥漫性高密度影。然而，肝中沉积的铁含量高于胰腺中的铁含量，因此肝的密度更高。因此，很难在视觉上识别胰腺实质密度的增加（图A：→）。MRI T_2加权像和T_2^*加权像中铁沉积的器官显示为低信号，特别是T_2^*加权像更敏感（图B：▶）。

【鉴别要点】

平扫CT显示高密度的疾病除了铁过载外，还有胺碘酮肝和糖原贮积症，但这些通常无法与胰腺的弥漫性高密度鉴别。

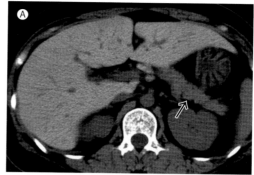

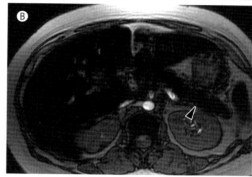

图 A：平扫CT，B：T_2^*加权像（40余岁，女性）

胰
腺

第十四节

平扫CT低密度（含脂肪沉积）

　　无脂质浸润的正常胰腺实质密度值为45～60HU，许多实性肿瘤呈现等密度至稍低密度，炎症性病变呈现稍低密度，坏死和囊性病变为接近于水的密度。然而，平扫CT发现低密度的影像表现在鉴别诊断中是很少有确定意义的。

　　重点是不要误诊由于脂肪浸润导致的低密度病变。胰头部局限性的脂肪浸润是一种众所周知的假性病变（参见"胰腺脂肪浸润"，p.173），表现为实质中存在结节状脂肪密度的囊性病变。薄层CT检查可以识别脂肪密度，从而避免不必要的额外检查。

　　例如，普通型胰腺癌的实性肿瘤显示出低密度，与胰腺实质的对比非常小，并且通常难以仅用平扫CT发现小病灶。在脂肪浸润的胰腺实质内发生实性肿瘤，可能被误认为是无脂肪浸润的（正常）区域，这可以从胰腺边缘或内部小叶结构的消失中发现异常。图示病例中（图），如果不进行随访比较，很难识别胰腺尾部的肿瘤，胰体部和3年前CT所示的胰尾部存在脂肪浸润和分叶状结构，如果注意到脂肪浸润和分叶状结构消失，可以明确它是病变。众所周知，特别是在胰尾部，癌症症状出现得比较晚，甚至是通过胸部平扫CT偶然发现。随着胰尾部实质不对称性萎缩、主胰管扩张、胰周线征（peripancreatic strands appearance，反映肿瘤周围放射状结构的纤维化），胃短静脉扩张（继发于脾静脉浸润）等影像表现，平扫CT检测胰腺癌才有了线索。

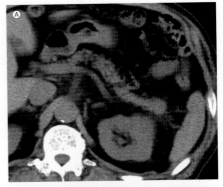

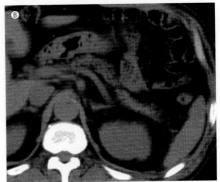

图　普通型胰腺癌（80余岁，男性）
A：平扫CT；B：3年前的平扫CT

【技术讲座】　平扫CT低密度

　　关于在腹部增强CT扫描中是否同时进行平扫CT检查，有各种各样的意见。检查肿瘤病变时，与增强CT相比，平扫CT成像对于确定是否存在出血和钙化，以及是否存在细微强化效果至关重要。胰腺小结石和胆总管结石，是胰腺炎的重要原因，仅通过增强CT扫描通常难以发现。

　　近年来，双能CT变得越来越普遍，通过两种不同的电压X射线扫描，可以根据穿透性的差异进行不同物质的区别。通过这种技术，可以通过从增强CT中去除碘来重建CT虚拟平扫。在显示小结石时似乎存在问题，但是具有减少辐射剂量的优点，期望进一步的开发。

■参考文献

1）Matsumoto S，et al：Peripancreatic strands appear-ance in pancreatic body and tail carcinoma：evaluation by multi-detector CT with pathological correlation. Abdom Imaging，37：602-608，2012.

【鉴别诊断!】

年龄相关性胰腺实质变化（→p.173）	普通型胰腺癌（→p.175）	胰腺神经内分泌肿瘤（NET）（典型病例）（→p.178）
胰腺脂肪浸润（→p.173）	沟槽区域的普通型胰腺癌（→p.176）	
急性胰腺炎（水肿性）（→p.174）	胰腺腺泡细胞癌（→p.176）	实性假乳头状瘤（SPN）（→p.178）
急性胰腺炎（坏死性）（→p.174）	胰腺间变癌（→p.177）	胰腺转移性肿瘤（→p.179）
梗阻性胰腺炎（并发胰腺癌病例）（→p.175）	胰腺黏液癌（→p.177）	浆液性囊性肿瘤（SCN）（不典型病例）（→p.179）

【征象缩略图】

年龄相关性胰腺实质变化

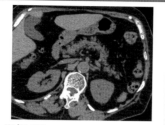

平扫CT

70余岁，女性【解说→p.173】

胰腺脂肪浸润

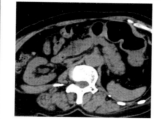

平扫CT斜横断面重建

60余岁，女性【解说→p.173】

急性胰腺炎（水肿性胰腺炎）

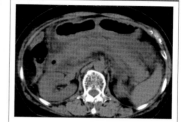

平扫CT

80余岁，女性【解说→p.174】

急性胰腺炎（坏死性胰腺炎）

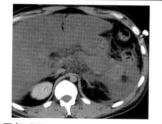

平扫CT

20余岁，男性【解说→p.174】

梗阻性胰腺炎（并发胰腺癌病例）

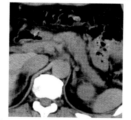

平扫CT

40余岁，男性【解说→p.175】

普通型胰腺癌

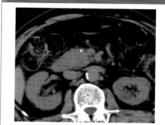

平扫CT

80余岁，男性【解说→p.175】

沟槽区域的普通型胰腺癌

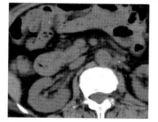

平扫CT

70余岁，女性【解说→p.176】

胰腺腺泡细胞癌

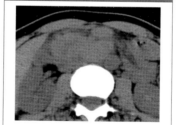

平扫CT

30余岁，女性【解说→p.176】

胰腺间变癌

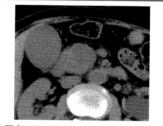

平扫CT

60余岁，女性【解说→p.177】

胰腺黏液癌

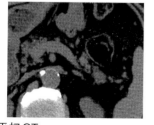

平扫CT

70余岁，男性【解说→p.177】

胰腺神经内分泌肿瘤（NET）（典型病例）

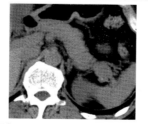

平扫CT

50余岁，男性【解说→p.178】

实性假乳头状瘤（SPN）

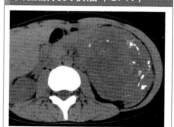

平扫CT

30余岁，女性【解说→p.179】

胰
腺

胰腺转移性肿瘤

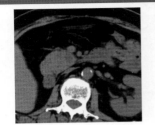

平扫CT
70余岁，女性【解说→p.179】

浆液性囊性肿瘤（SCN）（不典型病例）

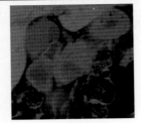

平扫CT冠状位重建
60余岁，男性【解说→p.179】

平扫CT表现为低密度（含脂肪沉积）的疾病

一、年龄相关性的胰腺实质变化

【影像表现】

病例1（图A）：30余岁的男性。胰腺内部呈均匀的软组织密度，边缘可见分叶状结构。

病例2（图B）：70余岁的女性。可见胰腺实质萎缩和脂肪浸润。

【鉴别要点】

胰腺实质在年轻人中呈均匀的软组织密度，但是随着年龄的增长，萎缩和脂肪浸润进展，由于脂肪组织而观察到大理石花纹状的低密度区，且分叶结构变得明显。在一些情况下，萎缩很明显，但脂肪浸润可以不很明显。反之，在胰腺体积不变的情况下，整体的脂肪浸润也可很明显。需要注意，即使在同一年龄段，萎缩程度和脂肪浸润程度也有很大差异。

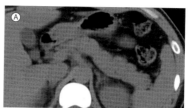
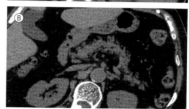

图　病例1A：平扫CT（30余岁，男性）；病例2B：平扫CT（70余岁，女性）

■参考征象

胰腺萎缩→p.91/胰腺内钙化→p.139

二、胰腺脂肪浸润

【影像表现】

病例1，在胰头的上部可见局限性的低密度区域（图A：→），仔细观察可见内部一部分区域脂肪含量很高。病例2，整个胰腺由于脂肪浸润显示为低密度（图B）。

【鉴别要点】

胰腺脂肪浸润是衰老和肥胖的常见表现。可见胰腺整体脂肪浸润及胰头部腹侧局限性脂肪浸润两种情况。在后一种情况，厚层平扫CT可能表现为肿块，但是薄层CT可以观察到插入胰腺组织的分叶状脂肪。重要的是避免重新进行动态增强CT检查。

在胰腺实质中可见结节性脂肪浸润，而整体上脂肪浸润不明显。它可能与脂肪瘤无法区分，但无论如何它几乎没有病理学意义，也不值得去鉴别。

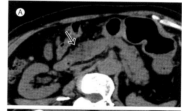
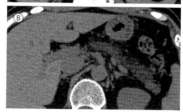

图　例1A：平扫CT斜横断面重建（60余岁，女性）；病例2B：平扫CT（50余岁，男性）

■参考文献

1）Kuhn JP, et al：Pancreatic Steatosis Demonstrated at MR Imaging in the General Population：Clinical Relevance. Radiology，276：129-136，2015.

■参考征象

胰腺萎缩→p.93

【须知！】

　　最近的报道称，使用MRI对一般人群的胰腺脂肪浸润进行了测量，年龄和体重指数之间的相关性与以前的报道一致，但是与糖尿病前状态和2型糖尿病有相关性。它与血清脂肪酶呈负相关，提示与外分泌能力降低有关。

三、急性胰腺炎（水肿性胰腺炎）

【影像表现】

平扫CT显示胰体尾部肿大，周围脂肪组织密度增高。胰腺实质密度稍降低（图）。

【鉴别要点】

急性胰腺炎大致分为无坏死的水肿性胰腺炎和坏死性胰腺炎。影像学表现为胰腺肿大，轮廓不清，周围脂肪组织密度增高。平扫CT可见胰腺实质密度稍降低，仅凭这一点很难认为是异常表现。取决于炎症扩散的范围和程度，另可见肾前筋膜增厚、胰腺内或胰周液体积聚、疾病进展过程中假性囊肿的形成。酒精和胆结石是急性胰腺炎的两个主要原因，平扫CT检查

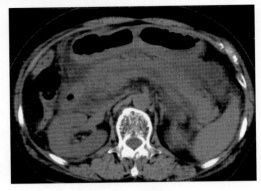

图　平扫CT（80余岁，男性）

用于了解有无胆结石，特别是胆总管结石。此外，胰腺癌也可能是主要的诱因，特别是见到局限于胰尾侧的炎症时，必须仔细观察近端是否有癌症。

水肿性胰腺炎在平扫/增强CT中可能不会有异常发现，临床表现很重要。

■参考征象

胰腺肿大→p.84/囊性→p.122/胰周脂肪密度增高→p.163/增强CT乏血供肿块→p.190

四、急性胰腺炎（坏死性胰腺炎）

【影像表现】

平扫CT可见胰体尾部肿大，周围液体积聚。胰腺实质呈不均匀的低密度，显示高密度的部分似乎反映了出血（图）。伴有脂肪肝，右肾由于几个小时前注射的对比剂而显示为高密度。

【鉴别要点】

坏死性胰腺炎占急性胰腺炎的10%～20%，组织学上可见胰腺内外的脂肪坏死，胰实质坏死和出血。

平扫CT显示胰腺实质增大，密度不均匀降低，但出血区域的密度增高。根据出血的范围和程度，可能存在高密度的情况。但是仅通过平扫CT难以判断坏死并评价范围，可通过增强CT来显示强化不明显的区域。

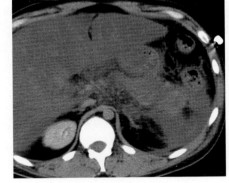

图　平扫CT（20余岁，男性）
（本章第16节增强CT乏血供肿块同一病例）

■参考征象

胰腺肿大→p.84/囊性→p.123/胰周脂肪密度增高→p.163/增强CT乏血供肿块→p.190

五、梗阻性胰腺炎（并发胰腺癌病例）

【影像表现】

平扫CT（图A）显示胰体部略大，尾部萎缩，周围脂肪组织的密度略有增加。胰体尾部显示低密度但无法确认清晰的肿块。增强CT的胰腺实质期（图B）明显可见胰体部2cm大小的肿块，胰尾部强化差，以及主胰管轻度扩张。诊断为胰腺癌和由此引起的梗阻性胰腺炎。

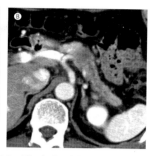

图　A：平扫CT；B：增强CT胰腺实质期（40余岁，男性）

【鉴别要点】

平扫CT仅显示胰体尾部局限性胰腺炎，但思维不能局限于此。如果炎症局限于胰体尾部或主胰管扩张，应考虑到下游侧存在病变，要考虑到胰腺癌的可能性，平扫CT可能无法诊断，建议动态增强CT等进一步检查。

如果炎性病变或管腔扩张局限于上游侧（末梢），应寻找导致下游侧（中央）侧的阻塞病变，这不仅限于胰腺，胆道和支气管也是如此。

■参考征象

胰腺萎缩→p.92/胰管扩张→p.102/胰管狭窄→p.110/胰周脂肪密度增高→p.165

六、普通型胰腺癌

【影像表现】

平扫CT显示胰头肿大（图B）。CT值略低，40HU左右，但与胰腺实质的对比不佳。胰体尾部实质萎缩，主胰管扩张（图A：▶），胆总管扩张（图A：＊），强烈提示胰腺癌。

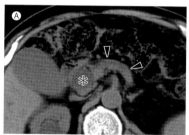

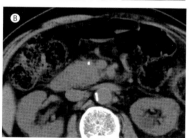

图　A：平扫CT，B：平扫CT（80余岁，男性）

【鉴别要点】

普通型胰腺癌的密度比正常胰腺实质略低。坏死在普通型胰腺癌中相对较少，由于胰尾部的阻塞性胰腺炎引起的低密度或萎缩，一般密度对比并不明显。如果周围胰腺实质脂肪浸润明显，病变可被识别为留下的相对较高的密度区域。

通过平扫CT检测胰腺癌，间接征象非常重要。如本例所示，胰尾部实质萎缩和主胰管扩张（如为胰头肿块），肝内外胆管扩张、脾静脉闭塞导致的短胃静脉扩张，以及由于胰腺胰背神经丛浸润导致的脂肪组织密度增高。

动态增强CT扫描对于其他胰腺肿瘤的鉴别和分期是必需的。

■参考征象

胰管扩张→p.102/胰管狭窄→p.111/实性→p.128/钙化肿块→p.144/胰腺多发肿块→p.153/主胰管和静脉内瘤栓→p.160/胰周脂肪密度增高→p.165/增强CT乏血供肿块→p.192

七、沟槽区域的普通型胰腺癌

【影像表现】

平扫CT在沟槽区域可见2cm大小的低密度软组织影（图：→），但仅凭这一点很难区分沟槽胰腺炎和胰腺癌（图：▶显示胰腺实质伴有脂肪浸润）。

【鉴别要点】

由十二指肠降部、胰头上缘和胆总管包围的区域称为沟槽区域。该区域是局限性胰腺炎常见部位，称为沟槽型胰腺炎。在该区域发生的普通型胰腺癌称为沟槽型胰腺癌。

影像表现与普通型胰腺癌基本相同，容易发生从主胰管侵犯到胆总管及上游侧胆管扩张。

沟槽型胰腺炎的鉴别是一个问题，平扫CT没有具有鉴别意义的特殊影像表现。

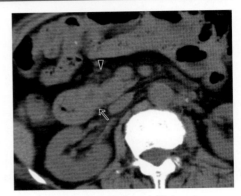

图　平扫CT（70余岁，女性）
（本章第十六节增强CT乏血供肿块同一病例）

■参考征象

胰管扩张→p.104/实性→p.133/胰周脂肪密度增高→p.166/增强CT乏血供肿块→p.192

八、胰腺腺泡细胞癌

【影像表现】

平扫CT显示胰头部6cm大小的分叶状肿块。肿块内部显示与胰腺实质相同密度的实性部分，混有疑为坏死的低密度区域（图）。

【鉴别要点】

胰腺腺泡细胞癌是一种胰腺腺泡细胞分化的恶性肿瘤，与普通型胰腺癌一样预后较差。它可以产生外分泌酶，如脂肪酶，淀粉酶和弹性蛋白酶Ⅰ等，导致皮下脂肪坏死和多关节炎。

与普通型胰腺癌相比，它多表现为界线清晰的膨胀性生长。由于出血和坏死，内部密度不均匀，呈多种密度改变。平扫CT很难与其他胰腺肿瘤相鉴别。

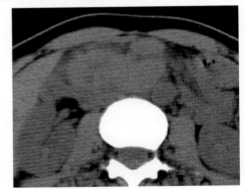

图　平扫CT（30余岁，女性）
（本章第十六节增强CT乏血供肿块同一病例）

■参考征象

胰管扩张→p.104/实性→p.130/主胰管和静脉瘤栓→p.159/胰周脂肪密度增高→p.165/增强CT富血供肿块→p.185/增强CT乏血供肿块→p.193

九、胰腺间变癌

【影像表现】

平扫CT显示胰头部4cm大小肿块。中央部分显示为低密度，反映坏死（图）。

【鉴别要点】

胰腺间变癌是一种上皮起源性的胰腺恶性肿瘤，没有明显的分化倾向。多数患者在疾病发作时发现肿瘤直接浸润或转移至周围器官，多数患者已无法根治性切除，预后非常差。

肿瘤内部坏死的倾向性强，如该病例所示，平扫CT常可见内部低密度灶。与普通型胰腺癌相比，肿瘤在发现时已经很大且呈现出膨胀性生长倾向。

仅用平扫CT很难区分其他胰腺肿瘤。

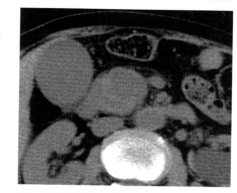

图　平扫CT（60余岁，女性）
（本章第十六节增强CT乏血供肿块同一病例）

■参考征象

实性→p.131/主胰管和静脉瘤栓→p.160/胰周脂肪密度增高→p.165/增强CT富血供肿块→p.186/增强CT乏血供肿块→p.193

十、胰腺黏液癌

【影像表现】

平扫CT显示胰尾部约1.5cm的低密度区域（图：→）。内部密度高于一般的囊性病变。

【鉴别要点】

胰腺黏液癌是胰腺导管癌的一种亚型，在病理上，癌细胞漂浮在黏液湖中。因反映黏液成分，与其他实性肿瘤相比，平扫CT显示为低密度。然而，如果我们详细观察，平扫CT应该能够观察到比单纯囊肿（含浆液）具有更高的不均匀密度，而不是简单的囊肿（含有浆液）。推荐使用动态增强CT和MRI进行仔细检查。

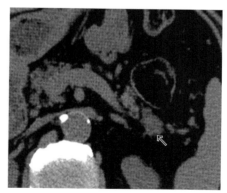

图　平扫CT（70余岁，男性）
（本章第十六节增强CT乏血供肿块同一病例）

■参考征象

胰管狭窄→p.111/囊性→p.118/实性→p.131/钙化肿块→p.147/增强CT乏血供肿块→p.194

十一、胰腺神经内分泌肿瘤（NET）（典型病例）

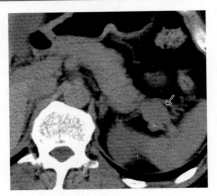

【影像表现】

平扫CT显示胰尾部界线相对清晰的2.5cm大小的分叶状肿块（图：→），密度略低于胰腺实质，并可见钙化。

【鉴别要点】

与其他实性肿瘤一样，平扫CT显示周围胰腺实质等密度至轻微低密度，但这是非特异性的。囊变时密度减低，合并钙化者并不罕见。

许多有功能的内分泌肿瘤都很小，平扫CT难以发现，平扫CT的低密度表现在病变检测和鉴别诊断中意义不大。

图 平扫CT（50余岁，男性）

■参考征象

胰管扩张→p.105/实性→p.129/主胰管和静脉内瘤栓→p.159/增强CT富血供肿块→p.182

十二、实性假乳头状瘤（SPN）

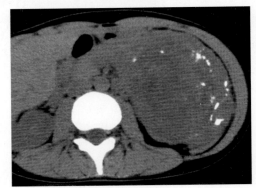

【影像表现】

平扫CT显示胰尾部巨大的有包膜肿块。肿块内部有许多低密度成分，表明坏死。实性部分、出血的密度相比较坏死部分较高，可观察到钙化，影像表现相当不均匀（图）。

【鉴别要点】

SPN是归类为分化方向未知的低度恶性的上皮肿瘤。年轻女性多见，从儿童到老年人的不同年龄段都有发病。典型的肿块包膜较厚，膨胀性生长，肿块内部的特征为变性、坏死和出血混合的实性混合成分，呈现不均匀的影像学表现。粗钙化通常发生在肿块的边缘。CT平扫中，如果坏死显著，该部分表现为特别低密度，但是显著的表现是钙化和密度不均匀性。

图 平扫CT（30余岁，女性）
（本章第十五节增强CT富血供肿块病例1、本章第十七节T_1加权像高信号结节病例1同一病例）

■参考征象

胰腺肿大→p.88/囊性→p.119/实性→p.130/钙化肿块→p.148/增强CT富血供肿块→p.186/增强CT乏血供肿块→p.196/MRI T_1加权像高信号结节→p.199

十三、胰腺转移性肿瘤

【影像表现】

图为肾细胞癌患者，13年前行右肾切除术。平扫CT显示胰腺钩突部12mm大小的边界清晰的低密度结节（图：→）。术后病理是肾细胞癌转移（透明细胞癌）。

【鉴别要点】

转移性胰腺肿瘤的原发部位主要是肾细胞癌、肺癌、乳腺癌等。虽然只是平扫CT，一般情况下显示的边界较为清晰，但并不像普通型胰腺癌，必须掌握病理学和动态增强CT以用于各种胰腺肿瘤的鉴别。

■参考征象

胰腺肿大→p.88/实性→p.134/钙化肿块→p.148/胰腺多发肿块
　→p.152/增强CT富血供肿块→p.185

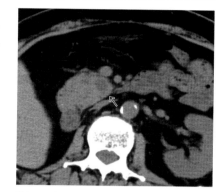

图　平扫CT（70余岁，女性）
（本章第十五节增强CT富血供肿块同一病例）

十四、浆液性囊性肿瘤（SCN，不典型病例）

【影像表现】

平扫CT显示胰体部2cm大小，边界清晰的结节（图：→）。肿瘤的下半部分在动脉期强化，大体病理学显示为实性成分，平扫CT值约40HU（参见"本章第十五节富血供肿块"p.184）。

【鉴别要点】

浆液性囊性肿瘤是一种由小囊肿集簇而成的肿瘤，由于分隔中的血流丰富，通常表现为早期强化。在浆液性囊性肿瘤中，虽然由微小囊肿集簇而成，但通过肉眼无法确认这些微小囊肿结构，称为实变型（solid variant）。

常见类型是大囊型变异（macrocystic variant），它像其他囊性病变一样，平扫CT显示内容液接近水的低密度，而实性变异，与囊腔相比，单位体积内囊肿间隔的成分明显增加，其密度接近于实性肿瘤。

■参考征象

囊性→p.118/实性→p.135/增强CT富血供肿块→p.184

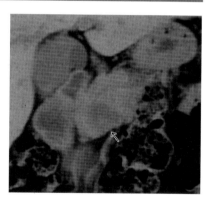

图　平扫CT冠状位重建（60余岁，男性）
（本章第十五节增强CT富血供肿块同一病例）

胰
腺

第十五节
增强CT富血供肿块

　　富血供肿块的定义有些模糊，但本章中除了动脉期强化的神经内分泌肿瘤和肾癌的转移瘤之外，还列举了与普通胰腺癌相比，实性部分的血流相对较多的腺泡细胞癌、未分化胰管癌、实性假乳头状瘤（SPN）。后者虽说是富血供的，但在胰腺实质期比正常胰腺实质强化程度高的例子很少见。

　　富血供胰腺肿瘤的代表神经内分泌肿瘤、良性病变的胰内副脾、浆液性囊性肿瘤（serous cysticneoplasm，SCN）可以通过影像进行鉴别。详细情况在各疾病的解说项目中进行叙述。如果在动态CT中看到富血供肿块时，需要考虑上述疾病的鉴别。肾癌的转移仅从影像上进行鉴别是很困难的，也有原发病灶治疗后相当长的时间之后转移的病例，如果申请书中没有记载肾的既往病史，在鉴别诊断可能不会考虑转移，因此确认既往病史是很重要的。

　　胰的CT动态增强是以胰实质期（本院是开始后25秒）为标准，这是因为在胰腺实质峰值强化的时候，乏血供肿块的普通型胰腺癌和胰腺实质的对比度最大。许多内分泌肿瘤在胰腺实质期中比周围胰腺实质强化明显，可以认为是富血供肿块。但根据经验，在胰腺实质的增强效果开始之前，肿瘤的强化就开始了，因此动脉早期对比度良好的病例更多，相反，也有胰实质期无法识别的小病变经验（提示病例：典型表现）。因此，在本院以胰内分泌肿瘤检查为目的的CT检查，第1期比胰实质期提前5～10秒进行拍摄。

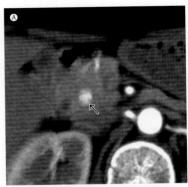

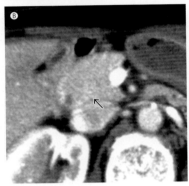

图　典型影像：胰腺神经内分泌瘤（NET）（50余岁，女性）
A：增强CT动脉早期；B：胰腺实质期

【技术讲座】　富血供肿块

　　如果将扫描协议细分的话，运用会变得复杂，也会有缺点，所以最好在各设施中联用。但是，若在内分泌学上强烈怀疑胰岛素瘤的情况下，在一般的动态增强CT中无法检测出肿瘤时，如果具有再次检测动脉早期的选项，就没有损失。根据MRI的机种不同，可以对动脉期进行多时相扫描，在不增加辐射的情况下也能提高检测率。另外，在神经内分泌肿瘤中，肝转移频发，特别是小的转移大多只能通过动脉期进行鉴定，因此在术后的随访观察中，也进行包括动脉期在内的扫描比较好。

【鉴别诊断！】

【征象缩略图】

胰
腺

肿块性胰腺炎
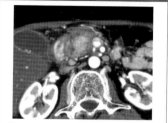
增强CT胰腺实质期
40余岁，男性【解说→p.182】

胰腺神经内分泌肿瘤（NET）（典型病例）
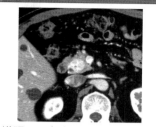
增强CT胰腺实质期
50余岁，男性【解说→p.182】

浆液性囊性肿瘤（SCN）
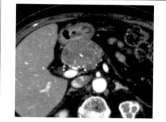
增强CT胰腺实质期
80余岁，女性【解说→p.183】

浆液性囊性肿瘤（SCN）（不典型病例）
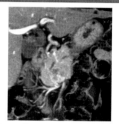
增强CT胰实质期冠状断面重建像
60余岁，男性【解说→p.184】

转移性胰腺肿瘤
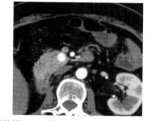
增强CT动脉期
70余岁，女性【解说→p.185】

胰腺泡细胞癌
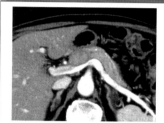
增强CT胰腺实质期
70余岁，男性【解说→p.185】

未分化胰管癌
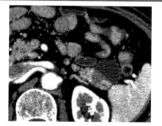
增强CT胰腺实质期
60余岁，男性【解说→p.186】

实性假乳头状瘤（SPN）
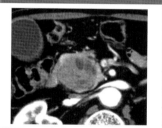
增强CT胰腺实质期
70余岁，男性【解说→p.186】

胰动静脉畸形
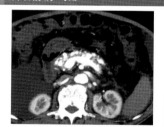
增强CT动脉期
60余岁，男性【解说→p.187】

胰内副脾
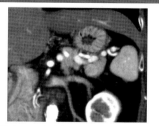
增强CT动脉期冠状断面重建像
60余岁，女性【解说→p.187】

增强CT表现为富血供肿块的疾病

一、肿块性胰腺炎

【影像表现】

病例1：慢性胰腺炎患者。增强CT胰实质相期（图A）中胰头部肿大，有强化。可见周围脂肪组织的不规则密度增高和小潴留液腔等胰腺炎的影像表现。

病例2：胰尾部轻度肿大，强化程度较高（图B）。周围可见包鞘样的低密度区域，提示自身免疫性胰腺炎的影像表现。

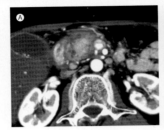
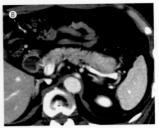

图　病例1A：增强CT胰腺实质期（40余岁，男性）；病例2B：增强CT胰实质期（60余岁，男性）

【鉴别要点】

肿块性胰腺炎是指需要与胰腺癌鉴别的炎症性胰腺肿块，是一种临床上的称呼，没有明确的定义。其病因包括酒精性慢性胰腺炎和自身免疫性胰腺炎。

在慢性胰腺炎中，胰腺实质萎缩，纤维化进展，缺乏早期强化，显示为延迟性强化。萎缩明显的胰腺实质发生局部性胰腺炎时（慢性胰腺炎的急性发作），肿大的病变有时看起来像肿瘤状。如果背景胰的早期强化不明显，有时也会像本病例那样表现为相对富血供。临床需要结合病程和肿瘤标志物等进行综合诊断，但排除肿瘤需要超声波内镜下活体标本检查。

另外，伴随自身免疫性胰腺炎的肿块性胰腺炎会呈现早期强化。发现自身免疫性胰腺炎的其他影像表现和血清IgG4值上升格外重要。

■参考征象

胰腺肿大→p.86/胰管走行异常→p.98/胰管狭窄→p.109/实性→p.132/胰内钙化→p.139/钙化肿块→p.143

二、胰腺神经内分泌肿瘤（NET）（典型病例）

【影像表现】

在病例1中，增强CT胰实质期可见胰头部2cm大小边界清晰、均匀强化的结节（图A：→）。

在病例2中，可见胰体尾部被巨大肿块代替。肿块大部分强化，坏死部分呈低密度。可见脾静脉瘤栓（图B：→），主胰管内瘤栓（图B：▶）。

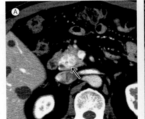
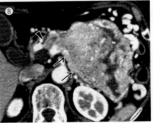

图　病例1A：增强CT胰腺实质期（50余岁，男性）；病例2B：增强CT胰实质期（60余岁，女性）

【鉴别要点】

神经内分泌肿瘤是血流丰富的肿瘤，典型表现为增强CT动脉期、胰实质期均明显强化。相比较胰实质期，动脉早期更容易显示病灶，但也有造影效果递增（胰腺实质期明显）的情况。大肿块出现坏死的频率较高。与胰腺癌相比，本瘤分界清晰，浸润性低，一般主胰管不扩张。扩散加权像多呈高信号，但也有等信号的情况。

神经内分泌肿瘤可发生在胰腺的任何部位，但胃泌素瘤多发于胰头部，或包括十二指肠在内多发性病灶（胃泌素瘤三角，gastrinoma triangle）。多发性内分泌肿瘤病Ⅰ型可以与脑视网膜血管瘤并发，这种情况下，有发病年轻化且多发的倾向。

肿瘤增大后，脾静脉和主胰管内有时会形成瘤栓。

不分泌激素的非功能性内分泌肿瘤需要与实性变异的浆液性囊性肿瘤、胰内副脾、肾癌转移等鉴别，请参照下列各项目。

■参考征象

胰管扩张→p.105/实性→p.129/主胰管内或静脉内瘤栓→p.159/平扫CT低密度→p.178

三、浆液性囊性肿瘤（SCN）

【影像表现】

增强CT胰实质期显示胰头部5cm大小边界明显的肿块。体尾部胰实质萎缩。肿瘤内部强化较明显，乍一看好像是实质性肿块，仔细观察发现是小囊肿集簇形成的蜂巢状结构（图A）。在MRI HASTE（T_2加权水成像）中，蜂巢状构造显示清晰。中心部可以看到纤维性瘢痕的低信号（图B），CT可见其中一部分钙化（图A）。

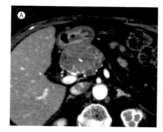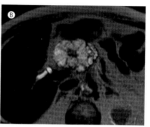

图　A：增强CT胰腺实质期；B：HASTE（80余岁，女性）

【鉴别要点】

浆液性囊性肿瘤是以浆液性内容物和小囊肿集簇为特征的肿瘤，基本为良性。不与主胰管交通。影像表现为边界、具有薄包膜的多房性囊肿。有时可见纤维性中心瘢痕，常伴有钙化。由于间隔部分富含血管，动态增强CT可见早期强化，当肿瘤由小囊肿集簇形成时，乍看起来像是富血供的实质性肿块，但通过HASTE和MRCP显示高信号可以进行鉴别。

囊性SCN病变要与分支胰管型IPMN相鉴别，IPMN呈多房葡萄状，而浆液性囊性肿瘤呈分叶状，但整体呈球状。

虽然是良性肿瘤，但可缓慢增大，占位性病变导致肿块上游侧主胰管扩张的情况也不少见。一般不需要手术，SCN是通过影像检查能够确诊的胰腺肿瘤之一。

■参考文献

1) Procacci C，et al: Serous cystadenoma of the pancreas: report of 30 cases with emphasis on the imaging findings. J Comput Assist Tomogr，21：373-382，1997.

■参考征象

囊性→p.117/含钙肿块→p.146

MEMO

胰
腺

四、浆液性囊性肿瘤（SCN）（不典型病例）

【影像表现】

增强CT胰实质期胰体部可见2cm大小、边界清楚的结节。结节的下半部分是富血供的，比正常胰腺实质强化程度高（图A：→）。HASTE可以确认结节上半部为囊性病变，但下半部不是高信号（图B）。在MRCP中也是同样的观察结果（图C）。实施胰体尾部切除，大体病理可见肿块的1/2是实质性的，但从组织学上来看，这部分也是微囊肿集簇所构成。

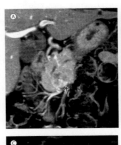
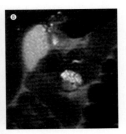

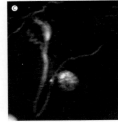

图 A：增 强CT胰腺实质期冠状面重建影；B：HASTE；C：MRCP（60余岁，男性）；

与本章第十四节CT"平扫低密度"为同一个病例

【鉴别要点】

浆液性囊性肿瘤中，由微小囊肿集簇形成肉眼无法确认囊肿结构的情况，称为实变型（solid variant）。肿瘤多表现为2～3cm大小的结节。

与通常的浆液性囊性肿瘤一样，间隔富含血管，因此动态增强CT可见早期强化，看起来像是富血供的实性肿块。如本例，大多数实性变异的SCN在MRI HASTE/MRCP呈现与水同等的高信号，可以确认是囊性病变。反过来说，如果MRI是囊样病变信号，但内部却有增强，仅凭这一点就能断定为浆液性囊性肿瘤。如果是极微小的囊肿集簇，MRI也不呈现囊样高信号，与内分泌肿瘤等富血供实性肿块鉴别存在困难。在本例中，不能否定伴囊变的胰内分泌肿瘤的可能性，（由于含有稍微粗大的囊肿，严格来说不能称为实性变异），切除病变大体诊断为以实性变异为主体的浆液性囊性肿瘤。

■参考文献

1）Kim SY，et al：Primary solid pancreatic tumors：recent imaging findings updates with pathology corre-lation. Abdom Imaging，38：1091-1105，2013.

■参考征象

囊性→p.118/充实性→p.135/平扫CT低密度→p.179

五、转移性胰腺肿瘤

【影像表现】

患者因肾细胞癌右肾摘除13年。胰钩突部动脉期可见12mm边界清楚、强化明显结节（图：→）。手术结果是肾细胞癌转移（clear cell carcinoma）。

【鉴别要点】

转移性胰肿瘤的原发肿瘤多为肾细胞癌、肺癌、乳腺癌等。原发灶是肾细胞癌和甲状腺癌等富血供肿瘤时，转移灶也是富血供的。富血供转移肿瘤，需要与胰腺神经内分泌肿瘤相鉴别，特别是与无功能内分泌肿瘤的鉴别较为困难，最近报道显示，肾癌转移的增强廓清现象（washout）更明显。肾细胞癌的胰转移在原发病灶切除后经过10年以上仍会发病，这一点也需要注意。

虽然扩散加权像中转移灶表现为高信号，但本人亲历病例中肾癌转移呈低、等信号的情况也很多。

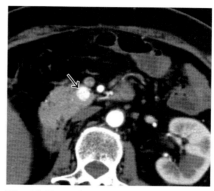

图　增强CT动脉期（70余岁，女性）
与本章第十四节"平扫CT低密度"相同的病例

■参考文献

1）Kang TW，et al：Differentiation between pancreatic metastases from renal cell carcinoma and hypervascular neuroendocrine tumour：Use of relative percentage washout value and its clinical implication. Eur J Radiol，84：2089-2096，2015.

2）Vincenzi M，et al：Imaging of pancreatic metastases from renal cell carcinoma. Cancer Imaging，14：5，2014.

■参考征象

胰肿大→p.88/充实性→p.134/含钙肿块→p.148/多发性胰肿块→p.152/平扫CT低密度→p.179

六、胰腺泡细胞癌

【影像表现】

增强CT胰实质期可见胰头部3cm边界清楚的肿块（图A：→）。增强后强化较胰腺实质稍弱，但均匀强化。实施了胰头十二指肠切除术，1年后因多发肝转移，转移灶显示为富血供肿瘤（图B）。

【鉴别要点】

腺泡细胞癌是显示向胰腺腺泡细胞分化来的恶性肿瘤，与普通型胰腺癌一样，预后不良。产生脂肪

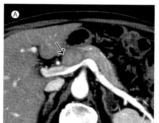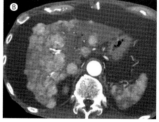

图　A：增强CT胰腺实质期；B：1年后的增强CT动脉期（70余岁，男性）

酶、淀粉酶、弹性蛋白酶Ⅰ等外分泌酶，有时会引起皮下脂肪坏死和多关节炎。肿瘤标志物中CEA、CA19-9上升的病例很少，有AFP升高的病例报道。

与普通型胰腺癌相比，多数呈膨胀性生长，且边界清楚，有时可具有薄的包膜样结构。内部多因出血或坏死而不均匀，密度表现多样。但也有像本病例这样缺乏坏死、以实性成分为主体、增强比较明显的肿块。由于呈膨胀性生长，没有伴随上游侧主胰管扩张，本例很难与神经内分泌肿瘤、肿块性胰腺炎（自身免疫性胰腺炎）鉴别。本病常见门静脉瘤栓、胰管内瘤栓。也有伴胆管内瘤栓的病例报道。

■参考文献

1）金本秀行，ほか：膵腺房細胞癌の臨床的特徴および画像診断の問題点. 消化器画像，9：13-18，2007.

■参考征象

胰管扩张→p.104/实性→p.130/主胰管内或静脉内瘤栓→p.159/胰周围脂肪密度增高→p.165/平扫CT低密度→p.176/增强CT乏血供肿块→p.193

七、未分化胰管癌

【影像表现】

增强CT胰实质期可见胰尾部3cm肿块。腹侧发现囊肿成分，背侧发现实性成分，其中一部分（图：→）与胰腺实质同等程度强化。

【鉴别要点】

未分化胰管癌是无明显分化倾向的上皮性胰腺恶性肿瘤。发病时多发现向周围脏器直接浸润和转移，不能根治切除的病例占50%以上，预后极为不良。

内部坏死倾向强，增强效果不佳，多被看作乏血供肿块，也有报道称肿瘤内血流丰富的病例。

本病例是伴有囊肿的不典型病例，实性成分的一部分血流丰富。

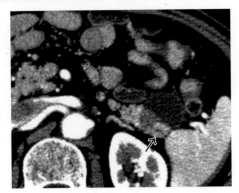

图　增强CT胰实质期（60余岁，男性）

■参考文献

1）Ichikawa T，et al: Atypical exocrine and endocrine pancreatic tumors（anaplastic. small cell. and giant cell types）: CT and pathologic features in 14 patients. Abdom Imaging, 25: 409-419, 2000.

■参考征象

实性→p.131/主胰管内或静脉内瘤栓→p.160/胰周围脂肪密度增高→p.165/CT平扫低密度→p.177/增强CT乏血供肿块→p.193

八、实性假乳头状瘤（SPN）

【影像表现】

病例1中，增强CT胰实质期发现胰尾部有包膜的巨大肿块。内部可见实性成分、变性坏死的低密度及钙化，是典型的SPN影像表现。实性部分的增强效果从弱到强，各种各样（图A：→）。

在病例2中，胰头部可见4cm大小边界清晰、有包膜的肿块。内部大部分为实性，增强效果比较明显（图B）。未发现广泛坏死、钙化、出血，属于不典型病例。

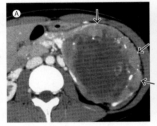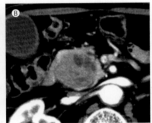

图　病例1A：增强CT胰腺实质期（30余岁，女性）；病例2B：增强CT胰实质期（70余岁，男性）

图A与本章"第十四节平扫CT低密度"及"第十七节T$_1$加权像高信号结节"的病例相同的病例

【鉴别要点】

SPN是一种分化方向不明的上皮性肿瘤，属低度恶性肿瘤。其好发于年轻女性，从小儿到老年人各年龄段都可发生。典型的影像表现是：具有厚包膜、呈膨胀性生长、内部实性成分、变性、坏死、与出血混合存在，呈现不均匀密度，通常边缘有粗大的钙化。

SPN的实性部分多为轻到中度、延迟性强化。但是也有像病例1那样肿块的一部分为富血供，或者像病例2那样坏死不明显、整体强化明显的病例。SPN是否能达到像典型的神经内分泌肿瘤那样富血供程度，本人没有经验。但对于年轻人，比起胰腺癌，鉴别诊断更加应当考虑神经内分泌肿瘤。

虽然是低恶性肿瘤，但实性部分在扩散加权像中呈高信号，FDG-PET的聚集也很强。

■参考文献

1）Choi JY, et al: Solid pseudopapillary tumor of the pancreas: typical and atypical manifestations. AJR Am J Roentgenol, 187: W178-186, 2006.

■参考征象

胰腺肿大→p.88/囊性→p.119/实性→p.130/含钙肿块→p.148/平扫CT低密度→p.178/增强CT乏血供肿块→p.196/MRI T$_1$加权像高信号结节→p.199

九、胰动静脉畸形

【影像表现】

增强CT动脉期（图A）显示从胰头部向体部扩张的异常血管。另外，可以看到门静脉早期显影。发现大量腹水，提示门静脉高压。腹腔动脉造影（图B）可以确认胰头部、体部异常血管增生和门静脉的早期显影。

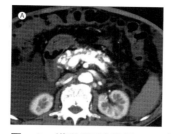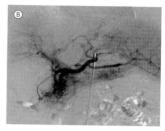

图　A：增强CT动脉期；B：腹腔动脉造影（60余岁，男性）

【鉴别要点】

动静脉畸形是在动静脉间形成异常吻合的血管畸形，在胰腺发育时，在动脉和门静脉之间形成吻合。经常因腹痛和消化道出血（动静脉畸形自身破裂、继发性胃食管静脉瘤出血、十二指肠溃疡出血等）而被发现，也有并发胰腺炎的情况，也有无症状偶然发现的情况。最终可导致门静脉高压症。胰动静脉畸形好发于胰头部，也有像本病例那样广泛发病的情况。

多数病例有多根血管参与，经导管栓塞术治疗很困难。推荐进行胰头全切除等外科手术，如门静脉压导致全身状态不良，则手术困难。

图像表现为增强CT、MRI动脉期发现异常血管影，诊断较容易。门静脉的早期显影也是特征之一，这种观察结果在神经内分泌肿瘤等富血供肿块中少见。

■参考文献

1）Ogawa H，et al：Arteriovenous malformation of the pancreas：assessment of clinical and multislice CT features．Abdom Imaging，34：743-752，2009．

十、胰内副脾

【影像表现】

胰尾部可见1.5cm大小、边界清楚的结节。动脉期、平衡期强化均匀而显著。乍一看考虑富血供的神经内分泌肿瘤，但仔细观察的话，不论哪个期相，强化都与脾的程度相同（图A、B：→）。

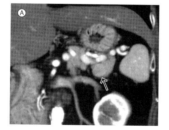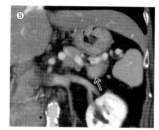

图　A：增强CT动脉期冠状面重建像；B：同平衡期冠状面重建像（60余岁，女性）

【胰内副脾的诊断】p.201同一病例

【鉴别要点】

胰内副脾如其名，是胰实质内存在的副脾，几乎所有病例都发生在胰尾部。边界清晰，多在2cm以下。具有与脾相同的CT密度值、MRI各序列信号和动态增强各期相的增强效果，与脾进行比对读片很重要。需要神经内分泌肿瘤的鉴别，由于表现为超顺磁性氧化铁（SPIO）的摄取，因而鉴别较容易（"须知！"见p.201）。在胰尾部观察到富血供结节时，鉴别时需要考虑副脾的可能性，通过SPIO增强MRI可以确诊。

■参考文献

1）Kim SH，et al：MDCT and superparamagnetic iron oxide（SPIO）-enhanced MR findings of intrapancreatic accessory spleen in seven patients．Eur Radiol，16：1887-1897，2006．

■参考征象

实性→p.134/MRI T₁加权像高信号结节→p.201

胰
腺

第十六节

增强CT乏血供肿块

在胰腺实质性肿块中，发生频率最高的普通型胰腺癌在动脉期、胰腺实质期均表现为乏血供肿块。动态增强CT扫描中正常胰腺实质强化最好的是胰腺实质期。在本章中，乏血供肿块是指胰实质期密度比周围正常胰实质低的肿块，有很多疾病需要与其进行鉴别。

乏血供肿块的鉴别诊断，首先要需要熟悉发病率最高的普通型胰腺癌的影像表现，这是很重要的。也就是说，在观察乏血供胰腺肿块时，如果能够观察到不符合普通型胰腺癌的影像表现（边界清晰、早期强化、钙化、出血、不伴有主胰管扩张等），才需要与发病率较低的疾病进行鉴别。

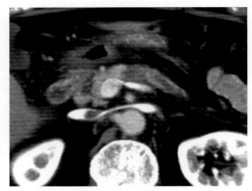

图　典型影像：普通型胰腺癌（70余岁，男性）

特别是对于无须外科治疗疾病的鉴别（局限性胰腺炎，自身免疫性胰腺炎），即使单凭影像无法明确诊断，也要提出可能性，这是很重要的。虽然对胰腺癌亚型进行影像学区分的临床意义不大，但对于其他肿瘤性病变如胰神经内分泌肿瘤、实性假乳头状瘤（SPN）、恶性淋巴瘤等，因为处理方法和手术方案不同，如果有可能也应该尽可能地进行鉴别诊断。

【鉴别诊断!】

急性胰腺炎（水肿性胰腺炎）（→p.190）　◎沟槽区域的普通型胰腺癌（→p.192）　●胰神经内分泌肿瘤（NET）（不典型病例）（→p.195）

急性胰腺炎（坏死性胰腺炎）（→p.190）　胰腺泡细胞癌（→p.193）　实性假乳头状瘤（SPN）（→p.196）

自身免疫性胰腺炎（→p.191）　未分化胰管癌（→p.193）　胰腺恶性淋巴瘤（→p.196）

沟槽状胰腺炎（→p.191）　◎破骨细胞型巨细胞性肿瘤（→p.194）

◎普通型胰腺癌（→p.192）　◎胰腺黏液癌（→p.194）

【征象缩略图】

急性胰腺炎（水肿性胰腺炎）

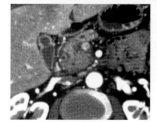

增强CT胰腺实质期
40余岁，男性【解说→p.190】

急性胰腺炎（坏死性胰腺炎）

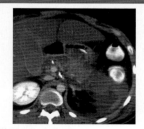

增强CT平衡期
20余岁，男性【解说→p.190】

自身免疫性胰腺炎

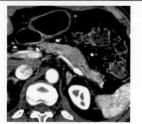

增强CT胰腺实质期
70余岁，男性【解说→p.191】

沟槽状胰腺炎

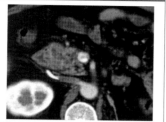

增强CT胰腺实质期

40余岁，男性【解说→p.191】

普通型胰腺癌

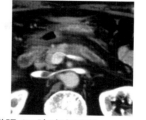

增强CT胰腺实质期

70余岁，男性【解说→p.192】

沟槽区域的普通型胰腺癌

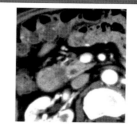

增强CT胰腺实质期

70余岁，女性【解说→p.192】

胰腺泡细胞癌

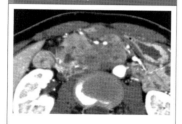

增强CT胰腺实质期

30余岁，女性【解说→p.193】

未分化胰管癌

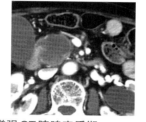

增强CT胰腺实质期

60余岁，女性【解说→p.193】

破骨细胞型巨细胞性肿瘤

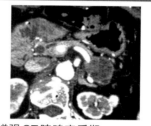

增强CT胰腺实质期

70余岁，女性【解说→p.194】

胰黏液癌

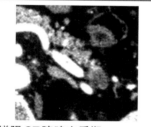

增强CT胰腺实质期

70余岁，男性【解说→p.194】

胰神经内分泌肿瘤（NET）（不典型病例）

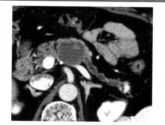

增强CT胰腺实质期

50余岁，男性【解说→p.195】

实性假乳头状瘤（SPN）

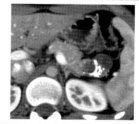

增强CT胰腺实质期

20余岁，男性【解说→p.196】

胰腺恶性淋巴瘤

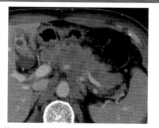

增强CT平衡期

50余岁，男性【解说→p.196】

胰

腺

增强CT表现为乏血供肿块的疾病

一、急性胰腺炎（水肿性胰腺炎）

【影像表现】

增强CT胰实质期可见胰腺钩突部肿大，增强效果稍差（图：→）。胰腺实质周围的脂肪密度增高，考虑局限性胰腺炎。急性胰腺炎（水肿性胰腺炎）可见胰颈部萎缩和主胰管扩张，表明胰背侧区域也反复发生胰腺炎。

【鉴别要点】

将急性胰腺炎诊断为乏血供肿块的情况通常很少，但炎症发生在局部时，肿大和增强不良有时看起来像肿瘤。具体来说，胰腺癌和胰管结石伴上游侧病变［参照阻塞性胰腺炎（并发胰腺癌的病例）］、沟槽部胰腺炎、胰管发育异常伴胰腺炎的时候，需要进行鉴别。伴胰腺分裂的局限性胰腺炎通常发生在背侧胰

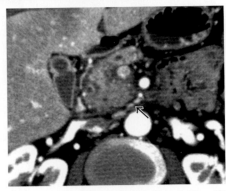

图　增强CT胰腺实质期（40余岁，男性）

腺，但偶尔也会在腹侧胰腺发生，可能看作局限于胰腺钩突部的乏血供肿块。作为罕见的疾病，伴随主胰管分叉、胰尾分叉（bifurcated main pancreatic duct，bifid tail）的局限性胰腺炎也可能存在。其他原因不明的局限性急性胰腺炎、表现为局部肿块的病例也有发生。

如果了解上述知识，仔细观察胰腺和胰腺周围的影像表现，并结合临床症状、实验室检查，局限性胰腺炎的诊断并不困难。但是，是否存在小胰腺癌作为局限性胰腺炎的病因，需要仔细观察或随访。

■参考文献

1）高倉有二，ほか：膵管癒合不全に合併した慢性腹側膵炎の1例．日臨外会誌，65：2755-2758，2004.

2）Koyasu S, et al：Bifid tail of the pancreas with localized acute pancreatitis．Magn Reson Med Sci，12：315-318，2013.

■参考征象

胰肿　大→p.84/囊变→0.122/胰周围脂肪密度增高→p.163/平扫CT低密度→p.174

二、急性胰腺炎（坏死性胰腺炎）

【影像表现】

酗酒患者，在增强CT平衡期可见胰体尾部整体肿大，胰周有积液。呈急性胰腺炎的表现。胰尾部发现4cm大小的无强化区域（图：→），表示该区域处于坏死的状态。

【鉴别要点】

坏死性胰腺炎占急性胰腺炎的10%～20%，在组织学上可见胰内外的脂肪坏死、胰实质坏死和出血。一般来说，胰腺实质肿大，平扫CT呈不均匀的低密度，出血部分呈现高密度。动态增强CT中，坏死部分从动脉期到平衡期增强效果均较差。如果是部分坏死，可类似乏血供肿块（相反，未坏死的胰腺实质呈岛状残留，像富血供肿块）。但是，实际上，从胰周围的伴随影像表现和临床症状来看，与肿瘤的鉴别一般不成问题。

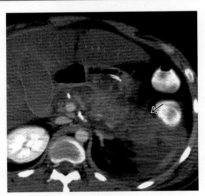

图　增强CT平衡期（20余岁，男性）

与本章第十四节平扫CT密度同一病例

■参考征象

胰腺肿大→p.84/囊变→p.123/胰周围脂肪密度增高→p.163/平扫CT低密度→p.174

三、自身免疫性胰腺炎

【影像表现】

胰实质期可见胰体部18mm大小的低密度区域（图A：→）。平衡期比周围胰腺实质密度稍高，强化均匀（图B：→）。病变部位未见主胰管，提示狭窄，但上游侧末梢主胰管轻度扩张。

【鉴别要点】

15% ～ 30%的自身免疫性胰腺炎在胰腺内形成局限性病变。胰腺实质期大多显示比正常实质稍低的密度，需要与胰腺癌相鉴别。但其特征是均匀的延迟性强化，平衡期呈现均匀的等高密度，可以与多数呈不均匀强化的胰腺癌相鉴别。与其他肿瘤

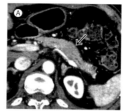
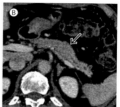

图　A：增强CT胰腺实质期；B：同平衡期（70余岁，男性）

的鉴别点，包括主胰管贯通肿块内的"胰管穿通征"（duct penetrating sign）（参照p.102）和主胰管壁强化。另外，肿瘤多发的情况也时有发生。如果有胰腺肿大和包鞘样结构、检验结果（血清IgG4上升）等自身免疫性胰腺炎的其他表现，或IgG4相关疾病胰外病变，就可以容易地进行鉴别。本病扩散加权像呈现高信号，反映了病变的活动性，但与同样显示高信号的胰腺癌鉴别作用不大。

■参考文献

1 ）Muhi A，et al：Mass-forming autoimmune pancreatitis and pancreatic carcinoma：differential diagnosis on the basis of computed tomography and magnetic resonance cholangiopancreatography，and diffusion-weighted imaging fingdings. J Magn Reson Imaging，35：827-836，2012.

2 ）Kawai Y，et al：Autoimmune pancreatitis：assessment of the enhanced duct sign on multiphase contrast-enhanced computed tomography. Eur J Radiol，81：3055-3060，2012.

■参考征象

胰腺肿大→p.85/胰萎缩→p.93/胰管狭窄→p.108/多发性胰肿块→p.153/周围脂肪密度增高→p.164

四、沟槽状胰腺炎（groove胰腺炎）

【影像表现】

增强CT胰实质期可见沟槽区域有3cm大小、内部低密度的肿块性病变（图：→）。也可以看到沿着十二指肠壁的小囊肿状低密度区域，但很难与胰腺癌进行鉴别。

【鉴别要点】

十二指肠降部和胰头部背侧、胆总管包围的区域称为沟槽（groove）区域。这里发生的局限性胰腺炎称为沟槽（groove）胰腺炎，有时可表现为肿瘤样病变。与一般的胰腺炎类似，本病以中年男性的酗酒者居多，但病变限定在沟槽部位的原因还不清楚。虽然分为完全局限于沟槽区域的单纯型（pure form）和累及胰头部实质的节段型（segmental form），但两者没有严格的区别。

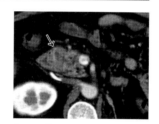

图　增强CT胰实质期（40余岁，男性）

特别是在节段型的情况下，很难与胰腺癌进行区别。十二指肠壁肥厚、十二指肠壁内或沟槽区域内的囊肿形成、胆总管和主胰管的逐渐变窄、不均匀的强化效果、未见脉管狭窄等征象，被认为更能提示胰腺炎。但是，即使有这些特征性的观察结果，胰腺癌的排除仍需要慎重。节段型在十二指肠壁肥厚的情况下，需要与十二指肠癌进行鉴别。

急性胰腺炎在临床随访过程中，肿块可随时间缩小。慢性胰腺炎症很难与恶性肿瘤区别。可以通过超声内镜（EUS）下活体标本检查以明确诊断，但也可能是假阴性。

排除恶性肿瘤的困难很多，但是通过包括影像诊断在内的综合判断，如果沟槽状胰腺炎的可能性较高，能避免创伤很大的胰头十二指肠切除术，进行慎重的病程观察是妥当的。

在本例中，根据暂时的影像表现很难与胰腺癌进行区别，但是酗酒的中年男性，因急性胰腺炎症状发病，考虑是沟槽状胰腺炎，随访确认肿块缩小。

■参考文献

1 ）Raman SP，et al：Groove pancreatitis：spectrum of imaging findings and radiology-pathology correlation. AJR Am J Roentgenol，201；W29-39，2013.

■参考征象

胰腺肿大→p.86/实变→p.132/含钙肿块→p.144

五、普通型胰腺癌

【影像表现】

增强CT胰实质期可见胰体部1.5cm大小的低密度区域（图A：→），伴胰尾部萎缩和主胰管扩张。胰尾侧层面上可见肠系膜动脉周围软组织影（图B：→），考虑是神经丛浸润。

【鉴别要点】

普通型胰腺癌从动脉期到胰腺实质期都比周围胰腺实质密度低，因为纤维化而呈延迟强化。平衡期、延迟期肿瘤比周围密度高，肿瘤范围更容易区分清楚。在形态上，浸润性的类型多于膨胀性，在膨胀性中坏死较少。对脉管的浸润性很强，通常主胰管闭塞，其上游胰管扩张，产生胰腺萎缩和阻塞性胰腺炎。门静脉和动脉狭窄也很常见。

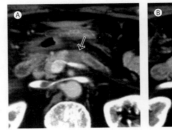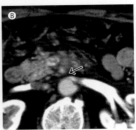

图 A：增强CT脉实质期；B：同胰尾部（70余岁，男性）

看到乏血供胰腺肿瘤时，其中50%可能是普通型胰腺癌，应首先进行鉴别。上述普通型胰腺癌，如果具有特征性的影像表现，就没必要提出一些罕见组织类型的肿瘤或肿块性胰腺炎进行鉴别。

■参考征象

胰管扩张→p.102/胰管狭窄→p.111/实变→p.128/含钙肿块→p.144/多发性胰肿块→p.153/主胰管内或静脉内瘤栓→p.160/胰周围脂肪密度增高→p.165/平扫CT低密度→p.175

【须知！】

在胰腺癌的影像诊断中，分期诊断和手术适应证判定很重要，因此要观察反映神经浸润等的胰周围脂肪组织密度增高（参照p.161、165）。在这里，虽然没有详细说明，但是梗阻性胰腺炎和内镜逆行性胆管胰管造影（ERCP）后胰腺炎，我们有必要注意影像表现的假阳性。

六、沟槽区域的普通型胰腺癌

【影像表现】

增期CT胰实质期在沟槽区域可见2cm大小的低密度的肿块（图A、B：→），胆总管扩张。

【鉴别要点】

沟槽区域是局限性胰腺炎的好发部位，被称为沟槽区（groove）胰腺炎，与此相对，在该区域发病、生长的普通型胰腺癌称为沟槽区胰腺癌。影像表现原则上与普通型胰腺癌相同，但根据其发生部位，从主胰管向胆总管的浸润，容易先发生上游胰管扩张。

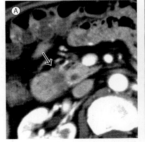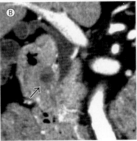

图 A:增期CT胰腺实质期；B:同冠状面重建像（70余岁，女性）
与本章第十四节"平扫CT低密度"相同的病例

如沟槽区胰腺炎章节所记载，胰腺癌所致的胆总管和胰管狭窄多呈陡峭的截断，但在本病例，胆总管狭窄是平滑的，是不典型的。由于肿瘤标志物升高，首先考虑胰腺癌，内镜下超声（EUS）引导下穿刺吸引细胞诊断证实为腺腺癌。

■参考文献

1）Raman SP，et al：Groove pancreatitis：spectrum of imaging findings and radiology-pathology correlation. AJR Am J Roentgenol，201：W29-39，2013.

■参考征象

胰管扩张→p.104/实变→p.133/胰周围脂肪密度上升→p.166/平扫CT低密度→p.176

七、胰腺腺泡细胞癌

【影像表现】

增强CT胰实质期发现胰头部有6cm大小的分叶状肿块。内部可见坏死的低密度区域及增期效果较好的部分，密度不均匀（图）。

【鉴别要点】

胰腺腺泡细胞癌是向腺泡细胞分化的恶性肿瘤，与普通型胰腺癌一样，预后不良。产生脂肪酶、淀粉酶、弹性蛋白酶I等外分泌酶，有时会引起皮下脂肪坏死和多关节炎。肿瘤标志物中CEA、CA19-9上升的病例很少，有AFP升高的病例报道。

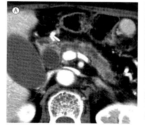
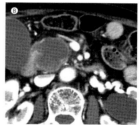

图　增强CT胰腺实质期（30余岁，女性）
与本章第十四节"平扫CT低密度"相同的病例

与普通型胰腺癌相比，呈膨胀性生长、边界清晰的情况较多，有时也具有薄的包膜样结构。内部因出血或坏死而变得不均匀、密度多样化。在本例中，从增强效果比较良好的实性部分到被认为是坏死的低密度区域混合存在。另外，本瘤常见门静脉瘤栓、胰管内瘤栓，也有伴胆管内瘤栓的病例报道。

■参考文献

1）金本秀行，ほか：膵腺房細胞癌の臨床的特徴および画像診断の問題点．消化器画像，9：13-18，2007.

■参考征象

胰管扩张→p.104/实变→p.130/主胰管内或静脉内瘤栓→p.159/胰周围脂肪密度增高→p.165/平扫CT低密度→p.176/增强CT富血供肿块→p.185

八、未分化胰管癌

【影像表现】

增强CT胰实质期可见胰头部4cm大小的肿块（图B）。可见边缘强化的实性部分，但中心部分几乎没有增强，坏死明显。与阻塞性胰腺炎的鉴别困难，但也可以看到向体尾部的肿瘤进展（图A）。

【鉴别要点】

未分化胰管癌是没有明显分化倾向的上皮性胰腺恶性肿瘤。发病时多发现向周围脏器的直接浸润和转移，不能根治切除的病例占大半，预后极为不良。

图　增强CT胰腺实质期（60余岁，女性）
与本章第十四节"平扫CT低密度"同一病例

内部坏死倾向较强，像本病例这样增强效果不良，多被看作乏血供肿块。扩散加权像呈高信号。与普通型胰腺癌相比，发现时的肿块较大，有显示膨胀性生长的倾向。肿瘤占据整个胰腺也常见（9%），在本病例中，癌浸润到体尾部。

■参考文献

1）Paal E，et al：A clinicopathologic and immunohistochemical study of 35 anaplastic carcinomas of the pancreas with a review of the literature．Ann Diagn Pathol，5：129-140，2001.

■参考征象

实变性→p.131/主胰管内或静脉内瘤栓→p.160/胰周围脂肪密度增高→p.165/平扫CT低密度→p.177/增强CT富血供肿块→p.186

九、破骨细胞型巨细胞性肿瘤

【影像表现】

增强CT胰实质期可见胰尾部有3cm大小的肿块。内部实性部分和囊肿部分混在一起，也可见间隔结构，呈多房性的形态（图）。

【鉴别要点】

破骨细胞型巨细胞性肿瘤是未分化胰管癌的1型，是极少见的胰腺肿瘤。病理图像与骨巨细胞性肿瘤类似，为多房性，伴有高频率的肿块内出血。在图像中也反映了这一点，是多房性肿瘤，可见提示出血的平扫CT高密度和MRI T₁加权像高信号。也有液面形成和间隔钙化的情况。在亲历的病例中，扩散加权像呈不均匀的高信号。

因为是相当罕见的肿瘤，所以术前诊断很困难，但是如果像本病例那样显示出典型表现，可以用于鉴别诊断。

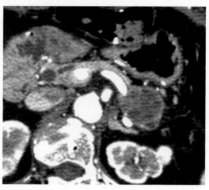

图　增强CT胰腺实质期（70余岁，女性）
与本章第十七节"T₁加权像高信号结节"同一病例

■参考文献

1）Ichikawa T，et al：Atypical exocrine and endocrine pancreatic tumors anaplastic，small cell，and giant cell types：CT and pathologic features in 14 patients.

Abdom Imaging，25：409-419，2000.

■参考征象

囊变→p.120/含钙肿块→p.146/平扫CT高密度→p.168/MRI T₁加权像高信号结节→p.198

十、胰黏液癌

【影像表现】

在增强CT胰实质期中，发现胰尾部有约1.5cm大小的低密度区域（图A）。平衡期增强效果稍强（图B）。T₂加权像高信号乍看像囊肿（图C），HASTE（T₂加权水成像）显示中等强度信号，可知不是囊肿（图D）。

【鉴别要点】

胰黏液癌是胰管癌的亚型，病理上可发现癌细胞悬浮在黏液湖中。黏液反映在T₂加权像上呈高信号，但HASTE和MRCP没有囊肿那样明显的高信号。扩散加权像呈高信号，增强效果较不明显，平衡期可见延迟性弱强化。有时也伴有包膜样结构。

需要与伴变性的普通型胰腺癌、恶性胰管黏液性乳头瘤、黏液性囊腺癌等进行鉴别，最重要的是与良性囊肿区别开来。

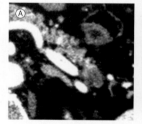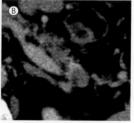
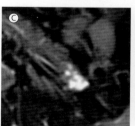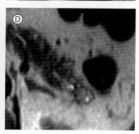

图　A：增强CT胰腺实质期；B：同平衡期；C：T₂加权像；D：HASTE（70余岁，男性）
与本章第十四节"平扫CT低密度"相同的病例

■参考征象

胰管狭窄→p.111/囊变→p.118/实变→p.131/含钙肿块→p.147/平扫CT低密度→p.177

十一、胰神经内分泌肿瘤（NET）（不典型病例）

【影像表现】

病例1：增期CT胰实质期（图A）在胰体部发现3cm大小、边界清楚的肿块，可见体尾部实质萎缩和主胰管扩张。肿块边缘是强化的实性部分，中心部分密度较低，病理上是出血坏死。本病例是多发性内分泌瘤病Ⅰ型的病例，胰尾部有富血供胰神经内分泌肿瘤。

病例2：多发肝肿瘤患者。增强CT动脉期（图B）发现肝内呈早期强化的多个肿块，一部分伴有坏死。胰头部可见比周围胰腺实质密度低的2cm大小实性结节（图B：→）。诊断为胰神经内分泌肿瘤的多发肝转移。

【鉴别要点】

胰神经内分泌肿瘤是典型的富血供肿块，但也有从动脉期到胰实质期没有强化的病例。一种是坏死模式，另一种是实性但缺乏强化的模式。

坏死在大肿块中出现频繁，有时小病变可以坏死，残存的实性部分通常是富血供的。胰神经内分泌肿瘤可有钙化，有时难以与实性假乳头状瘤（SPN）相鉴别。

实质型但缺乏强化的模式需要与普通型胰腺癌相鉴别。与癌相比，这种类型的胰神经内分泌肿瘤通常边界清晰、无浸润表现，如病灶较小则很难鉴别。

低分化胰神经内分泌肿瘤的微血管密度较低，有报道显示，CT灌注的评价，特别是血流量（blood flow）与肿瘤的分级（由核分裂数，Ki-67标记率决定）相关。

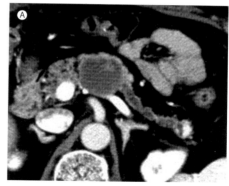

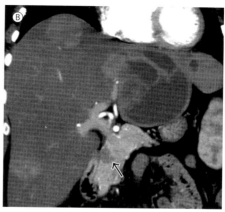

图　病例1 A：增期CT胰腺实质期（50余岁，男性）；病例2 B：增期CT动脉期冠状位重建像（30余岁，女性）

肝转移瘤与典型早期强化的胰神经内分泌肿瘤影像表现相同，像病例2那样，即使很小的胰原发病灶也可能引起多发肝转移。在观察富血供的多发肝肿瘤时，有必要仔细观察是否有胰腺肿瘤。

■参考文献

1）Kartalis N，et al：Recent developments in imaging of pancreatic neuroendocrine tumors．Ann Gastroenterol，28：193-202，2015．

■参考征象

胰管扩张→p.105/胰管狭窄→p.111/囊变→p.119/实变→p.129/含钙肿块→p.147/多发性胰肿瘤→p.152/主胰管内或静脉内瘤栓→p.159

十二、实性假乳头状瘤（SPN）

【影像表现】

病例1：增强CT胰实质期发现胰尾部伴有包膜的4cm大小肿块，内部大部分未见增强效果，认为是坏死。在边缘部可见实性成分（图A：→），有轻度强化，也可见粗大的钙化，这是典型的实性假乳头状瘤（SPN）的影像表现。

病例2：增强CT胰实质期在胰体部发现2cm大小边界不清的低密度区域（图B：→），上游侧主胰管扩张。根据这个影像表现很难与普通型胰腺癌区别开来。

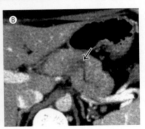

图　病例1A：增强CT胰腺实质期（50余岁，男性）；病例2B：增强CT胰实质期（20余岁，女性）

（图B是与本章第十七节"T₁加权像高信号结节"病例2相同的病例）

【鉴别要点】

SPN是一种分化方向不明的上皮性肿瘤，属低度恶性肿瘤。好发于年轻女性，从小儿到老年人很多年龄段都可发生。典型的影像特征包括具有厚的包膜、呈膨胀性生长、内部实性成分和变性、坏死、出血混合在一起，呈现不均匀的密度。肿块边缘通常有明显、粗大钙化。

以前认为发现时肿块较大是SPN的特征之一，近年来随着影像诊断技术的进步，偶然发现小直径病灶也是常事，在这种情况下，包膜不清、不伴钙化、出血、坏死，很难与胰腺癌和不呈富血供表现的胰神经内分泌肿瘤区别开来。虽然是低度恶性肿瘤，但实性部分在扩散加权像呈高信号，FDG-PET的浓聚也很强。

■参考文献

1）Kim SY, et al：Primary solid pancreatic tumors：recent imaging findings updates with pathology correlation. Abdom Imaging, 38：1091-1105, 2013.

■参考征象

胰腺肿大→p.88/囊变→p.119/实变→0.130/含钙肿块→p.148/平扫CT低密度→p.178/增强CT富血供肿块→p.186/MRI T₁加权像高信号结节→p.199

十三、胰腺恶性淋巴瘤

【影像表现】

在病例1中，增强CT平衡期可见胰头部有3cm大小的低密度区域，均匀强化，内部无坏死。可见胃大弯侧及肠系膜淋巴结肿大（图A：→）。病例2在增强CT平衡期（图B）可见胰体尾部多结节状肿大。脾动静脉在肿块内走行，没有闭塞。

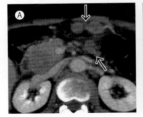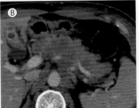

图　病例1A：增强CT平衡期（50余岁，女性）；病例2B：增强CT平衡期（50余岁，男性）

【鉴别要点】

原发性胰恶性淋巴瘤极少见，多作为全身恶性淋巴瘤的部分症状出现。组织类型以弥漫性大B细胞淋巴瘤居多，有报道因急性胰腺炎而发病的病例。

影像上可表现为局限性肿块或胰腺弥漫性肿大，强化较低，与其他部位的恶性淋巴瘤一样，肿块密度均匀，很少坏死。与胰腺癌相比，血管浸润很少见，肿瘤上游侧主胰管扩张也很少。时常发现周围淋巴结肿大，肿大淋巴结可以与胰腺肿瘤融合成团。

如果病灶局限于胰腺，如果肿块增大显示出淋巴瘤的影像特征，与胰腺癌的鉴别也是很容易的。但局限于胰腺的小肿块，影像表现缺乏特异性，经历过术前诊断胰腺癌而实施胰头十二指肠切除术，术后病理诊断为恶性淋巴瘤的病例。

如果仅仅表现为胰腺肿大，很难与胰腺炎，特别是自身免疫性胰腺炎进行区别，有必要纳入血液检查等进行综合诊断。

■参考文献

1）Merkle EM, et al：Imaging findings in pancreatic lymphoma：differential aspects. AJR Am J Roentgenol, 174：671-675, 2000.

■参考征象

胰腺肿大→p.87/实变→p.135/多发性胰腺肿块→p.154/胰周围脂肪密度增高→p.166

第十七节

MRI T₁加权像高信号结节

正常胰腺在腺泡内含有高蛋白液体，因此在T₁加权像中呈现高信号。

不仅是胰腺病变，很多肿瘤性或炎症性病变大多显示低信号。而T₁加权像显示高信号的病变却很少，在鉴别诊断中是重要的线索。

T₁加权像呈现高信号的物质有含脂肪组织、亚急性期出血、铁和铜等沉淀物、部分钙化、角蛋白样物质、高蛋白液体、黑色素等。上腹部MRI扫描通常采用脂肪抑制T₁加权像，其中脂肪表现特殊，容易判别，除此之外，多系出血。

本章提出的表现为T₁加权像高信号的代表性疾病，除了上述，还有腺泡细胞癌和神经内分泌肿瘤出血产生高信号。T₁加权像呈现高信号，可以作为重要线索来进行诊断。

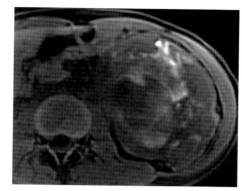

图　典型影像：实性假乳头状瘤（SPN）（30余岁，女性）

【鉴别诊断!】

胰腺假性囊肿（→p.198）
破骨细胞型巨细胞性肿瘤（→p.198）
实性假乳头状瘤（SPN）（→p.199）
胰腺类皮炎囊肿（→p.199）
胰腺淋巴上皮囊肿（→p.200）

【征象缩略图】

胰腺假性囊肿

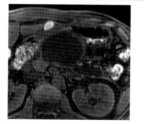

T₁加权像
40余岁，男性【解说→p.198】

破骨细胞型巨细胞性肿瘤

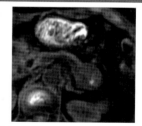

T₁加权像
70余岁，女性【解说→p.198】

实性假乳头状瘤（SPN）

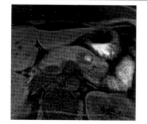

T₁加权像
20余岁，女性【解说→p.199】

胰腺类表皮囊肿

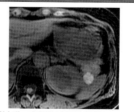

（山梨大学　市川新太郎医生提供）
脂肪抑制T₁加权像
60余岁，女性【解说→p.199】

胰腺淋巴上皮囊肿

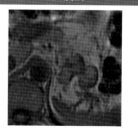

T₁加权像
50余岁，男性【解说→p.200】

MRI T₁加权像表现为高信号结节的疾病

一、胰腺假性囊肿

【影像表现】

急性胰腺炎发病6个月后。胰体尾部可见11cm大小的厚壁哑铃形囊肿。内部也零星可见T₁加权像高信号（图A：▶）、HASTE（T₂加权水成像）低信号的结节（图B：▶），反映了坏死物质等。沿着胃壁也可见T₁加权像高信号的囊肿（图A：→）。

【鉴别要点】

假性囊肿内部由于出血、感染和

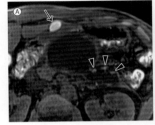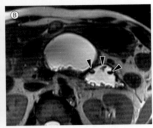

图　A：T₁加权像；B：HASTE（40余岁，男性）

坏死等呈现出各种各样的信号，但是表现为T₁加权像高信号的情况不多。在胰腺炎急性期观察到显示T₁加权像高信号的积液时，提示有可能出现假性动脉瘤伴出血。虽然急性胰腺炎T₁加权像高信号病变，多数是因为出血和脂肪坏死，但有必要通过动态增强CT排除假性动脉瘤的可能。

慢性期在假性囊肿（慢性假性囊肿）内部观察到T₁强调像高信号时，除血肿外，还可能是坏死物质。慢性假性囊肿是由成熟的囊肿壁构成的稳定囊肿，可长期存在，也有囊壁钙化的情况。我们也见过脂肪坏死部分随着病程而液化、包裹，直至T₁加权像呈高信号囊肿样的病例。

有些偶然发现的假性囊肿，患者无明确的胰腺炎既往史，也没有提示慢性胰腺炎的影像表现。假性囊肿的影像表现多种多样，可根据形态、T₁加权像高信号、囊壁钙化等进行诊断，但薄壁单房性囊肿与其他囊肿性疾病的鉴别有时也很困难。

■参考征象

胰管狭窄→p.112/囊变→p.121/含钙肿块→p.145/多发性胰腺肿块→p.155

二、破骨细胞型巨细胞性肿瘤

【影像表现】

T₁加权像可见胰尾部有3cm大小的肿块。内部以稍微不均匀的低信号为主体，可以看到一部分显示为高信号，提示出血（图）。

【鉴别要点】

破骨细胞型巨细胞性肿瘤是未分化胰管癌的Ⅰ型，是极少见的胰腺肿瘤。病理图像与骨巨细胞性肿瘤类似，为多房性，伴有高频率的肿块内出血。在图像中也反映出这一点，是典型的多房性肿瘤，可以看到平扫CT高密度和T₁加权像高信号，提示出血的。有时也可见液-液平面形成和间隔钙化。

在本例中，肿瘤内部也发现了T₁加权像高信号，病理确认是出血成分。扩散加权像在亲历的病例中呈现出不均匀的高信号。

虽然是相当罕见的肿瘤，但只要呈现出特征性的影像表现，就可以鉴别。

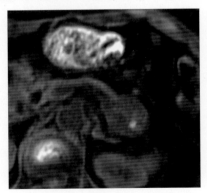

图　T₁加权像（70余岁，女性）
与本章第十六节乏血供肿块同一病例

■参考文献

1）Ichikawa T，et al Atypical exocrine and endocrine pancreatic tumors（anaplastic，small cell，and giant cell types）：CT and pathologic features in 14 patients．Abdom Imaging，25：409-419，2000.

■参考征象

囊性 →p.120/含钙肿块 →p.146/平扫CT高密度→p.168/增强CT乏血供肿块→p.194

三、实性假乳头状瘤（SPN）

【影像表现】

病例1（图A）在T₁加权像发现胰尾部巨大肿块。内部可见高信号区域，提示肿块内出血。

病例2（图B）在胰体部发现了2cm大小占位性病变。内部可见点状高信号，提示出血。

【鉴别要点】

SPN是一种分化方向不明的上皮性肿瘤，属低度恶性肿瘤。好发于年轻女性，但从小儿到老年人各年龄段都有发病。典型的影像表现是：具有厚的包膜，呈膨胀性生长，内部实性成分和变性、坏死、出血混合存在，呈现不均匀的密度（信号）。边缘部分常有粗大

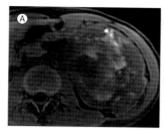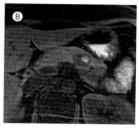

图　病例1 A：T₁加权像（30余岁，女性）；病例2 B：T₁加权像（20余岁，男性）

病例1：与本章第十四节平扫CT低密度及本章第十五节增强CT富血供肿块的病例1相同的病例

病例2：与本章第十六节增强CT乏血供肿块的病例2相同的病例

的钙化。如果有出血的话，在T₁加权像会反映出来，呈现出高信号。只要有这些典型的影像学表现，就可以明确地诊断。

发现时肿瘤体积较大被认为是影像特征之一，但近几年随着影像诊断技术的进步，偶然发现的小肿瘤增多。在这种情况下，有时很难与胰腺癌和神经内分泌肿瘤相鉴别，如果在T₁加权像可见高信号成分，诊断可倾向于SPN。

作为易伴出血和钙化的实性胰腺肿瘤，要与破骨细胞型巨细胞性肿瘤相鉴别，但破骨细胞型巨细胞性肿瘤是极为罕见的肿瘤，好发年龄也不同。

■参考文献

1）Choi JY，et al：Solid pseudopapillary tumor of the pancreas：typical and atypical manifestations．AJR Am J Roentgenol，187：W178-186，2006．

■参考征象

胰腺肿大→p.88/囊变→p.119/实变→p.130/含钙肿块→p.148/平扫CT低密度→p.178/增强CT富血供肿块→p.186/增强CT乏血供肿块→p.196

四、胰腺上皮样囊肿

【影像表现】

脂肪抑制T₁加权像可见胰尾部高信号结节，脂肪抑制T₂加权像呈低信号（图A、B：→）。平扫和增强CT（未提供）在结节内部未发现增强效果，可以判断为囊性病变。

【鉴别要点】

胰上皮样囊肿是由迷走胰腺的腺组织、副脾发生的单房性或多房性良性囊性病变，呈不均匀的信号，反映了各种不同内容液的性状。有报道称，25%的病例含黏稠的内容液，T₁加权像呈高信号。

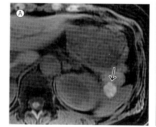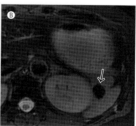

图　A：脂肪抑制T₁加权像；B：脂肪抑制T₂加权像（60余岁，女性）

（山梨大学　市川新太郎先生のご厚意による）

由于是从副脾发生的，因此基本上所有病例都发病于胰尾部，如果沿囊肿壁可以看到类似于脾组织的实性成分（呈现与脾同样的密度值、信号、增强效果）就能够诊断。但是，该实性部分在图像有上述表现的仅占55%，不典型的情况下，很难与其他囊性病变进行鉴别。在临床上，血清CA19-9和CEA可以达到高值也很重要。

■参考文献

1）Motosugi U，et al：Epidermoid cyst in intrapancreatic accessory speen：radiological findings including superparamagnetic iron oxide-enhanced magnetic resonance imaging．J Comput Assist Tomogr，34：217-222，2010．

■参考征象

囊性→p.120

胰腺

五、胰腺淋巴上皮囊肿

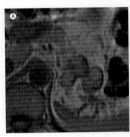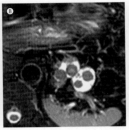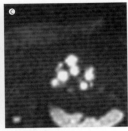

图　A：T$_1$加权像；B：T$_2$加权像；C：扩散加权像（50余岁，男性）

【影像表现】

脾门部可见分叶状肿块，与胰尾部连续并向外侧生长（在提示图像中未显示）。T$_2$加权像显示多房性囊肿的内部，有许多呈低信号的结节（图B）。T$_1$加权像、扩散加权像呈高信号（图A、C）。该结节可见角蛋白球，是胰淋巴上皮囊肿的特征。

【鉴别要点】

胰淋巴上皮囊肿是多发于中老年男性的单房性或多房性囊性病变，血清CA19-9常升高。囊壁的大部分被多层扁平上皮覆盖，其周围间质中可见淋巴组织。囊肿内多可见角蛋白样物质，与自由水相比，T$_1$加权像、扩散加权像呈高信号，T$_2$加权像呈低信号。本例在囊肿内形成角蛋白球，呈现特征性的影像表现。从胰腺实质向外侧生长的情况较多，也是其特征之一。如果看到上述典型的表现，就能做出明确的诊断。虽然是少见疾病，但是良性病变，为了避免不必要的创伤性治疗，影像诊断的意义很大。

■参考文献

1）Terakawa H, et al：Clinical and radiological feature of lymphoepithelial cyst of the pancreas. World J Gastroenterol，20：17247-17253，2014.

■参考征象

囊性→p.122

【技术讲座】　T$_1$加权像不放过病变

如本章关键征象解说（p.197）中所述，正常胰腺在T$_1$加权像中显示高信号，与此相对，包括普通型胰癌在内的许多病变显示为低信号。胰腺癌在动态增强CT各期相中，有时与周围胰腺实质的对比度不大，通过T$_1$加权像最容易确认肿块范围。即使是以其他目的进行上腹部MRI检查，也希望通过T$_1$加权像确认有无胰腺病变。

胰
腺

【须知!】 胰内副脾的诊断

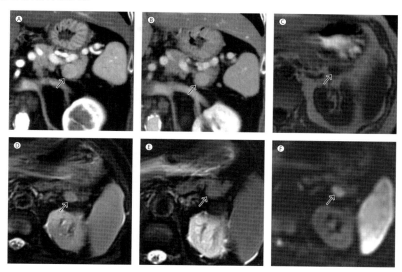

图 A：动态增强CT动脉期冠状断位重建图像；B：平衡期冠状断位重建图像；C：T$_1$加权像；D：T$_2$加权像；E：SPIO增强后T$_2$加权像；F：扩散加权像（60余岁，女性）

　　胰内副脾如其名是胰实质内存在的副脾。边界清楚、结节大小多在2cm以下，几乎所有病例都发生在胰尾部。从经验来看，多在胰尾部的背侧。

　　与脾具有相同的CT密度值、MRI各序列信号、和动态增强各期相强化效果。在动态增强CT呈现早期强化（图A、B），在MRI T$_1$加权像呈低信号（图C）、T$_2$加权像呈高信号（图D）、扩散加权像呈高信号（图F），与脾脏进行比较即可确定。在大病灶中，动态早期阶段有时也能看到与脾同样的不均匀强化效果。由于白脾髓/红脾髓的比值较高，因此也有报道显示T$_2$加权像比脾信号较高的病例。

　　胰内副脾并发上皮样囊肿，这种情况下囊肿边缘的实性部分显示与脾同样的信号、增强效果（参照"胰腺上皮样囊肿"项p.199）。

　　为了明确诊断，网状内皮系统可吸收的肝、脾^{99m}Tc锡胶体闪烁成像，或超顺磁性氧化铁（SPIO）增强MRI是有用的，大多数使用空间分辨率较好的后者。在本病例中，比较SPIO增强前后的T$_2$加权像（图E）可知，胰尾部的结节性病变的信号与脾同等程度地下降。

　　自Gd-EOB-DTPA上市以来，SPIO的使用频率骤减，年轻的放射科医生可能不熟悉SPIO。胰内副脾是没有手术适应的良性病变，为了避免不必要的创伤，如果有必要的话，需要拍摄SPIO增强MRI进行确诊。

■参考文献

1）Kim SH，et al：MDCT and superparamagnetic iron oxide（SPIO）-enhanced MR findings of intrapancreatic accessory spleen in seven patients．Eur Radiol，16；1887-1897，2006．

第 3 章

脾

第一节

脾　大

脾的大小是用脾指数（长径×短径）衡量，正常情况在40以下。如果长径超过10cm，或者脾下极超过肝右叶下极，就可简单地判定为脾大。脾大是指脾弥漫性肿大的状态，形成的原因多种多样。大多数伴有门静脉高压症，肝硬化患者会出现血小板降低现象。各种血液病和感染也是脾大的常见原因。继发于血液病的脾肿大，会因循环障碍导致脾梗死。恶性肿瘤也会出现脾大，在脾的原发性恶性肿瘤中，恶性淋巴瘤最为多见。白血病浸润、血管肉瘤、其他脏器肿瘤转移等也会引起脾大。

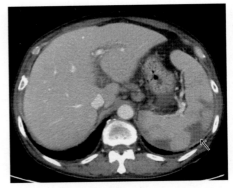

图　典型影像：弥漫型大B细胞恶性淋巴瘤
脾大，部分因梗死形成了不规则的强化不良区域（→）

【须知！】
　　常见的副脾是胚胎发育时期发生的，因脾胚胎组织和主体不融合，或由多个脾胚胎组织同时形成。脾胚胎组织和胰、肾、肾上腺和性腺等的胚胎组织起源接近，可在脾外的脏器内产生异位脾组织，胰尾部的副脾较为多见。当与性腺组织相融合时，称为脾性腺融合（splenogonadal fusion）。睾丸或卵巢内可见脾组织，伴有左侧睾丸的下降不全，称为不连续型（discontinuous type）；正常脾组织内可见性腺组织，称为连续型（continuous type）。

■参考文献
1）Eisayes KM，et al：MR imaging of the spleen spectrum of abnormalities．Radiographics，25：967-982，2005.
2）Dudds WI，et al：Radiulogic imaging of splenic anomalies AJR Am J Roentgend，155：805-810，1990.

【鉴别诊断！】

◎淤血性脾大
　　肝硬化（→p.206）
　　门静脉、脾静脉血栓症

◎血液疾病
　　白血病（→p.207）
　　恶性淋巴瘤（→p.206）
　　骨髓纤维症
　　真性红细胞增多症
　　遗传性椭圆红细胞增多症
　　遗传性球状红细胞增多症
　　镰状红细胞症
　　地中海贫血

▲炎性疾病
　　系统性红斑狼疮
　　淀粉样变
　　脾结节病（→p.207）

▲恶性肿瘤
　　原发性血管肉瘤
　　转移性脾肿瘤（→p.207）
　　周围脏器浸润

感染
　　传染性单核细胞症
　　结核
　　梅毒
　　鹦鹉热
　　布鲁症
　　亚急性细菌性心内膜炎
　　疟疾
　　肝炎

蓄积症
　　高雪症（Gaucher症）
　　尼曼-皮克病（Niemann-Pick病）
　　颅骨黄脂增生病（hand-schuller-christion病）

脾

【征象缩略图】

肝硬化，淤血脾

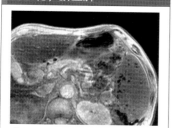

T₂*加权像

60余岁，男性【解说→p.206】

霍奇金淋巴瘤

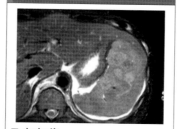

T₂加权像

30余岁，男性【解说→p.206】

滤泡性恶性淋巴瘤

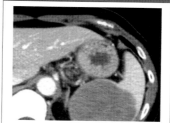

增强CT

50余岁，女性【解说→p.206】

急性骨髓性白血病

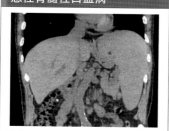

平扫CT

50余岁，男性【解说→p.207】

脾结节病

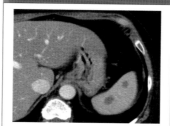

增强CT

80余岁，女性【解说→p.207】

转移性脾肿瘤（卵巢癌）

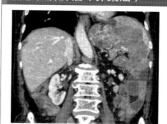

增强CT

80余岁，女性【解说→p.207】

一、肝硬化，淤血脾

【影像表现】

脾轻度大，脾门部可见扩张的门静脉侧支循环，（图：▶），提示门静脉高压症。MRI 梯度回波 T_1 加权（3T 装置，TE＝4.4msec）可见脾脏内形成磁化伪影的多个低信号结节（图：→），考虑铁质沉着结节（Gamna-Gandy Bodies，GGB），也就是脾脏铁沉积结节。

【鉴别要点】

要与其他导致脾大的疾病进行鉴别，鉴别的关键是看是否有肝硬化的病史、有无肿块形成及有无铁质沉着结节（Gamna-Gandy Bodies，GGB）的存在。

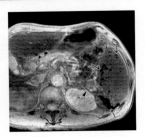

图 T_2^* 加权像（60余岁，男性）

■参考征象

MRI T_2 加权像 高信号→p.259

二、脾原发性恶性淋巴瘤

（1）霍奇金淋巴瘤

【影像表现】

可见轻度脾大及少量腹水。脾信号不均匀，脾内形成多个结节状呈弱 T_2 高信号区（图A：→）或者低信号区（图B：▶），各个结节的内部信号较均匀，无明显坏死。

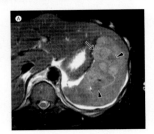

图 A：T_2 加权像（30余岁，男性）

（2）滤泡型恶性淋巴瘤

【影像表现】

脾脏内边界清楚的肿块（图B：→），肿瘤内部信号均匀，未见明显坏死。

【鉴别要点】

脾原发性淋巴瘤有大B细胞淋巴瘤、T/NK 细胞性肿瘤、霍奇金淋巴瘤 3 种类型，在日本，原发性大B细胞淋巴结最为多见。例图可见脾大、多发结节、肿块形成等多种影像表现。

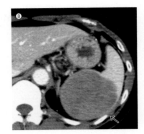

图 B：增强CT（50余岁，女性）

■参考征象

多发性脾肿块 →p.229/增强CT 低密度（圆形～类圆形）→p.244/增强CT 部分低密度（楔状等）→p.248/MRI T_2 加权像 低信号→p.254/T_2 加权像 高信号→p.260/MRI T_2 加权像 弥漫性低信号→p.264

三、急性骨髓性白血病

【影像表现】

脾大，脾下极超过了肝右叶下极，脾内未见明显肿块形成，呈均匀性脾大。

【鉴别要点】

和恶性淋巴瘤一样，白血病也会出现脾大。急性骨髓性白血病、慢性骨髓性白血病、慢性淋巴性白血病，引起脾大的频度均较高。白血病浸润影像表现为脾大、多发结节、肿块形成等。这些血液疾病引起循环功能不全和脾大，伴发相对氧浓度下降，导致脾梗死。

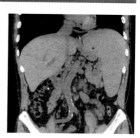

图　平扫CT（50余岁，男性）

■参考征象

多发性脾肿块 →p.229/增强CT 低密度（圆形～类圆形）→p.244/增强CT 部分低密度（楔状等）→p.248/MRI T$_2$加权像低信号→p.254/T$_2$加权像高信号→p.260/MRI T$_2$加权像弥漫性低信号→p.264

四、脾结节病

【影像表现】

脾实质内见多个10～20mm的低密度结节（图：→），边界清晰。脾结节病表现为1～30mm的多发结节，不过单纯表现为脾大的情况也较多。MRI中T$_2$加权像显示结节信号低于周围脾实质，增强时呈早期强化，平衡期呈延时性强化。

【鉴别要点】

脾多发结节、脾大是非特异性表现，但从整体上看脾结节病、肺门淋巴结肿大、肺野病变、眼病变、皮肤病变等均可帮助诊断。

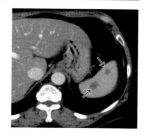

图　增强CT（60余岁，女性）

（岐阜市民医院　小岛寿久医生提供）

■参考征象

多发性脾大 →p.225/增强CT 低密度（圆形～类圆形）→p.239/ MRI T$_2$加权像低信号→p.253/ MRI T$_2$加权像 弥漫性低信号→p.264

五、转移性脾肿瘤（卵巢癌）

【影像表现】

脾内可见边界不清、多发、融合肿块，脾大。既往有卵巢癌病史，考虑卵巢癌脾脏转移。

【鉴别要点】

脾是由胃脾韧带，脾肾韧带固定在腹腔内，尾部由膈结肠韧带支撑。这样的结构很容易使胃胰疾病浸润脾。

转移性脾肿瘤主要通过血行转移，原发灶可以是乳腺癌、胃癌、黑素瘤、前列腺癌等。

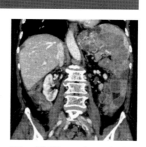

图　增强CT（80余岁，女性）

■参考征象

钙化→p.217/囊性脾大→p.222/多发性脾大→p.228/增强CT局部密度增高→p.233/增强CT低密度（圆形～椭圆形）→p.245/增强CT部分的低密度（楔状等）→p.249/MRI　T$_2$加权像→p.261

第二节

形态异常（多脾，无脾，萎缩）

【征象缩略图】

多脾症（内脏反位）

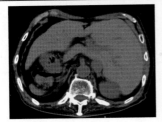

平扫CT

70余岁，男性【解说→p.209】

萎缩（脾梗死）

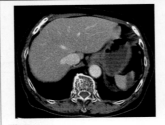

增强CT

80余岁，女性【解说→p.209】

游走脾（扭转）

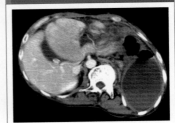

增强CT

30余岁，男性【解说→p.210】

脾损伤（交通外伤）

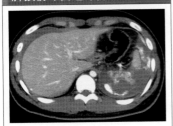

增强CT

20余岁，男性【解说→p.210】

表现为形态异常的疾病（多脾，无脾，萎缩）

一、多脾症，无脾

多脾症和无脾症多数伴有如内脏反位等器官排列异常。除了脾大外，还有心脏畸形和内脏畸形等各种临床影像表现。多脾症比无脾症预后相对较好。

● 多脾症

通常可见 2 ～ 6 个形态良好的小脾脏围在一个大脾脏周围，或一个大脾脏存在多个分叶等多种形态。常合并室间隔缺损等心脏畸形，合并非发绀型心脏病多见，预后好于无脾症。约 50% 在 1 岁之前死亡，不到 10% 的患者合并轻度心脏病变，可以成活至成年并意外发现。其他合并症包括肝部下腔静脉缺损、下腔静脉 - 奇静脉连接、胰体尾缺损胆道闭锁和中肠旋转异常等。

● 无脾症

这是一种名为无脾综合征（Ivemark Syndrome）的罕见疾病。脾组织不存在，血液中发现了豪焦小体（Howell-jolly 小体），免疫有缺陷。与多脾症不同，无脾症常合并发绀型心脏病，预后很差，通常在出生 1 年内死亡。

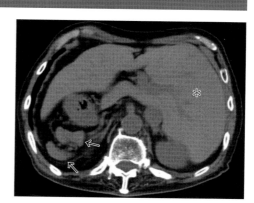

图　典型影像：平扫CT，内脏反位伴多脾症（70 余岁，男性）

右侧膈肌下方可见 2 个脾（→）。肝（*）位于左侧（岐阜市民医院小岛寿久医生提供）

■ 参考文献

1）Applegate KE，et al：Situs revisited imaging of the heterotaxy syndrome RadioGraphics，19：837-852（discussion；853-854）1999.

二、萎缩

有各种各样的疾病和病变可引起萎缩。镰状红细胞症、原发性血小板增多症、脾动静脉血栓症等疾病造成反复脾梗死，病程较长的可引起脾萎缩。其他如系统性红斑狼疮和类风湿关节炎等结缔组织疾病、淀粉样变性、门静脉高压症伴发血小板减少症继发脾栓死等也被认为是萎缩的原因。

脾的重量最初约为 100g，随着年龄的增长呈现萎缩。

■ 参考文献

1）Dodds WJ，et al：Radiologic imaging of splenic anomalies. AJR Am J Roentgenol，155：805-810，1990.

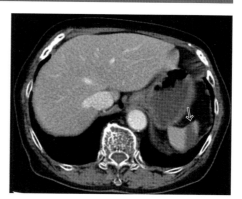

图　典型影像：增强CT心房颤动合并脾梗死（80 余岁，女性）

脾略微萎缩，已经梗死的脾实质呈楔形的增强不良区域（→）

三、游走脾

脾分别由胃脾韧带、脾肾韧带、膈脾韧带和脾结肠韧带在腹侧、背侧和尾侧固定在腹腔内。这些韧带缺如可导致脾固定不充分，形成游走脾。胃脾韧带背侧和胰腺前部的连接不佳也是一个原因。后天原因有腹壁薄弱、妊娠、脾大、脾肿瘤等。游走脾本身无症状，脾每天都在移动。但扭转发生时由于充血和梗死，可出现从轻度腹痛到急腹症不等的症状。

在影像上，脾不在正常解剖位置，而是在腹腔或骨盆中游走。包含胰腺的脂肪组织、脾动脉和静脉在脾门部呈螺旋状旋转（Whirled appearance）结构，是典型的影像表现。治疗方法是脾脏固定术，当存在广泛的脾梗塞时需进行脾切除术。

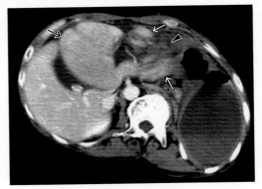

图　典型影像：增强CT脾扭转（30余岁，男性）
脾脏已扭转至肝门部位（→）。胰腺（⇒）也与脾动脉和静脉一起扭转向脾门侧，胰腺体尾部的一部分实质强化程度低下（▶）。
（富山县立中央病院　阿保　齐医生提供）

■参考文献

1）Peitgen K，Schweden K：Management of intermittent splenic torsion（"wandering spleen"）：a review．Eur J Surg，1651：19-52，1995．

四、脾损伤

对早期补液有反应，生命体征能维持稳定的患者（一过性有效，transient responder），是CT检查的适应证。双期以上的增强CT成像可以评估有无血管外渗和假性动脉瘤的存在，协助制定治疗策略。在确定有血管外渗或者假性动脉瘤的情况下，很多医疗机构将脾动脉栓塞术作为首选。但患者的生命体征不时变化，要根据具体情况，选择转换为开腹手术方案。

如果因轻微跌倒等引起腹痛，可以用平扫CT进行筛查。平扫CT时，脾周围的血肿与脾实质具有大致相同的密度。因此，需要注意血块产生的密度略高（哨兵血块征sentinel clot sign），这也是一个重要征象。

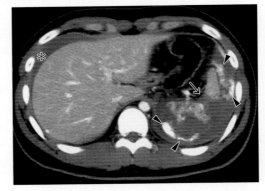

图　典型影像：增强CT交通外伤引起的脾损伤Ⅲb（20余岁，男性）
脾脏可见复杂的深度损伤（→），诊断为Ⅲb损伤。脾周围在门静脉期可见多个血管外渗影像（▶）。肝周围可见血性腹水（＊）

■参考文献

1）佐々木純ほか：日本腹部救急医学会雑誌，32：1163-1167，2012．

脾

【须知！】

交通事故引起脾的重度损伤，跌倒、打击、踢伤等诸多因素也可能引起脾损伤。随着时间的推移，患者有可能陷入昏迷状态。日本外伤协会对于脾的损伤分为Ⅰ～Ⅲ型（图1）。

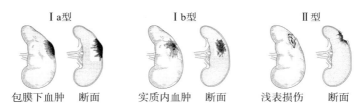

Ⅰa型　　　　　　　Ⅰb型　　　　　　　Ⅱ型

包膜下血肿　断面　　实质内血肿　断面　　浅表损伤　断面

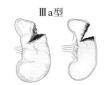
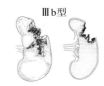

Ⅲa型　　　　　　　Ⅲb型

单纯深部损伤　断面　　复杂深部损伤　断面

附：合并脾门部损伤的血管损伤
表现脾门、脾门血管损伤（HV）

Ⅲa＋HV

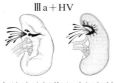

Ⅰ型	包膜下损伤	subcapsular injury
a	包膜下血肿	subcapsular hematoma
b	实质内血肿	intraparenchymal hematoma
Ⅱ型	浅表损伤	superficial injury
Ⅲ型	深部损伤	deep injury
a	单纯深部损伤	simple deep injury
b	复杂深部损伤	complex deep injury

合并脾脏损伤和脾门部缺损

（引用2008年日本外伤学会脏器损伤分类）

图1　脾脏损伤分类

MEMO

第三节

钙化（高密度）

　　单纯从脾的钙化来分类，可分为孤立性钙化和散在钙化两种情况。钙化可以出现在囊肿壁上，也可以是肿块的一部分。

　　孤立性钙化通常出现陈旧性血肿（损伤后）、陈旧性脓肿、梗死后改变等陈旧性改变，可以几乎没有明显临床表现。

　　散在性钙化多见于陈旧性脾结核，确认有无肺和淋巴结等其他器官的陈旧性结核病灶很重要。脾脏Gamna-Gandy小体的出现是肝硬化的有力证据，可通过MRI检查，观察含铁血黄素的沉积来证实诊断。

　　如果在囊肿壁上看到钙化，则假性囊肿的可能性较大，陈旧性血肿（损伤后）、陈旧性脓肿、梗死后改变、胰腺假性囊肿向脾进展等原因引起钙化的可能性居

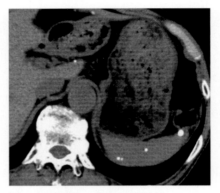

图　典型影像：陈旧性脾结核
（平扫CT）

多。薄壁囊肿一般为真性囊肿（表皮样囊肿），也可见囊壁钙化现象。淋巴管瘤也可能伴有囊壁钙化，分叶状结构和间隔不均匀强化可用于鉴别诊断。比较罕见的其他疾病，如包虫病脾病变，囊壁也可以伴有钙化现象。

　　肿瘤病内也可出现钙化现象，常见的有错构瘤、血管瘤、黏液性腺癌转移等，这些病变的鉴别需要通过增强CT扫描，对病灶的性状进行必要的评估。这些病变可能是单个的，也可能是多发的。与脾转移性肿瘤的鉴别很重要。引起钙化的转移性肿瘤多为黏液性腺癌，通常可见延迟性肿块强化。错构瘤也表现为延迟强化的多发肿块，但通常表现为具有明确边界的单发肿瘤。如果难以辨别，则通过筛查原发病灶或是随访观察肿块增大趋势来鉴别。

■参考文献
1）Elsayes KM，et al：MR imaging of the spleen：spectrum of abnormalities．Radiographics，25：967-982，2005．
2）Abbott RM，et al：From the archives of the AFIP：primary vascular neoplasms of the spleen：radiologic-pathologic correlation，Radiographics，24：1137-1163，2004．
3）Freeman JL，et al：CT of congenital and acquired abnormalities of the spleen Radiographics，13：597-610，1993．

【鉴别诊断！】

◎脾囊肿（真性囊肿，假性囊肿）（→p.214）	脾血管瘤	黏液腺癌转移（→p.217）
◎陈旧性脾结核（→p.214）	脾错构瘤	脾动脉瘤
◎脾脏Gamna-Gandy小体（→p.215）	脾损伤（→p.217）	动脉硬化
陈旧性血肿，陈旧性梗死，陈旧性脓肿（→p.216）	胰腺假性囊肿的脾内扩展	静脉石

【征象缩略图】

脾囊肿（真性囊肿、假性囊肿）

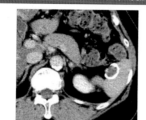

增强 CT 后期像
60余岁，女性【解说→p.214】

陈旧性脾结核

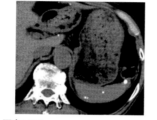

平扫 CT
50余岁，女性【解说→p.214】

脾腺 Gamna-Gandy 小体

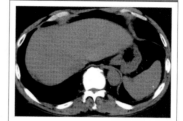

平扫 CT
60余岁，男性【解说→p.215】

陈旧性脾梗死

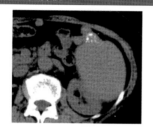

平扫 CT
70余岁，女性【解说→p.216】

陈旧性脾脓肿

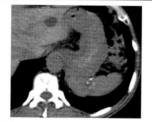

平扫 CT
60余岁，男性【解说→p.216】

脾损伤（急性）

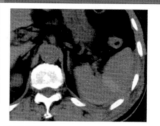

平扫 CT
80余岁，男性【解说→p.217】

转移性脾肿瘤

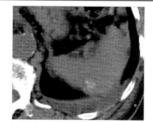

平扫 CT
70余岁，男性【解说→p.217】

脾

表现为钙化（高密度）的疾病

一、脾囊肿（真性囊肿、假性囊肿）

【影像表现】

脾脏增强CT显示无强化的囊状结构，囊壁上可见环状钙化（图：→），诊断为脾脏出血后的假性囊肿。

【鉴别要点】

脾囊肿分为真性囊肿和假性囊肿。两者的区别在于是否有上皮细胞覆盖。脾囊性病变约80%的患者是假性囊肿，通常伴有钙化，当脾囊性病变伴囊壁钙化时，大多数是假性囊肿。造成假性囊肿最常见的原因是陈旧性血肿、陈旧性脓肿、胰腺假性囊肿向脾扩展和脾损伤后。但真性囊肿和表皮样囊肿约有10%可发生囊壁钙化，两者的鉴别比较困难。作为鉴别诊断，当囊肿具有间隔时，真性囊肿可能大；当通过随访，发现囊肿有缩小时，假性囊肿的可能性大。

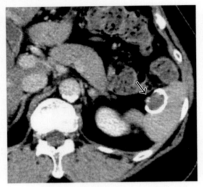

图　增强CT后期相（60余岁，女性）

■参考征象

囊性脾肿块→p.220/增强CT低密度（圆形～类圆形）→p.240/MRI T_2加权像高信号→p.257

二、陈旧性脾结核

【影像表现】

脾脏内部多个部位可见大小不等的钙化（图：→）。肝中也有类似的钙化（图：▶）。患者有结核感染病史，腹腔淋巴结和肝有钙化，诊断为陈旧性结核钙化。

【鉴别要点】

脾结核通常是粟粒性肺结核的一部分病变，结核活动期脾脏中形成许多小的肉芽肿，愈合后残留许多小钙化结节。在其他器官如肺、淋巴结等部位通常可见陈旧性结核病的钙化病变。

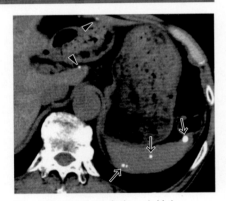

图　平扫CT（50余岁，女性）

■参考征象

多发脾肿块→p.226

三、脾脏Gamna-Gandy小体

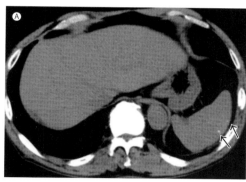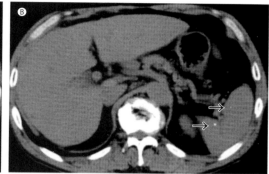

图　病例1 C型肝硬化
A：平扫CT脾上极水平；B：脾门部水平（60余岁，男性）

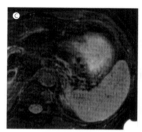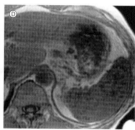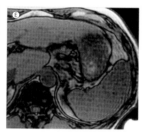

图　病例2 酒精性肝硬化
C：MRI T_2加权图像；D：MRI T_1加权图像（同相位）；E：同（反相位）（70余岁，男性）

【影像表现】

病例1：脾内可见许多小钙化结节（图A、B：→），肝有硬化表现，该病确诊为C型肝硬化引起的门静脉高压症，脾脏Gamna-Gandy小体可帮助诊断。

病例2：T_2加权像可见多个微小的低信号结节，该病变在T_1加权更长TE时间的同相位图像中，比反相位图像显示更清楚，提示为含铁血黄素的沉积。本例是由酒精性肝硬化引起的门静脉高压症，诊断为脾脏Gamna-Gandy小体，同样CT可以显示这些结节。

【鉴别要点】

门静脉高压引起了脾淤血，脾实质内出现微小出血，形成含铁血黄素，通过影像检查可以发现。在强磁敏效应的梯度回波扫描中，可清楚地显示低信号病变。虽然CT可见大量微钙化病变，但CT也可能不显示，如有怀疑，可以通过包括梯度回波法的MRI精准检查获得特征性发现，则诊断就不难了。

■参考征象

多发性脾肿块→p.228/MRI T_2加权像低信号→p.252/MRI T_2加权像弥漫性低信号→p.263

四、陈旧性脾梗死

【影像表现】

脾腹侧边缘钙化，钙化周围的脾实质萎缩（图A：→ ）。增强CT显示钙化边缘区域强化不明显（图B：→ ）。

【鉴别要点】

脾梗死是由于血液疾病、栓塞、血栓等疾病造成。急性期表现为脾边缘楔状增强缺损或对比不佳的区域，慢性期梗死区域的脾实质可以萎缩和钙化。梗死部分可以是囊性的，并可形成假性囊肿。见到脾边缘和周围脾实质钙化等特征性表现，诊断并不困难。

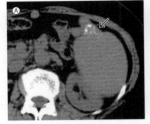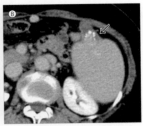

图 A：平扫CT；B：增强CT后期相（70余岁、女性）

■参考征象

形态异常（多脾，无脾，萎缩）→p.209/增强CT部分低密度（楔状）→p.248/MRI T$_2$加权像高信号→p.260

五、陈旧性脾脓肿

【影像表现】

脾增强扫描显示强化不明显区域，并在边缘可见钙化，周围脾实质可见牵引收缩改变，这是继发于脾脓肿的钙化。

【鉴别要点】

活动性脾脓肿是厚壁、囊状占位性病变，对周围组织产生挤压。随着活动性的消失，形成陈旧性改变，可以观察到脓肿壁炎症后钙化。周围的脾实质经常出现炎症后收缩性变化。如果活动性脓肿病灶较大，缩小的残留脓腔形成，呈增强充盈缺损的假性囊肿。如果多发性脾脓肿后，会形成多发假性囊肿。

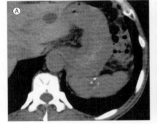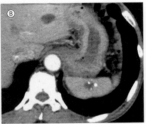

图 A：平扫CT；B：增强CT后期像（60余岁，男性）

■参考征象

囊性脾肿块→p.221/多发性脾肿块→p.225/增强CT低密度（圆形~类圆形）→p.238/MRI T$_2$加权像高信号→p.258

六、脾损伤（急性）

【影像表现】

平扫CT显示脾门部到脾边缘浅淡的密度增高区域（图A：→）。该部位在增强早期形成强化不良区域，这是外伤后脾损伤病例。平扫时的高密度是损伤后的血肿，脾周围高密度影也考虑是血肿所致（图A：▶）。

【鉴别要点】

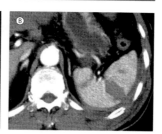

图　A：平扫CT；B：增强CT早期相（80余岁，男性）
交通外伤

由于血肿的密度要高于脾实质的密度，急性脾损伤中的血肿在平扫CT中显示为浅淡的密度增高影。脾在外伤时容易受到损伤，如果脾损伤后CT显示浅淡密度增高影，是脾出血的特征表现，诊断并不困难。

■ 参考征象

形态异常（多脾、無脾、萎縮）→p.210/造影CT限局性高吸收→p.235/造影CT部分的低吸收（くさび状など）→p.249

【须知!】 伴钙化的转移性脾肿瘤

脾内集中出现稍高密度的钙化灶（A：→），增强CT早期在钙化周围可见肿块增强不良区域（B：▶）。这个病例是大肠黏液癌脾转移。如果原发灶是黏液性恶性肿瘤的情况，有时就会伴有钙化。

■ 参考征象

脾大→p.207/囊性脾肿块→p.222/多发脾肿块→p.228/增强CT局部密度增高→p.233/增强CT低密度（圆形～类圆形）→p.245/增强CT部分低密度（楔状等）→p.249/MRI T$_2$加权像高度信号→p.261

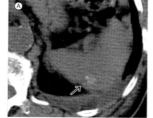
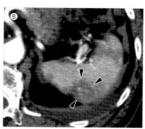

图　A：平扫CT；B：增强CT早期相（70余岁，男性）

第四节

脾囊性肿块

　　虽然脾囊性病变多见，但约80%是出血后或梗死后形成的假性囊肿。假性囊肿通常单发，囊壁伴钙化，通过随访观察发现囊肿大多会缩小。假性囊肿以外的囊性病变需要注意壁的厚度和是否存在实质性成分。

　　薄壁的囊性病变的鉴别诊断需要考虑表皮样囊肿和淋巴管瘤。表皮样囊肿是真性囊肿，约占脾囊性病变的10%。有许多间隔，但囊壁比较薄。淋巴管瘤边缘呈分叶状，通常位于淋巴管集中的包膜下，其特征是囊壁和间隔在增强时有一定程度的强化。脾囊性肿块通常是单发，但也可能多发，囊壁和间隔也可能有钙化。

　　对于厚壁的囊性病变，要怀疑错构瘤、转移性脾肿瘤、脾脓肿、胰腺假性囊肿脾内侵犯和包虫病等。这些病变可以是单个也可以是多个，通常凭影像很难鉴别，如果可见实性部分，则需考虑肿瘤性病变。鉴别时需考虑脾错构瘤和脾囊性转移瘤，也需鉴别脾原发恶性病变和转移性，转移性病变影像通常具备原发病灶的特征，表现多种多样，重要的是确认原发病灶的存在和是否有多器官转移。脾脓肿壁厚且具有均匀大致的延迟期强化，炎症反应和相关症状的存在对诊断很重要。胰腺假性囊肿脾内侵犯通常与胰腺假性囊肿病灶相连续，诊断相对容易。脾包虫病是一种罕见的疾病，表现为脾囊性结构和增强后无强化，常怀疑为坏死，常伴有钙化。

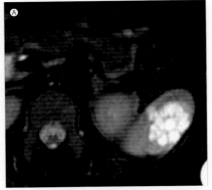

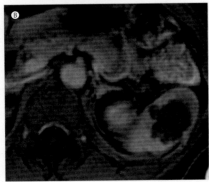

图　典型病例：淋巴管瘤
A：MRI脂肪抑制T$_2$加权像；B：MRI增强T$_1$加权像（后期相）

■参考文献
1 ）Elsayes KM，et al：MR imaging of the spleen：spectrum of abnormalities．Radiographics，25：967-982，2005．
2 ）Abbott RM，et al：From the archives of the AFIP：primary vascular neoplasms of the spleen：radiologic-pathologic correlation Radiographics，24：1137-1163，2004．
3 ）Urrutia M，et al：Cystic masses of the spleen：radiologic-pathologic correlation．Radiographics，16：107-129，1996．

【鉴别诊断！】

◎脾假性囊肿（出血后，梗死后）（→p.220）	脾淋巴管瘤（→p.221）	囊性脾转移（→p.222）
◎脾真性囊肿（表皮样囊肿）（→p.220）	错构瘤	包虫病
◎脾脓肿（→p.221）	◎胰腺假性囊肿脾内侵犯（→p.222）	

【征象缩略图】

脾假性囊肿

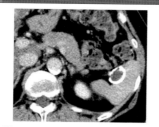

增强CT后期相
60余岁，女性【解说→p.220】

脾真性囊肿

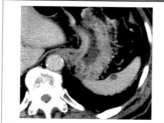

增强CT后期相
80余岁，男性【解说→p.220】

脾脓肿

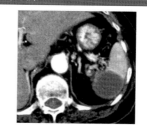

增强CT早期相
80余岁，女性【解说→p.221】

脾淋巴管瘤

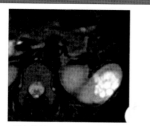

MRI脂肪抑制T₂加权像
40余岁，女性【解说→p.221】

胰腺假性囊肿脾内侵犯

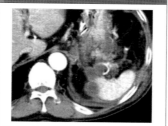

增强CT早期相
60余岁，男性【解说→p.222】

囊性脾转移

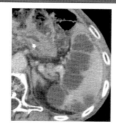

增强CT后期相
70余岁，男性【解说→p.222】

脾

表现为囊性脾肿块的病变

一、脾假性囊肿

【影像表现】

脾可见有环形钙化的囊性病变（图→），囊肿内部在增强时无强化，考虑是出血后的假性囊肿。

【鉴别要点】

脾囊肿包括假性囊肿和真性囊肿，不同之处在于是否具有上皮细胞覆盖。大多数（约80%）是假性囊肿，没有上皮细胞覆盖，好发于外伤、出血、梗死后。

脾假性囊肿常伴有囊壁钙化，受囊肿内部血液、胆固醇结晶、沉淀物等成分的影响，CT显示密度增高，MRI T_1加权像信号上升，T_2加权像信号减弱。由于假性囊肿常随时间推移逐渐减小，因此当发现这种特征并怀疑假性囊肿时，建议进行随访观察，但有时会伴有出血和感染。

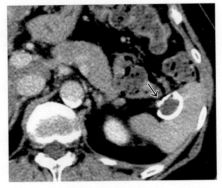

图　增强CT后期像（60余岁，女性）

■参考征象

钙化（高密度）→p.214/增强CT 低密度（圆形～类圆形）→p.240/MRI T_2加权像 高信号→p.257

二、脾真性囊肿

【影像表现】

脾内边界清楚的囊性病变（图：→），未见明显囊壁或间隔结构。长期随访无明显变化，既往有外伤和胰腺炎病史，诊断为真性囊肿。

【鉴别要点】

鉴别真性囊肿与假性囊肿的关键在于囊泡壁是否覆盖上皮细胞。真性囊肿大多数是表皮样囊肿，约占脾囊性病变的10%。

囊壁厚薄均匀且不强化，真性囊肿的囊内分隔较假性囊肿多见。约10%的囊壁会有钙化。仅凭影像学检查很难与假性囊肿进行区分，在临床上也没有对它们进行严格的分类。如果通过随访发现囊肿缩小，则怀疑是假性囊肿。

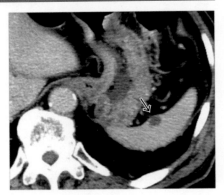

图　增强CT后期像（80余岁，男性）

■参考征象

钙化（高密度）→p.214/增强CT 低密度（圆形～类圆形）→p.240/MRI T_2加权像 高信号→p.257

三、脾脓肿

【影像表现】

脾可见囊壁相对较厚的囊性病变（图A：→），壁厚度均匀，未见分隔结构。增强后，囊肿内未见强化，但囊壁有延迟强化（图B：→）。通过抗菌药物治疗后，病变缩小，诊断为脾脓肿。

【鉴别要点】

脾脓肿的影像表现示有较厚但大致均匀的囊壁，囊壁有延迟性强化，确认囊肿内部没有强化很重要。在肝中，我们经常观察到

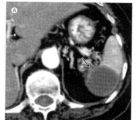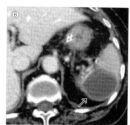

图 A：增强CT早期相；B：后期相（80余岁，女性）

脓肿"双靶征"（double target sign）和周围正常组织的楔状强化，但在脾内大多观察不到。脓肿内无间隔的情况也很多。因为常通过血行性播散，容易多发，如果出现多发性微小脓肿，则高度怀疑真菌性脓肿。

在CT难以诊断的情况下，则可以进行MRI检查，弥散加权像发现脓肿特征性的高信号有助于诊断。

■ 参考征象

钙化（高密度）→p.216/多发脾脏肿块→p.225/增强CT低密度（圆形～类圆形）→p.238/MRI T_2加权像高信号→p.258

四、脾淋巴管瘤

【影像表现】

T_2加权像可见脾内高信号分叶状、多房囊性肿块（图A），增强MRI的T_1加权像中未见明显实性成分，多房结构的分隔稍有强化（图B：→）。诊断为淋巴管瘤。

【鉴别要点】

淋巴管瘤是单个或者多个的、单房或者多房囊性病变。也有全身性淋巴管瘤的情况。

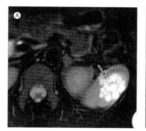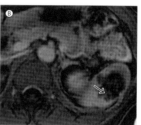

图 A：MRI脂肪抑制T_2加权像；B：增强MRI T_1加权像（后期像）（40余岁，女性）

典型的淋巴管瘤是脾内单个或多个囊性低密度灶，边界较清楚，可有分叶状结构的多房囊性病变，囊内未见实质性结构，在增强时薄壁有轻度或中度强化。也可伴钙化，表现为沿囊壁形成曲线形钙化。淋巴管集中在包膜下是该病的特征性发生部位。

MRI T_1加权像上呈低信号，在T_2加权像上呈高信号。如果内容物蛋白含量高或伴出血时，则在MRI T_2加权像上显示为低信号或T_1加权像上呈部分高信号的现象。

■ 参考征象

增强CT低密度（圆形～类圆形）→p.243/MRI T_2加权像高信号→p.258

五、胰腺假性囊肿脾内侵犯

【影像表现】

脾内侧可见向外突出的囊性病灶（图A：→），该病灶与胰腺体部、尾部周围的不规则包裹性坏死相连（图B：→）。急性胰腺炎后形成的假性囊肿，是胰腺假性囊肿脾侵犯的主要形成原因。

【鉴别要点】

因为与胰腺假性囊肿连续，胰腺假性囊肿脾内扩展较易诊断，但极少

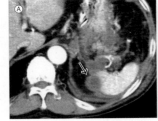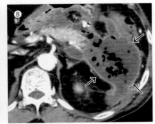

图　A：增强CT早期像（脾水平）；B：增强CT早期像（胰腺水平）（60余岁，男性）

数的情况下无法观察到这种连续性。由于有急性胰腺炎后假性囊肿形成这样的病史，诊断通常无困难。

胰腺假性囊肿脾内侵犯的病变通常表现为不规则的囊样病灶，具有相对较厚的囊壁，囊壁可强化。囊内可能存在出血或坏死组织，在CT扫描时显示为高密度，在T_1加权像上显示为高信号，在T_2加权像上显示为低信号。

■ 参考征象

增强CT低密度（圆形～类圆形）→p.241/MRI T_2加权像高信号→p.259

六、囊性脾转移

【影像表现】

脾内可见多个囊样病变，边缘不规则，边界不清。胰腺癌多脏器转移病例，快速增大，诊断为胰腺癌的多发囊性转移。

【鉴别要点】

脾不是常见的恶性肿瘤的转移器官。然

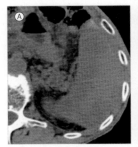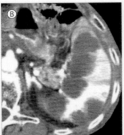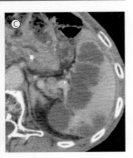

图　A：平扫CT；B：增强CT早期像；C：后期像（70余岁，男性）

而，恶性肿瘤患者的尸检报告中有5%～7%的脾转移，在脾发生的肿瘤中，转移性肿瘤要比原发性肿瘤更常见。

脾转移性肿瘤常表现为肿块或囊性病变。囊性转移又可以分单房性病变及多房性病变，通常边界清晰，但边缘不规则，观察囊肿壁有无不规则的实质成分很重要。约60%囊性转移是多发病变。

原发灶为乳腺癌、肺癌、胃癌、大肠癌，特别是恶性黑素瘤的转移通常表现为囊性转移。转移方式为血行性转移、淋巴转移和播散性转移，多发性脾肿块多为血行性转移。

■ 参考征象

脾大→p.207/钙化→p.217/多发性脾肿块→p.228/增强CT高密度→p.233/增强CT低密度（圆形～类圆形）
　　→p.245/增强CT部分低密度（楔状等）→p.249/MRI T_2加权像高度信号→p.261

第五节

脾多发性肿块

脾多发性肿块的鉴别，需要考虑许多疾病，如良性肿瘤、恶性肿瘤、感染和肉芽肿等，包括有强化的实性病变和无强化的囊性病变等。

肿块增强后明显早期强化的情况，需要考虑脾血管瘤、一部分的脾错构瘤、脾血管肉瘤、富血供肿瘤的脾转移瘤等疾病。增强早期发现边缘结节状强化，并延迟期均匀强化，考虑脾血管瘤和脾血管肉瘤。增强早期强化并有增强廓清现象，则考虑富血供肿瘤脾转移和活动期的脾炎性假瘤。正常脾实质在增强早期有不均匀的强化，因此必须仔细观察病变处对比剂是否密集强化。类似的病变如脾血管瘤，其特征性表现为T_2加权像如肝血管瘤一样有较强的高信号。

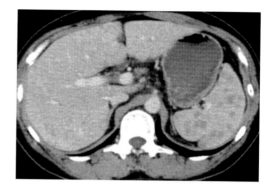

图 典型影像：脾结节
增强CT早期相

延迟强化的病变，鉴别诊断比较困难，需要考虑与脾结节病、脾结核、脾恶性淋巴瘤、脾纤维性错构瘤、恶性肿瘤脾转移、脾炎性假瘤、脾硬化性血管瘤等多种疾病的鉴别。虽然脾恶性淋巴瘤在MRI弥散加权像中表现为高信号可以作为鉴别点，但与脾其他病变影像表现重叠较多，必须根据有无肺门淋巴结肿大、肺结核病、原发性肿瘤及其有无增大趋势等进行综合评估。

若病变为无强化的囊性占位，则需要考虑脾囊肿、脾脓肿、脾淋巴管瘤、囊性脾转移等疾病。在囊内实质成分不确定、边界清楚的囊性病变中，若是单发，首先考虑脾囊肿；若是多发且边缘呈分叶状，间隔有轻微强化的，则考虑脾淋巴管瘤。如果囊壁较厚，则怀疑脾脓肿，如果难以进行鉴别诊断，可以通过MRI弥散加权像上的高信号进行判断。如果存在明显的实质部分，且多脏器可见恶性肿瘤，则考虑囊性转移。若脾中存在多个小的增强不良区域，考虑是肝硬化引起的Gamma-Gandy小体时，可以通过MRI的梯度回波（GRE）法（尤其是在T_2^*加权像）确认是否含铁血黄素沉积引起的低信号。

■参考文献

1）Elsayes KM，et al：MR imaging of the spleen：spectrum of abnormalities．Radiographics，25：967-982，2005．

2）Abbott RM et al：From the archives of the AFIP primary vascular neoplasms of the spleen radiologic-pathologic correlation Radiographics，24：1137-1163，2004．

3）Ramani M：MR imaging characteristics of 28 lesions．Radiology，202：166-172，1997．

【鉴别诊断!】

◎脾脓肿（→p.225）	◎Gamma-Gandy小体（→p.228）	脾炎性假瘤
◎脾结节病（→p.225）	◎脾原发性恶性淋巴瘤（→p.229）	脾囊肿
◎脾结核（→p.226）	脾淋巴管瘤（→p.229）	脾原发血管肉瘤
◎脾血管瘤（→p.227）	脾错构瘤	脾转移性脾肿瘤（→p.228）

【征象缩略图】

脾脓肿

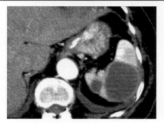

增强CT早期像

80余岁，女性【解说→p.225】

脾结节病

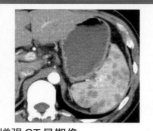

增强CT早期像

40余岁，男性【解说→p.225】

脾结核

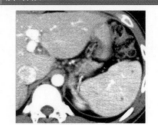

增强CT早期像

20余岁，男性【解说→p.226】

脾血管瘤

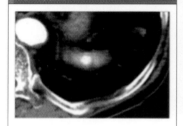

增强CT早期像

70余岁，男性【解说→p.227】

Gamna-Gandy 小体

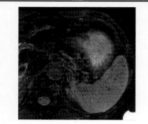

MRI T$_2$加权像

70余岁，男性【解说→p.228】

脾恶性淋巴瘤

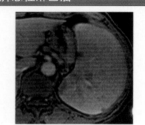

MRI增强早期像

60余岁，女性【解说→p.229】

脾转移性肿瘤

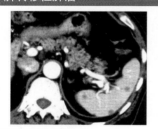

增强CT早期像

60余岁，男性【解说→p.228】

表现为多发性脾肿块的疾病

一、脾脓肿

【影像表现】

脾内有两个囊性病变，囊壁相对较厚，但厚度均匀，增强早期囊壁强化效果要弱于正常脾实质（图A：→），平衡期增强效果相同（图B：→）。内部囊性部分无强化。诊断为感染性心内膜炎患者的脾脓肿，应用抗菌药物治疗后缩小。

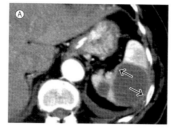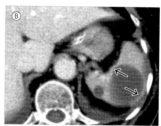

图　A：增强CT早期像；B：增强CT后期像（80余岁，女性）

【鉴别要点】

脓肿在肝内可见增强早期的双靶征（double target sign）和周围正常实质的楔状强化灶，但脾内经常不显示，看到延迟性强化、相对均匀的厚壁囊性病变时，高度怀疑脾脓肿。脾脓肿可呈单发或多发、单房性或多房性，主要病因为微生物感染，最常见的病原菌为葡萄球菌、链球菌、厌氧菌和需氧革兰阴性杆菌、沙门菌属等，念珠菌属常可感染免疫受损的宿主。在CT难以诊断的情况下，可以行MRI检查，通过弥散加权像脓肿特征性的强度信号来确认。

■参考征象

钙化（高密度）→p.216/囊性脾肿块→p.221/增强CT低密度（圆形～类圆形）→p.238/MRI T$_2$加权像高信号→p.258

二、脾结节病

【影像表现】

脾脏内多发、延迟强化、结节样病变，增强后期结节强化密度仍然低于正常脾实质（图A、B），同时伴有脾大。

【鉴别要点】

脾结节病是脾内多发原因不明的非干酪样肉芽肿病变。尽管它是肉芽组织，可以增强显影，但是增强效果都较差，在动态增强的任何一个阶段，它的强化程度都无法与正常脾脏组织相比。MRI T$_1$加权像

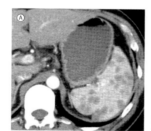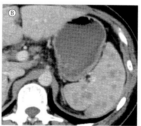

图　A：增强CT早期像，B：增强CT后期像（40余岁，男性）

和T$_2$加权像均为低信号。通过影像学检查很难与脾结核、脾恶性淋巴瘤等相鉴别，弥散加权像上的高信号有助于与恶性淋巴瘤进行鉴别。在与脾结核的鉴别中，需要结合其他器官病变的影像表现进行综合诊断。

■参考征象

脾大→p.207/增强CT低密度（圆形～类圆形）→p.239/MRI T$_2$加权像低信号→p.253/MRI T$_2$加权像弥漫性低信号→p.264

三、脾结核

【影像表现】

增强CT动脉早期可见脾内多发低密度结节灶（图A：→），脾大。脾冠状位上同样可见多发低密度小结节灶，同时在纵隔内发现内部坏死的多发结节病灶（图B：→）。纵隔病变活体标本检查诊断为结核性淋巴结炎，治疗后脾病变消失。

【鉴别要点】

脾结核分为粟粒性和孤立性结核，多数为粟粒性，在脾内形成多个小的肉芽肿，增

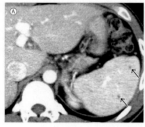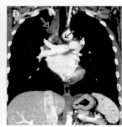

图 A：增强CT早期像；B：增强CT早期像冠状位图像（20余岁，男性）

强CT延迟期可见多发低密度小结节。也有呈肿块样病变伴内部坏死。MRI能反映肉芽组织信号变化，T_1加权像和T_2加权像常为低信号，但对于脾多发性肿瘤样病变，这些并非特异性表现。本病例对于确认有无肺和纵隔病变非常重要。

■参考征象

钙化（高密度）→p.214

MEMO

四、脾血管瘤

【影像表现】

在动态增强CT的动脉早期，可在脾中观察到多个整体或边缘明显强化的结节性病变（图A：→），增强后期呈均匀的延迟强化（图B：→）。MRI T$_2$加权像为明显高信号（图C：→），重T$_2$加权像为高信号（图D：→）。根据增强时强化的转变过程和MRI信号诊断为血管瘤，且随访期间无增大趋势。

【鉴别要点】

脾血管瘤是最常见的脾良性肿瘤性病变，可能是单个，也可能是多个。多发性病变以2cm以下的小病灶居多，可能发生于全身性血管瘤，如血管骨肥大综合征。影像学检查显示增强模式类似于肝血管瘤，增强早期周围结节性强化，但早期结节性强化通常不如肝血管瘤明显，这是由于正常的脾实质在增强早期不均匀强化。同样，在增强的后期，脾血管瘤强化效果通常比正常脾实质更强，但比肝血管瘤更不均匀，可能伴有点状或者弧形钙化。MRI T$_2$加权像中显示高信号。如果病变增大，内部囊变、坏死和出血，可导致信号变得不均匀。

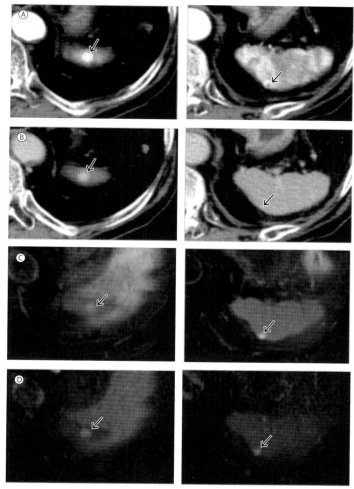

图　A：增强CT早期像；B：增强CT后期像；C：MRI T$_2$加权像；D：重T$_2$加权像（70余岁，男性）

■ 参考征象

增强CT高密度→p.232/增强CT低密度（圆形～类圆形）→p.240/MRI T$_2$加权像高信号→p.257

五、Gamna-Gandy 小体

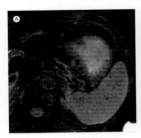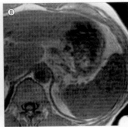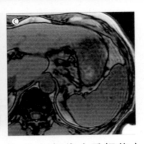

图　A：MRI T$_2$加权像；B：T$_1$加权像（同相位）；C：T$_1$加权像（反相位）
（70余岁，男性）

【影像表现】

MRI T$_2$加权像观察到许多细小的低信号结节。该病变在T$_1$加权像的反相位图像和更长TE时间的同相位图像中可以明显看到含铁血黄素沉积。此病例主要是由肝硬化门静脉高压引起，诊断为Gamna-Gandy小体，CT未显示这些结节。

【鉴别要点】

门静脉高压引起脾淤血，脾实质内出现大量的微小出血灶（血红蛋白），用磁敏感成像序列能更清楚地看到低信号。CT扫描只能看到多发微小钙化病灶，如果怀疑本病，可以通过梯度回波序列检查，如果能得到特征性征象，那就不难诊断。

■参考征象

钙化（高密度）→p.215/多发脾肿块→p.228/MRI T$_2$加权像低信号 →p.252/MRI T$_2$加权像弥漫性低信号 →p.263

六、脾转移性肿瘤

【影像表现】

增强CT早期，脾内可观察到多发低密度结节影（图A：→）。结节在增强扫描延迟期有强化，但延迟期病灶与周围脾实质密度对比不良。此病例为肺癌，肝内显示的多发结节具有同样的强化效果，诊断为转移性脾肿瘤。

【鉴别要点】

脾并不是容易被转移的器官，据有关报道，恶性肿瘤患者在尸检时，

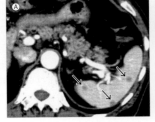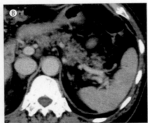

图　A：增强CT早期像；B：增强CT后期像（60余岁，男性）

发现有5%～7%转移到脾。原发癌的病灶众多，如乳腺癌、肺癌、胃癌和结肠癌等。特别是结肠癌和卵巢癌可能仅在脾内具有转移。转移的形式包括血行性转移、淋巴结转移、弥漫性转移，多发性脾肿瘤多为血行性转移。脾转移性肿瘤可以是低密度，边界不清，也有可能是边界清楚的囊性病灶。一般脾转移性肿瘤的增强效果和原发病灶效果类似。

■参考征象

脾肿→p.207/石灰化→p.217/囊胞性脾肿瘤→p.222/造影CT限局性高吸收→p.233/造影CT低吸收（円形～類円形）
→p.245/造影CT部分的低吸收（くさび状など）→p.249/MRI T2強調像　高信号→p.261

七、脾恶性淋巴瘤

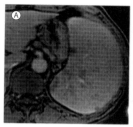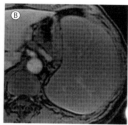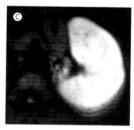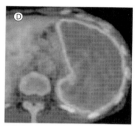

图　病例1 图A：增强MRI早期像；B：增强CT后期像；C：弥散加权像；D：FDG-PET/CT（60余岁，女性）

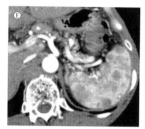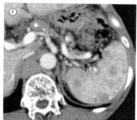

病例2 图E：增强CT早期像；F：增强CT后期像（80余岁，男性）

【影像表现】

病例1：脾明显大，在增强早期脾内部可见多发结节状低强化，增强后期呈均匀强化，弥散加权像上显示脾整体高信号。PET/CT显示整个脾有较强的FDG浓聚。其他部位未发现明显的淋巴瘤病变，该病例诊断为脾恶性淋巴瘤。

病例2：脾内见多发边界不清的低密度结节。结节在增强延迟期有强化，但结节在增强早期和延迟期强化都低于正常脾实质。该病例诊断为恶性淋巴瘤的脾浸润。

【鉴别要点】

脾恶性淋巴瘤并不少见，但大多数情况下是淋巴瘤脾浸润，脾恶性淋巴瘤占所有恶性肿瘤的0.3%～2.0%。在日本，原发性脾恶性淋巴瘤中大多是弥漫性大B细胞淋巴瘤（diffuse large B-cell lymphoma）。原发性脾恶性淋巴瘤和继发性恶性淋巴瘤脾浸润在影像上难以区分。

恶性淋巴瘤的CT表现大致分为4个表现：①强化均匀的脾大；②单发性低密度肿块；③多发性低密度肿块；④弥漫性不均匀低密度灶。尽管病变增强时都有强化，但在动态增强的任何阶段，其强化效果均低于正常脾实质。肿块可以形成环形强化，但是强化效果较正常脾实质差。T_1加权像通常具有与正常脾实质相同的信号强度，T_2加权像通常显示稍低的信号。弥散加权图像显示正常脾实质也呈高信号，相比较其他恶性肿瘤呈低信号，脾淋巴瘤表现为等或高信号，这是与其他肿瘤的鉴别点。

■参考征象

脾大→p.206，207/增强CT（圆形～类圆形）→p.244/增强 CT部分低密度（楔状等）→p.248/MRI T_2加权像低信号→p.254/MRI T_2加权像高度信号→p.260/MRI T_2加权像 弥漫性低信号→p.264

第六节

增强CT局限性高密度

原发性脾肿瘤分类为起源于红脾髓的非血液淋巴系肿瘤和起源于白脾髓的淋巴系肿瘤，它们缺乏特异性影像表现，良性与恶性的鉴别比较困难。

在原发性脾肿瘤中，源于红脾髓的血管性肿瘤，增强CT检查常见肿瘤内部局限性强化影，其典型表现如同肝血管瘤，动脉期边缘强化，并在延迟期向心性充填，诊断相对容易。错构瘤典型的影像学表现是动脉期强化。非肿瘤性血管病变中，脾硬化血管瘤样结节转化（sclerosing angiomatoid nodular transformation，SANT）的影像学表现为动脉期肿瘤边缘和间隔呈结节状强化、门静脉期到平衡期的向心性延迟强化。原发性脾血管肉瘤是一种源自红脾髓的恶性血管肿瘤，可见与血管瘤相似的影像表现。动脉期可见肿瘤边缘或中心部分结节状强化，门静脉期到平衡期肿瘤呈整体强化，多数情况可观察到肿瘤内部的变性、坏死、出血，并且相对早期即可发生淋巴结转移，最早见于从肺、肝、骨、脑等的多器官转移。此外，尽管与肺和肝相比，转移性脾肿瘤很少见，但有脾孤立性转移的报道（肝癌、卵巢癌等），通过增强检查对原发灶的影像表现进行比较，鉴别原发性或转移性脾肿瘤是非常必要的。

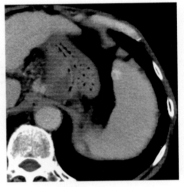

图　典型影像：脾血管瘤
增强CT平衡期

【须知！】
据报道，脾错构瘤增强早期不均匀弥漫性强化效果可以用来与血管瘤做鉴别诊断。

■参考文献
1) Karaosmanoglu DA，et al: CT and MRI findings of sclerosing angiomatoid nodular transformation of the spleen: spoke wheel pattern. Korean J Radiol，9 Suppl: S52-S55. 2008.
2) Curtis Thacker，et al: Sclerosing angiomatoid nodular transformation of the spleen: CT. MR PET，and [99m]TC-Sulfur colloid SPECT CT findings with gross and histopathological correlation. Abdom Imaging，35: 683-689. 2010.
3) Ramani M，et al: Splenic hemangiomas and hamartomas: MR imaging characteristics of 28 lesions. Radiology，202: 166-172，1997.

【鉴别诊断！】

◎脾血管瘤（splenic hemangioma）（→p.232）　　脾脏原发性血管肉瘤（angiosarcoma of the spleen）

◎脾错构瘤（splenic hamartoma）（→p.233）　　硬化性血管瘤样结节转变（SANT）（→p.234）

◎转移性脾肿瘤，周围脏器浸润和播散（→p.233）　　脾损伤（→p.235）

【征象缩略图】

脾血管瘤

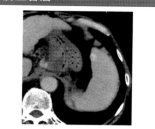

增强CT平衡期

60余岁，女性【解说→p.232】

脾错构瘤

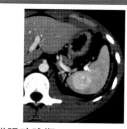

增强动脉期

30余岁，男性【解说→p.233】

转移性脾肿瘤

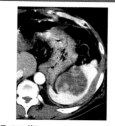

增强CT期

60余岁，男性【解说→p.233】

硬化性血管瘤样结节转变（SANT）

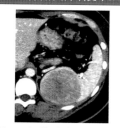

增强CT门静脉期

40余岁，女性【解说→p.234】

脾损伤

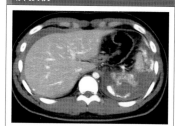

增强CT门静脉期

20余岁，男性【解说→p.235】

脾

（增强CT）表现为局限性高密度的疾病

一、脾血管瘤

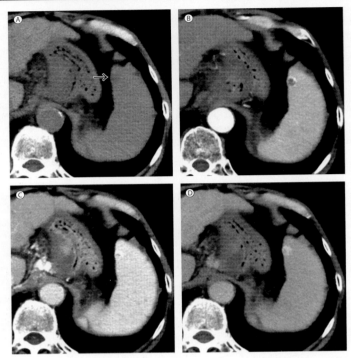

图　A：平扫CT；B：增强CT动脉期，C：门静脉期，D：平衡期（60余岁，女性）

【影像表现】

平扫CT可见边界不清的低密度肿块（图A：→），从动脉期到平衡期，强化区域从肿块的边缘部分向中心以向心性的方式填充（图B～D）。延迟强化，呈典型的血管瘤增强表现。

【鉴别要点】

脾血管瘤是最常见的原发性良性肿瘤。通常为单发，也可多发。作为Klippel-Trenaunary-Weber综合征（克-特-韦综合征）全身性血管瘤病的一部分，脾脏可见多发或弥漫性的血管瘤。血管瘤根据血窦的大小分为毛细血管瘤和海绵状血管瘤，其中大多数是海绵状血管瘤。随着肿瘤增大，出现血栓、梗死、纤维化和坏死囊性变。囊性血管瘤可能伴有蛋壳样钙化。典型的脾脏血管瘤与肝血管瘤的影像学表现相同，增强早期是边缘强化并逐渐向心性填充，延迟期整体强化。毛细血管血管瘤的特征是比较均匀的增强早期强化和延迟强化。

■参考文献

1）Elsayes KM，et al：MR imaging of the spleen Spectrum of abnormalities. Radiographics，25：967-982，2005.

2）Abbott RM，et al：Primary vascular neoplasms of the spleen：ragiologic-pathologic correlation. Radiographics，24：1137-1163，2004.

■参考征象

多发性脾肿块→p.227/增强CT低密度（圆形～类圆形）→p.240/MRI T$_2$加权像高信号→p.257

二、脾错构瘤

【影像表现】

平扫CT呈边界不清，比脾实质密度稍低的肿瘤样病变（图A），动脉期比较均匀的强化（图B）。门静脉期可见病灶强化程度和周围脾实质相接近（图C）。

【鉴别要点】

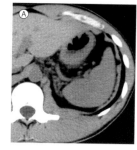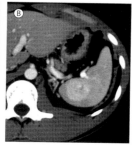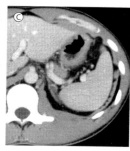

图　A：平扫CT；B：增强CT动脉期；C：门静脉期（30余岁，男性）

脾错构瘤是一种良性肿瘤，是由正常脾髓成分的异常混合形成，通常表现类似于正常脾实质，平扫CT时比脾实质密度稍低或者接近于脾实质密度，所以肿瘤征象不明显。动态增强扫描早期呈弥漫性不均匀强化，增强后期病灶密度接近或者稍高于周围正常脾实质。通常病灶为实质成分，很少有被称为"囊性错构瘤"（cystic hamartoma）的囊性表现病例，此外还有纤维化和钙化的报道，特别是被称为"纤维化错构瘤"的病例，纤维化丰富，血窦缺乏，与普通错构瘤的影像表现不同。

■参考文献

1）Ramani M，et al：Splenic hemangiomas and hamartomas：MR imaging characteristics of 28 lesions. Radiology，202：166-172，1997.

2）Brinkley AA，et al：Cystic hamartoma of the spleen CT and sonographic findings. J Clin Ultrasound，9：136-138，1981.

3）Yu RS. et al：Imaging findings of splenic hamartoma. World J Gastroenterol，10：2613-2615，2004.

■参考征象

MRI T$_2$加权像低信号→p.254

三、脾转移性肿瘤

【影像表现】

增强CT动脉期可见脾脏内部不均匀强化的低密度肿块，增强效果相对较强，考虑肝癌脾转移。

【鉴别要点】

脾转移性肿瘤主要通过血行性转移，原发肿瘤可以是乳腺癌、肺癌、卵巢癌、胃癌、恶性黑素瘤、前列腺癌、结肠癌等，其中大多数是癌症晚期全身转移的一部分。可以是多个结节，但也有关于单发病例和弥漫性浸润的报道。增强CT扫描可见高强化的正常脾实质和低密度肿块形成鲜明对比。当原发性病灶是富血供性肿瘤，如肝细胞癌、肾细胞癌、恶性黑素瘤、乳腺癌、甲状腺癌或神经内分泌肿瘤等，转移性病灶伴有不同程度的强化效果，也可呈高密度。

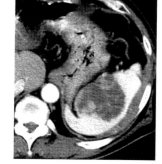

图　增强CT动脉期（60余岁，男性）

■参考文献

1）Rappaport H：Tumors of the hematopoetic system. Atlas of tumor pathology，section 3，fascicle 8. Armed Forces Institute of Pathology，Washington：91，1988.

■参考征象

脾大 →p.207/钙化→p.217/囊性脾肿块→p.222/多发性脾肿块→p.228/增强CT低密度（圆形～类圆形）→p.245/增强CT部分的低密度（楔状）→p.249/MRI T$_2$加权像高信号→p.261

四、硬化性血管瘤样结节转变（SANT）

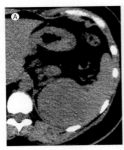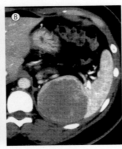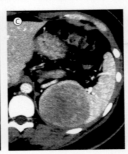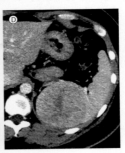

图　A：平扫CT；B：增强CT动脉期；C：门脉期；D：平衡期（40余岁，女性）

【影像表现】

平扫CT显示低密度灶（图A），增强CT动脉期见肿瘤边缘间隔呈结节状强化（图B），门脉期到平衡期有向心性延迟强化现象（图C、图D），由周边向中心填充，形成所谓的"车轮征"（spoke wheel pattern）特征性表现。

【鉴别要点】

硬化性血管瘤样结节转变（sclerosing angiomatoid nodular transformation，SANT）是由Martel等于2004年首次报道。从组织学上讲，中心由具有大量炎性细胞浸润和成纤维细胞的炎性假肿瘤样基质组成，边缘由多结节状、大小不等的血管瘤样结节构成，这是由红脾髓间质结缔组织增生引起的非肿瘤性血管性病变。SANT从免疫组织学的特征来看是以纺锤形的成纤维肌肉细胞的增殖为特征，与炎症性假瘤样和纯粹的血管瘤有所不同，但根据组织学特征考虑是在炎性假肿瘤样基础上发生，目前该疾病仍有许多不明之处。

关于影像学表现，在平扫CT上显示为低密度灶，增强CT动脉期可见肿瘤边缘处间隔呈结节状强化，门静脉期到平衡期有延迟增强效果，强化过程由外周向中心强化，犹如车轮的"辐条"，俗称"车轮征"（spoke wheel pattern），是硬化性血管瘤样结节转变（SANT）特征性表现。

■参考文献

1）Martel M，et al：Sclerosing angiomatoid nodular transformation（SANT report of 25 cases of a distinctive benign splenic lesion．Am J Surg Pathol，28：1268-1279，2004．

2）Karaosmanoglu DA，et al：CT and MRI findings of sclerosing angiomatoid nodular transformation of the spleen：spoke wheel pattern．Korean J Radiol，9 Suppl：S52-55，2008．

3）Curtis Thacker，et al：Gotway Sclerosing angiomatoid nodular transformation of the spleen：CT．MR，PET，and 99mTc-sulfur colloid SPECT CT findings with gross and histopathological correlation．Abdom Imaging，35：683-689，2010．

■参考征象

增强CT低密度（圆形～类圆形）→p.243/MRI T₂加权像高信号→p.261

脾

五、脾原发性血管肉瘤

【影像表现】

脾原发性血管肉瘤是发源于红脾髓的恶性血管性肿瘤，极为罕见。在临床上，通常好发年龄在40岁以上，常见的转移部位为肝、肺、脑、淋巴结、骨和淋巴组织等，由于脾破裂引起腹膜内出血的例子也不在少数。在大部分病例中，表现为脾大且病变单发，但也可表现为脾内多发或弥漫性病灶。影像学表现显示为平扫CT呈不均匀低密度灶，有时伴有钙化。增强CT强化表现与血管瘤相似，动脉期可见肿瘤的外周和中央部分呈结节状强化，门静脉期到平衡期肿瘤整体强化。在许多情况下，可观察到肿瘤内部的轻微强化现象和不均匀的低密度区，提示肿瘤内坏死或出血。

■参考文献

1）Neuhauser TS，et al：Splenic angiosarcoma：a clinicopathologic and immunophenotypic study of 28 cases. Mod Pathol，13：978-987，2000.

2）Thompson WM，et al：Angiosarcoma of the spleen：imaging characteristics in 12 patients. Radiology，235：106-115，2005.

3）Qi R，et al：Primary angiosarcoma of the spleen as depicted on computed tomography. Clin Imaging，36：619-622，2012.

■参考征象

MRI T$_2$加权像低信号→p.253/MRI T$_2$加权像高信号→p.261

六、脾损伤

【影像表现】

脾内可见复杂的深部损伤（图：→），诊断为Ⅲb损伤。在脾周围，门静脉期可见多个渗出点（图：▶）。肝周围也有血性腹水（＊）。

【鉴别要点】

脾损伤CT扫描的诊断率非常高，可见到损伤后的各种变化，如血肿、撕裂伤、活动性出血、创伤后梗死和血管损伤等。脾损伤后的大多数血肿是包膜下血肿，脾实质血肿很少见。平扫CT中，与周围脾实质相比，血肿密度略高，根据血性腹水和血块引起的高密度范围（哨兵血块征，sentinel clot sign）有助于确定出血点。增强CT扫描时，在脾皮质和实质之间可见低密度区，围绕脾实质，这是包膜下血肿的

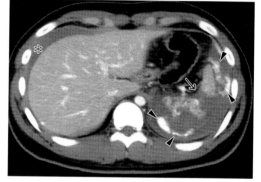

图　增强CT门脉期（20余岁，男性）
交通外伤引起的脾损伤Ⅲb
（岐阜大学　五岛聪医生提供）

特征表现。急性脾裂伤增强CT上呈明显线性、分支状或楔状低密度区，随时间密度逐渐增高。活动性血管外渗在增强CT后期有不规则的对比剂存留，从增强早期到延迟期，对比剂存留区不断扩大。创伤后的脾血管损伤包括假性动脉瘤和动静脉瘘，但这些通常很难通过增强CT来区分，必须进行血管造影检查，尽管如此，假性动脉瘤和动静脉瘘在CT增强后期与周围实质相比密度较接近，这在分辨活动性血管外渗方面很有用。

■参考文献

1）Orwig D，et al：Localized clotted blood as evidence of visceral trauma on CT：the sentinel clot sign. AJR Am J Roentgenol，153：747-749，1989.

2）Marmery H，et al：Multidetector-row computed tomography imaging of splenic trauma. Semin Ultrasound CT MR，27：404-419，2006.

3）Marmery H，et al：Correlation of multidetector CT findings with splenic arteriography and surgery：prospective study in 392 patients. J Am Coll Surg，206：685-693，2008.

■参考征象

形态异常（多脾，无脾，脾萎缩）→p.210/钙化（高密度）→p.217/增强CT部分的低密度（楔状等）→p.249

第七节

增强CT低密度（圆形～类圆形）

原发性脾肿瘤分为淋巴系肿瘤（lymphoid tumors）、非血液淋巴系肿瘤（nonhematolymphoid tumors）和肿瘤样病变（tumorlike lesions）。非血液淋巴系肿瘤中以血管瘤为代表的血管性肿瘤的发病率较高，它源于形成红脾髓的血管成分，包括从良性到恶性的多种疾病。良性肿瘤以血管瘤最常见，包括错构瘤、淋巴管瘤等。恶性肿瘤包括从血管外皮瘤到血管内皮肉瘤等血管肉瘤。淋巴系肿瘤源于构成白脾髓的淋巴组织，以恶性淋巴瘤为代表。2004年，Martel等首先报道脾脏硬化性血管瘤样结节转化（sclerotic angiomatoid nodule transformation，SANT）是一种非肿瘤性的血管性病变，由红脾髓间质的结缔组织异常增生引起。过去常被称为炎症性假瘤的肿瘤样病变，现在其中大多数是炎症性肌纤维母细胞瘤（inflammatory myofibroblastoma，IMT）。

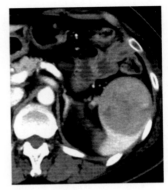

图　典型影像：脾血管瘤
增强CT门静脉期

在这些肿块中，增强CT表现为圆形低密度的非肿瘤性肿块有脾真性囊肿和假性囊肿，发生频率相对较高。许多良性肿瘤如血管瘤、淋巴管瘤和错构瘤（囊性、纤维性）也有低密度表现。诸如SANT、IMT和脾脓肿等肿瘤样病变，这些伴有炎症的病变都可表现为圆形的低密度肿块。脾脏原发的恶性肿瘤比较少见，但恶性淋巴瘤和血管肉瘤也可以表现为低密度肿块。特别是恶性淋巴瘤，肿块可以形成环形强化，但是强化效果一般比正常脾实质差，呈低密度肿块。关于血管肉瘤，从呈现类似于良性血管瘤的增强效果，到强化效果差的低密度肿块，种类繁多，缺乏特征表现。此外，还有结核和结节病等炎性肉芽肿性疾病，以及转移性脾肿瘤也可表现为圆形的低密度肿块，特别是在肉芽肿性疾病中，多发病例较多，单发病例很少。

【须知！】
　　●脾梗死表现典型，较容易与其他疾病相鉴别。有时边缘不规整或出现圆形低密度灶，需要和肿瘤相鉴别。
　　●囊性和纤维性错构瘤，影像表现是有差异的，强化较差时，需要与低密度肿块进行鉴别。
　　●血管瘤根据增强时相不同，有不同的表现。

■参考文献
1）Abbott RM，et al：Primary vascular neoplasms of the spleen：ragiologic-pathologic correlation，Radiographics，24：1137-1163，2004.
2）Martel M，et al：Sclerosing angiomatoid nodular transformation（ANT）：report of 25 cases of adistinctive being splenic lesion. Am J Surg Pathol，28：1268-1279，2004.

【鉴别诊断！】

【征象缩略图】

脾脓肿
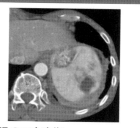

增强CT动脉期

60余岁，男性【解说→p.238】

脾结节病
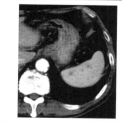

增强CT动脉期

70余岁，男性【解说→p.239】

脾囊肿
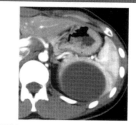

增强CT

20余岁，女性【解说→p.240】

脾血管瘤
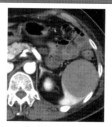

增强CT动脉期

70余岁，女性【解说→p.240】

胰腺假性囊肿的脾内侵犯
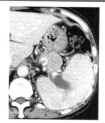

增强CT动脉期

70余岁，男性【解说→p.241】

脾淋巴管瘤
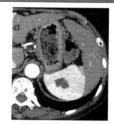

增强CT动脉期

80余岁，女性【解说→p.243】

脾炎性假瘤
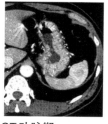

增强CT动脉期

50余岁，男性【解说→p.242】

SANT
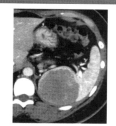

CT动脉期

40余岁，女性【解说→p.243】

脾原发性恶性淋巴瘤
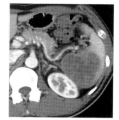

增强CT动脉期

40余岁，男性【解说→p.244】

转移性脾肿瘤（大肠癌）
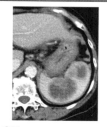

增强CT

70余岁，女性【解说→p.245】

胰尾部癌脾浸润
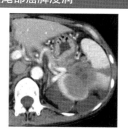

增强CT

50余岁，女性【解说→p.245】

脾

237

表现为低密度（圆形～类圆形）的疾病

一、脾脓肿

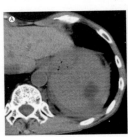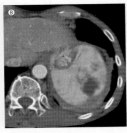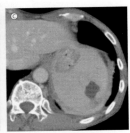

图　A：平扫CT；B：增强CT动脉期；C：门静脉期（60余岁，男性）

【影像表现】

平扫CT可见边界不清的低密度区（图A），动脉期边缘有浅淡的包膜强化（图B），门静脉期可见包膜和周围实质密度相接近（图C）。

【鉴别要点】

脾脓肿的成因主要来自感染灶的血行播散（心内膜炎、败血病），其他原因还有脾梗死后细菌感染、邻近器官的炎症扩散（胰腺炎，肾周脓肿等）、外伤、免疫缺陷等。近年来报道免疫功能低下的患者，如器官移植、化疗后、HIV感染、糖尿病等发病增多，据推测类似情况在未来会进一步增加。增强CT可见局限性低密度灶，周围有轻微强化的薄包膜和厚度不一的间隔。随着病情的发展，脾内可见钙化。当包膜和周围正常脾组织呈同等强化密度时，难以识别。如内部见气泡，则可以确诊断脓肿，但频率很低。脓肿可单发或多发，若表现为大小在2～5mm的多发低密度灶时，称为微小脓肿，是由真菌感染引起，如念珠菌、曲霉菌、隐球菌等，通常见于免疫力低下的患者。

单发或者多发的转移性肝肿瘤（应当为脾肿瘤），难以与脾结核、脾结节病等肉芽肿性疾病区分时，结合临床病史和病程进行综合考虑是非常重要的。

■参考文献

1）Elsayes KM，et al: MR imaging of the spleen: spectrum of abnormalities Radiographics，25: 967-982，2005.

■参考征象

钙化（高密度）→p.216/囊性脾肿块→p.221/多发性脾肿块→p.225/MRI T_2 加权像高信号→p.258

二、脾结节病

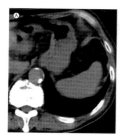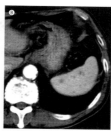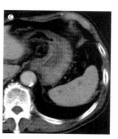

图　A：平扫CT；B：增强CT动脉期；C：增强CT门静脉期
（70余岁，男性）

【影像表现】

平扫CT病变显示不清楚（图A），在动脉期上发现多个几毫米大小的低密度灶（图B）。在门静脉期，可见病灶强化与周围实质较为接近（延时期强化），结节显示不清楚（图C）。

【鉴别要点】

结节病是一种原因不明的全身性疾病，会在多个器官上形成非干酪样上皮细胞肉芽肿，好发在肺、眼、皮肤、肝和脾等器官，通常是在其他脏器结节病的随访中，发现脾结节病，仅局限于脾的病变很少。

在多数情况下，多发结节弥漫性分布在脾内，很少单发病灶的报道。通常为多发小结节，如果结节融合，则会形成一个大结节。在某些情况下，会出现脾大和脾功能亢进。

影像学表现为大小为1mm～3cm的多发低密度结节，而增强CT显示延时期强化，反映纤维成分，考虑不伴坏死的肉芽肿。

■参考文献

1）Warshauer DM，et al：Nodular sarcoidosis of the liver and spleen：Analysis of 32 cases. Radiology，4：757-762，1995.

2）Scott C，et al：CT patterns of nodular hepatic and splenic sarcoidosis：Areview of the literature. J Comput Assist Tomogr，21：369-372，1997.

3）Sharma OP，et al：Splenectomy in sarcoidosis：indications，complications. and long-term follow up. Sarcoidosis Vase Difuse Lung Dis，19：66-70，

2002.

4）Warshauer DM，et al：Nodular sarcoidosis of the liver and spleen appearance on MR images. JMRI，4：553-557，1994.

5）Taavitsainen M，et al：Aspiration biopsy of the spleen in patients of sarcoidosis. Acta Radiol，28：723-725，1987.

■参考征象

脾大→p.207/多发性脾肿块→p.225/MRI T$_2$加权像低信号→p.253/MR T$_2$加权像弥漫性低信号→p.264

三、脾囊肿

【影像表现】

动态增强CT显示病灶边界清晰、边缘光滑、密度均匀、无明显强化的低密度灶。无明显的壁结节或间隔。

【鉴别要点】

脾囊肿的分类，以McClure分类应用较广泛，病理上根据囊内壁有无内皮细胞

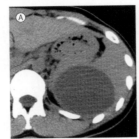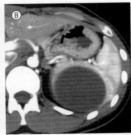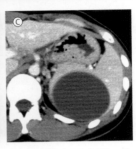

图　A：平扫CT；B：增强CT动脉期；C：增强CT门静脉期（20余岁，女性）

存在，将脾囊肿分为真性囊肿和假性囊肿，假性囊肿占脾囊肿的80%以上。此外，真性囊肿分为上皮性、内皮性和寄生虫性，上皮性包括上皮样囊肿和表皮样囊肿，内皮性包括血管瘤和淋巴管瘤（近年来，根据ISSVA的分类，血管瘤和淋巴管瘤被称为血管畸形或淋巴管畸形）。假性囊肿的原因包括创伤后脾内血肿、梗死所引起的囊性变化，胰腺来源的脾假性囊肿的原因包括反复性胰腺炎伴胰腺假性囊肿脾内进展、胰酶对脾实质有直接影响及异位脾内胰组织引起的胰腺炎等。

影像学表现与其他脏器的囊肿基本相同，真性囊肿和假性囊肿的囊壁和内部间隔结构都有可能钙化。结合临床病程和病史进行诊断是非常重要的。

■参考文献

1）Mcclure RD, et al: Cysts of the spleen. Ann Surg, 116: 98-102, 1942.

2）Taori K, et al: Pseudocystformation: a rare complication of wanderingspleen. Br J Radiol, 78: 1050-1052, 2005.

3）Bolivar JC, et al: Pancreatic pseudocyst of the spleen. Ann Surg, 179: 73-78, 1974.

■参考征象

钙化（高密度）→p.214/囊性脾肿瘤→p.220/MRI T$_2$加权像高信号→p.257

四、脾血管瘤

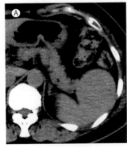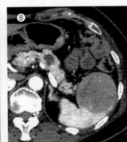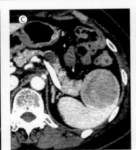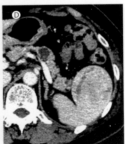

图　A：平扫CT；B：增强CT动脉期；C：门静脉期；D：平衡期（70余岁，女性）
本章第六节"局限性高密度"同一病例

【影像表现】

平扫CT显示边界不清的肿块（图A），从动脉期到平衡期可见病灶自边缘向中心逐渐强化，有延迟强化（图B～D）。

【鉴别要点】·■文献

参照本章第六节"增强CT局限性高密度"（p.232）。

■参考征象

多发性脾肿瘤→p.227/增强CT局限性高密度→p.232/MRI T$_2$加权像高信号→p.257

五、胰腺假性囊肿脾内侵犯

【影像表现】

增强CT可见脾内边界清晰的囊性肿块，增强CT冠状位显示囊性肿块和胰腺连续，诊断为胰腺假性囊肿脾内侵犯（图：→）。

【鉴别要点】

胰腺假性囊肿是胰腺周围可见纤维性囊壁包裹形成局限性液体积聚，通常与胰管相通，囊内含多种酶，如淀粉酶等。它的发生原因主要是急性坏死性胰腺炎或外伤引起的胰腺坏死组织、血液和胰液外渗及胰腺自身消化，导致局部组织坏死崩解物等的聚积，不能吸收而形成了急性假性囊肿。慢性胰腺炎（特别是酒精性）基础上因胰管梗阻破裂，导致胰液积聚而形成的慢性假性囊肿。急性性常在胰腺外形成假性囊肿，而慢性型主要在胰腺内形成假性囊肿，据报道称约有1%的酒精性慢性胰腺炎患者发现脾内有胰腺假性囊肿形成。胰腺外进展部位有肠系膜、脾、肝及其他腹膜后和纵隔等，若发现和胰腺病变有连续性，则比较容易诊断。在平扫CT时通常表现为边界清晰的单房性囊肿，在增强CT扫描时可见包膜强化。感染、出血、坏死等可引起多房性囊肿或者厚壁囊肿。

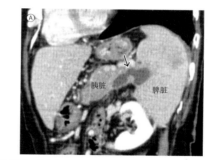

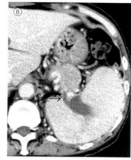 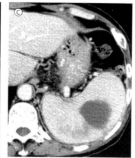

图　A：增强CT冠状位像；B、C：增强CT（70余岁，男性）

■参考文献

1）Habashi S，et al：Pancreatic pseudocyst. World J Gastroenterol，15：38-47，2009.

2）Kim YH，et al：Imaging diagnosis of cystic pancreatic lesions：pseudocyst versus nonpseudocyst. Radiographics，25：671-685，2005.

3）Bolivar JC，et al：Pancreatic pseudocyst of the spleen. Ann Surg，179：73-78，1974.

■参考征象

囊性脾肿瘤→p.222/MRI T$_2$加权像高信号→p.259

六、脾炎性假瘤

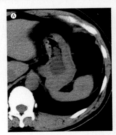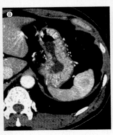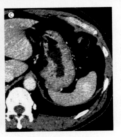

图　A：平扫CT；B：增强CT动脉期；C：门静脉期（50余岁，男性）

【影像表现】

平扫CT显示边界不清的低密度灶（图A）。动脉期病灶边缘有轻微强化（图B），门静脉期病灶中央强化明显（图C）。未发现明显的钙化或坏死。

【鉴别要点】

脾炎性假瘤主要是由反应性炎性细胞组成的良性肿瘤样病变，其中包括具有成纤维细胞特征的纺锤状细胞增殖组成的炎症性肌纤维母细胞瘤（inflammatory myofibroblastic tumor，IMT）。由于IMT可能发生远处转移，因此被定位为良性/恶性中间型肿瘤。

过去的病理结果报告中称它的特征是以成纤维细胞为主要基质，炎症细胞如浆细胞，淋巴细胞和组织细胞的浸润，这些炎症细胞与间质细胞之间的组织发生反应而表现出各种形式。在典型情况下，肿块被纤维性包膜所包裹，边缘处有非干酪样坏死性肉芽肿，中心有坏死和纤维化。平扫CT可见不均匀分布的低密度灶，有时伴有钙化。增强CT主要可见在边缘有微弱强化。肿瘤内部的强化不良区域提示肿块内部坏死。有报道称，如果存在卫星病灶（satellite area），并且在增强晚期肿块内部纤维化强化，则强烈提示炎症性假瘤。

■参考文献

1）Pettinato G，et al：Inflammatory myofibroblastic tumor（plasmacell granuloma）：Clinicopathologic study of 20 cases with Immune histochemical and ultrastructural observation．Am J Clin Pathol，94：538-546，1999．

2）Dalal BI，et al：Inflammatory pseudotumor of the spleen：Morphological radiological immunophenotyp-ic，and ultrastructural features Arch Pathol Lab Med，115：1062-1064，1991．

3）Alimoglu O，et al：Inflammatory pseudotumor of the spleen：report of a case．Surg Today，33：960-964，2003．

■参考征象

MRI　T₂加权像低信号→p.254

七、脾淋巴管瘤

【影像表现】

平扫CT发现脾内低密度、多房囊性肿块（图A）。增强CT从动脉期到门静脉期内部可见轻度强化的间隔（图B、C）。囊内未见明显实质性结构。

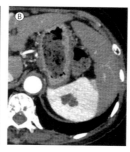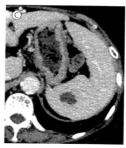

【鉴别要点】

脾淋巴管瘤是一种先天性良性疾病，组织学上主要由淋巴系统的畸形所引起，小～大囊肿充满了淋巴液。根据管腔的大小，可以分毛细血管性（capillary）、海绵状（cavernous）和囊性（cystic）3类，其中囊性淋巴管瘤在脾淋巴管瘤中最为好发。病变可呈单发性、多发性或弥漫性等，病变的大小从数毫米至数厘米不等，多发性时也可各种大小病灶共存。单发性淋巴管瘤好发于淋巴管集中的包膜下。增强CT可见边界清晰、薄包膜的单房或多房囊性病灶，有时伴钙化。通常囊内无强化，当有纤维组织增生、囊壁或囊间隔有少量血管通过时就会有轻度的强化。

图　A：平扫CT，B：增强CT动脉期，C：门静脉期（80余岁，女性）

■参考文献

1 ）Solomou EG，et al：Asymptomatic adult lymphangioma of the spleen：case report and review of the literature．Magn Reson Imaging，21：81-84，2003．

2 ）Abbott RM，et al：Primary vascular neoplasms of the spleen：ragiologic pathologic correlation．Radiographics，24：1137-1163，2004．

■参考征象

囊性脾肿瘤→p.221/MRI T$_2$加权像高信号→p.258

八、脾硬化性血管瘤样结节性转化（sclerosing angiomatoid nodular transformation，SANT）

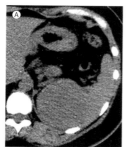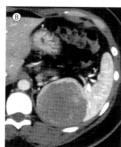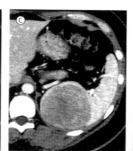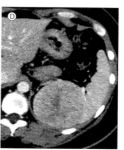

图　A：平扫CT；B：增强CT动脉期；C：门静脉期；D：平衡期（40余岁，女性）

【影像表现】

平扫CT可见低密度肿块（图A）。增强CT动脉期可见肿瘤边缘囊壁有结节状强化，从门静脉期到平衡期有向心性延迟强化效果。犹如车轮的"辐条"，俗称"车轮征"（spoke wheel pattern），是硬化性血管瘤样结节转变（SANT）特征性表现。

【鉴别要点】·■文献

参照本章第六节"增强CT局限性高密度"（p.234）。

■参考征象

增强CT局限性高密度→p.234/MRI T$_2$加权像高信号→p.261

九、脾原发性恶性淋巴瘤及其关联病变

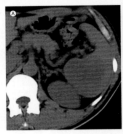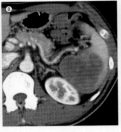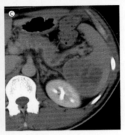

图　A：平扫CT；B：增强CT动脉期；C：门静脉期（40余岁，男性）

【影像表现】

平扫CT可见边界不清的低密度灶（图A）。从动脉期到门静脉期可见病灶稍有强化，但强化程度仍不及正常脾组织，肿块呈不均匀低密度灶（图B）。

【鉴别要点】

脾原发性恶性淋巴瘤是源于脾白脾髓的淋巴组织衍生的恶性肿瘤，脾原发型恶性淋巴瘤的大部分是B细胞型淋巴瘤。在日本的亚型，大多是弥漫性大B细胞淋巴瘤（diffuse large B-cell lymphoma），在欧洲和美国的亚型多为脾边缘带淋巴瘤（splenic marginal zone lymphoma）和小淋巴细胞淋巴瘤（small lymphatic lymphoma）等弥漫浸润型肿瘤。

恶性淋巴瘤的CT表现大致分为4种表现：①密度均匀的脾大，未见明确肿块；②单发低密度肿块；③多发低密度肿块；④全脾内弥漫性不均匀的低密度肿块。

如平扫脾脏内可见肿块，增强CT可以显示环形强化，但强化效果比正常脾实质差，表现为低密度肿块。钙化很少见，一般产生于变性或坏死组织内。

■参考文献

1）Fishman EK，et al：CT of lymphoma：spectrum of disease．Radiographics，11：647-669，1991.

2）Dechman AH，et al：Primary non-hodgkins splenic lymphoma．Clin Radiol，53：137-142，1998.

3）Rabushka LS，et al：Imaging of the spleen：CT with supplemental MR examination．Radiographics，14：307-332，1994.

■参考征象

脾大→p.206，207/多发性脾肿块→p.229/增强CT部分低密度（楔状）→p.248/MRI T₂加权像低信号→p.254/MRI T₂加权像高信号→p.260/MRI T₂加权像弥漫性低信号→p.264

十、转移性脾肿瘤，来自周围脏器的侵袭和扩散

（1）转移性脾肿瘤（卵巢癌）

【影像表现】

增强CT显示多个边界清晰的低密度肿块。此外，可见癌性腹膜炎伴腹水蓄积。

【鉴别要点】

转移性脾肿瘤主要是由血行性转移引起的，乳腺癌、肺癌、卵巢癌、胃癌、恶性黑素瘤、前列腺癌、结肠癌都可以是原发病灶。转移性脾肿瘤通常是癌症晚期全身转移的一部分，常以多发结节灶形式出现，也有单发病灶和弥漫性浸润的病例报道。增强CT时，正常脾组织强化明显，病灶通常表现为低密度。出血或坏死可形成囊性病变。转移性脾肿瘤的强化效果和原发病灶强化效果类似。

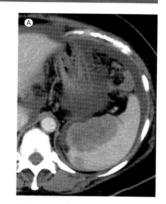

图 A：增强CT（40余岁，女性）

癌性腹膜炎，［缩略图］p.237，显示大肠癌的脾转移

（2）直接浸润和播散

【影像表现】

胰尾部癌脾浸润 观察到从胰腺尾部到脾的连续性肿块，尸检证实了胰腺尾癌的脾浸润。此外，可见与脾浸润部分肿瘤相连续、脾内边界不清晰的楔状低密度区，证实了脾梗死（图B：→）。

播散 可见从脾向腹侧突出的低密度肿块（图C：→）。脾切除术后确认是子宫癌肉瘤的播散。

【鉴别要点】

脾在解剖上是由胃脾韧带、脾肾韧带和横膈结肠韧带固定，它们对于炎症和恶性肿瘤脾直接浸润起到了至关重要的路径作用。一方面，直接浸润脾的恶性肿瘤主要来自胰腺、胃、肾、肾上腺和大肠等器官。其中以胰腺恶性肿瘤脾浸润最为常见，包括浸润性胰管癌在内的黏液性囊腺癌、神经内分泌肿瘤和腺泡细胞癌等。

另一方面，通过癌性腹膜炎播散到脾，其中以胰腺癌、卵巢癌、来自消化系统的腺癌等的频率较高。CT上可见脾表面扇形向外突出的肿块。脾播散灶可以在脾实质内生长进展，影像表现可以与脾脏原发肿瘤相似。

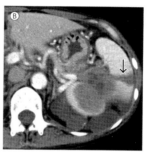

图 B：增强CT（50余岁，女性）

胰尾部癌脾浸润/脾梗死

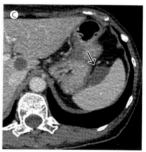

C：增强CT（50余岁，女性）

子宫癌肉瘤的播散

■参考文献

1）Rappaport H：Tumors of the hematopoetic system. Atlas of tumor pathology, section 3. fascicle 8. Armed Forces Institute of Pathology, Washington：p91, 1988.
2）Berge T：Splenic metastases：frequencies and patterns. Acta Pathol Microbiol Scand，82：499-506，1974.

■参考征象

脾大→p.207/钙化→p.217/囊性脾肿块→p.222/多发性脾脏肿块→p.228/增强CT局限性高密度→p.233/增强CT部分低密度（楔状）→p.249/MRI T$_2$加权像高信号→p.261

脾

第八节

增强CT部分低密度（楔状等）

脾损伤和脾梗死是表现为部分低密度的典型疾病，增强CT一般呈线样、分叉状或楔状低密度灶。外伤史对于脾损伤诊断非常重要，脾梗死是由心内膜炎、心房颤动等心血管疾病、骨髓纤维症、淋巴瘤、疟疾等炎症、胰腺炎、脾动脉瘤、肿瘤的脾动脉浸润等引起的。脾梗死的典型表现与其他疾病比较容易分辨，但有时候也可表现为边缘不规整或类圆形低密度灶，很难与恶性淋巴瘤和转移性脾肿瘤等相鉴别。非创伤性脾破裂极为罕见，文献报道主要由感染性单核细胞增多症、疟疾、风疹、巨细胞病毒感染、恶性淋巴瘤和转移性脾肿瘤等疾病造成的脾大引起。当考虑脾损伤或脾梗死时，必须结合临床病史和基础疾病。虽然CT软件和硬件的发展减少了伪影，但线束硬化（beam hardening）现象可造成部分低密度区域，要注意分辨。

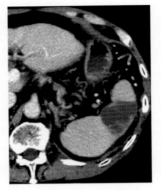

图　典型影像：脾血管瘤
增强CT门静脉期

■参考文献

1）蜂須賀　崇，ほか：悪性リンパ腫が疑われた脾梗塞の1例．日臨外会誌，72：2649-2653，2011．

2）Strickland AH，et al：Pathologic splenic rupture as the presentation of mantle cell lymphoma．Leuk Lymphoma，41：197-201，2001．

3）Littlefield JB：Spontaneous rupture of the spleen.Surg Obstat Gynecol，82：207-211，1946．

【鉴别诊断！】

◎伪影（→p.247）	原发性脾恶性淋巴瘤及相关疾病（→p.248）
◎脾梗死（→p.248）	转移性脾肿瘤，周围脏器的浸润和播散（→p.249）
◎脾损伤（→p.249）	

【征象缩略图】

| 脾梗死 |
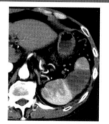

增强CT动脉期
50余岁，女性【解说→p.248】

| 脾损伤 |
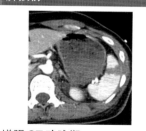

增强CT动脉期
50余岁，男性【解说→p.249】

| 脾原发性淋巴瘤 |
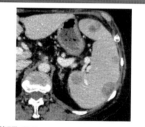

增强CT
40余岁，女性【解说→p.248】

脾

| 胃癌脾浸润 |
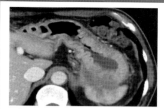

（岐阜大学　五島　聪先生より））
增强CT
60余岁，男性【解说→p.249】

【须知!】 线束硬化伪影（beam hardening artifact）

　　如图所示，与胃内气体相连续的脾脏内线样低密度带（图：→），这就是线束硬化伪影（beam hardening artifact），是伪影引起的假病灶。线束硬化（beam hardening）现象是CT特有的伪影，当两种不同物质存在显著的X吸收系数差异时，就会产生这种现象。线束硬化伪影以后颅窝最为常见，腹部区域的肋骨下、消化道气体及对比剂接触区域都可以观察到。

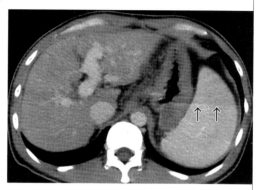

图　增强CT后期像（40余岁，男性）

增强CT表现为局部低密度（楔状）的疾病

一、脾梗死

【影像表现】

增强CT可见清晰的楔状低密度灶（图B、图C），未见明显的出血性改变。

【鉴别要点】

脾梗死是表现为部分低密度的典型疾病，通常增强CT表现为脾边缘楔状的低密度区域。超急性梗死可能因为出血而表现为高密度区。从亚急性期到慢性期

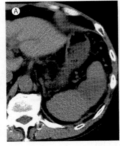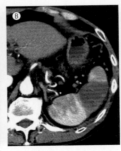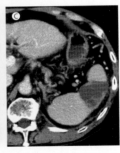

图　A：平扫CT；B：增强CT动脉期；C：门静脉期（50余岁，女性）

逐渐吸收和局限化，可有曲线状或点状钙化。出现上述典型征象，则鉴别诊断容易。但有时边缘不规则或呈圆形的低密度灶，则较难诊断。Balcar等将脾梗死的影像表现分为3型：①典型的边缘楔状缺损（classic peripheral，wedge-shaped defect）；②多个不均匀密度病灶（multiple heterogeneous lesions）；③大量低密度病灶（massive hypodense lesions）。具有非典型影像学表现的脾梗死，需要与脓肿、结核和结节病等炎性肉芽肿性疾病、转移性脾肿瘤、恶性淋巴瘤等疾病相鉴别。

■参考文献

1）Rubushka LS, et al：Imaging of the spleen：CT with supplemental MR examination. Radiographics，14：307-332，1994.

2）Balcar I，et al：CT Patterns of splenic infarction：A clinical and experimental study. Radiology，151：723-729，1984.

■参考征象

形态异常（多脾、无脾、脾萎缩）→p.209/钙化（高密度）→p.216/MRI T$_2$加权像高信号→p.260

二、脾原发性恶性淋巴瘤

【影像表现】

增强CT可见脾内多发肿块。正常的脾实质强化程度比病变部位更加明显，因此肿块显示为不均匀的低密度灶。

【鉴别要点】·■文献

参照本章第七节"增强CT低密度（圆形～类圆形）"（p.244）。

■参考征象

脾大→p.206，207/多发肿块→p.229/增强CT低密度（圆形～类圆形）→p.244/MRI T$_2$加权像低信号→p.254/MRI T$_2$加权像高信号→p.260/MRI T$_2$加权像弥漫性低信号→p.264

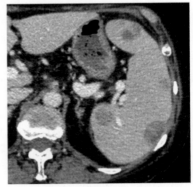

图　增强CT（40余岁，女性）

三、脾损伤

【影像表现】

增强CT可见清晰的楔状低密度灶。考虑因外伤而受损的脾损伤，未见明显的包膜下血肿或外渗现象。

【鉴别要点】

CT诊断脾损伤准确可靠，CT可以捕捉到病变的各种变化，如血肿、撕裂伤、活动性出血、创伤后梗死和血管损伤。脾损伤后的大多数血肿是包膜下血肿，脾实质血肿很少见，血肿在平扫CT上密度稍高于周围的正常脾实质。增强后可见包膜和

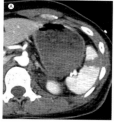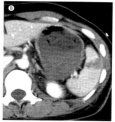

图 A：增强CT动脉期；B：门静脉期（50余岁，男性）

脾实质之间的低密度区，沿脾实质走行是包膜下血肿的特征性表现。急性期的脾撕裂伤在增强CT上呈线状、分支或楔状边界清晰的低密度区，并随时间推移逐渐吸收。活动性出血外渗时增强后，可见从早期到晚期均有不规则的对比剂存留现象。创伤后的脾血管损伤包括假性动脉瘤（pseudoaneurysm）和动静脉瘘（arteriovenous fistulae），通常很难通过增强CT加来区分，必要时需进行血管造影检查。假性动脉瘤（pseudoaneurysm）和动静脉瘘（arteriovenous fistulae）在增强后期与周围实质密度相近，这一发现对于区分活动性出血外渗是有用的。

■参考文献

1）Marmery H, et al：Multidetector-row computed tomography imaging of splenic trauma. Semin Ultrasound CT MR，27：404-419，2006.
2）Marmery H, et al：Correlation of multidetector CT findings with splenic arteriography and surgery：prospective study in 392 patients. J Am Coll Surg，206：685-693，2008.

■参考征象

形态异常（多脾、无脾、脾萎缩）→p.210/钙化（高密度）→p.217/增强CT局限性高密度→p235

四、胃癌脾浸润

【影像表现】

胃体上部后壁可见不规则胃壁增厚，软组织强化区域向周围扩散（图：→）。边界不清的低密度区从脾门向脾实质延伸，提示进行性胃癌直接浸润脾。

■参考征象

脾大→p.207/钙化→p.217/囊性脾肿块→p.222/多发性脾肿块→p.228/增强CT局限性高密度→p.233/增强CT低密度（圆形～类圆形）→p.245/MRI T_2加权像高信号→p.261

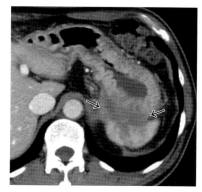

图 增强CT（60余岁，男性）
（岐阜大学 五岛 聡医生提供）

第九节

MRI T₂加权像低信号

脾结节病是全身性的肉芽组织疾病，在T₁加权像上呈低信号，T₂加权像也呈低信号。Gamna-Gandy小体是因门静脉高压导致脾慢性充血而产生微出血，微出血在T₂加权像上呈为低信号，T₂*加权像中也呈低信号。脾含铁血黄素沉着症是因为铁过载引起，因为铁元素沉积，在T₂加权像上产生低信号。含铁血黄素沉着症也可能发生在其他器官中。T₂加权像上通常呈弥漫性的低信号，但也可能呈局限性低信号。最近研究表明，含铁血黄素沉着症可以分为遗传性含铁血黄素沉着症（遗传性血色素沉着症，其他遗传异常）和继发性含铁血黄素沉着症。

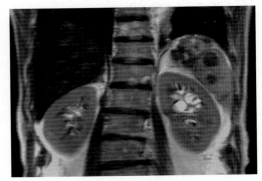

图　典型影像：脾原发性血管肉瘤
（熊本大学病例）

脾恶性淋巴瘤与脾实质信号相仿，通常很难辨认，但T₂加权像信号低于正常胰腺实质。原发性脾血管肉瘤在T₂加权像中常表现为较低信号，考虑是因为病灶内出血可能，如出现坏死或变性，则T₂加权像呈高信号。

脾错构瘤和脾炎性假瘤，T₂加权像既可以呈低信号，也可呈高信号，因此难以通过T₂加权像信号来进行鉴别。

【技术讲座】　T₂*加权像

考虑诸如磁场不均匀性等外部因素的横向弛豫称为T₂*弛豫。由于外部磁场的影响，T₂*加权图像对磁化率的差异很敏感，可用于检测微出血和铁成分。因此，微出血、肿瘤内出血、铁沉积时的T₂*加权像信号较低。

■参考文献

1）Elsayes KM，et al：MR imaging of the spleen：spectrum of abnormalities，Radiographics，25：967-982，2005.

2）Wang JH，et al：Multi-modality imaging findings of splenic hamartoma：a report of nine cases and review of the literature．Abdom Imaging，38：154-162，2013.

3）Yan J，et al：Inflammatory pseudotumour of the spleen：report of 2 cases and literature review．Can J Surg，51：75-76，2008.

【鉴别诊断!】

【征象缩略图】

Gamna-Gandy 小体

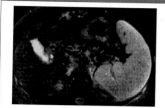

（熊本大学提供）

T₂加权像

60余岁，女性【解说→p.252】

含铁血黄素沉着症

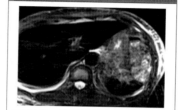

（京都大学　有薗茂树医生提供）

T₂加权像

60余岁，女性【解说→p.252】

脾原发性血管肉瘤

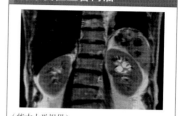

（熊本大学提供）

T₂加权冠状位像

70余岁，男性【解说→p.253】

脾结节病

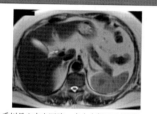

（香川县立中央医院　赤木史郎医生提供）

T₂加权像

70余岁，女性【解说→p.253】

脾原发性恶性淋巴瘤

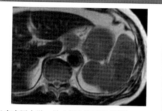

（名古屋大学　铃木耕次郎医生提供）

T₂加权像

60余岁，男性【解说→p.254】

脾错构瘤

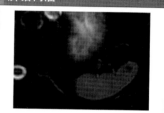

（山梨大学　市川新太郎医生提供）

脂肪抑制 T₂加权像

70余岁，女性【解说→p.254】

脾

MRI表现为T₂加权像低信号的疾病

一、Gamna-Gandy小体

【影像表现】

　　脾大，脂肪抑制T₂加权像可见脾内多发点状低信号，高度怀疑Gamna-Gandy小体（图A、B：→）。

【鉴别要点】

　　由于门静脉高压导致脾慢性充血，脾发生微出血，T₂加权像呈散在点状低信号，通常小于1cm，T₂*加权图像也呈低信号，反映有微出血。如果患者脾大且在梯度回波扫描时有可疑反映微出血的点状低信号，高度怀疑Gamna-Gandy小体。通常在脾T₂加权像中呈散在点状分布，但也有尸检发现关于Gamna-Gandy小体部分融合的报道。

■参考征象

钙化（高密度）→p.215/多发性脾肿块→p.228/MRI T₂加权像弥漫性低信号→p.263

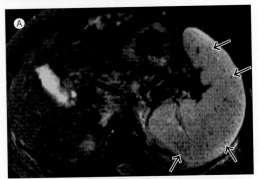

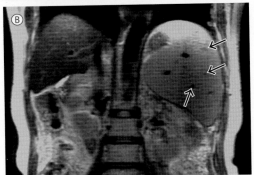

图　A：T₂脂肪抑制像；B：冠状位像（60余岁，女性）

（熊本大学提供）

二、含铁血黄素沉着症

【影像表现】

　　再生障碍性贫血反复输血病例，T₂加权像显示肝和脾内呈明显低信号（图）。

【鉴别要点】

　　以前铁过载症被分为含铁血黄色沉着症和血色素沉着症，但最近分为遗传性铁过载症（遗传性血色素沉着症，其他遗传异常）和继发性铁过载症。除了血液疾病外，大量输血和铁过量摄入也是发病的原因。

　　文献中有关于含铁血黄素沉着症在T₂加权像上显示为局部低信号的报道，但典型表现是脾弥漫性信号减低。由于铁沉积，肝和骨髓在T₂加权像上也呈低信号，需要与其他检查数据综合诊断。

■参考征象

MRI T₂加权像弥漫性低信号→P.263

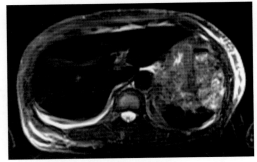

图　T₂加权像（60余岁，女性）

（京都大学　有薗茂树医生提供）

三、脾原发性血管肉瘤

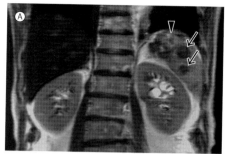
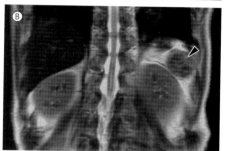

【影像表现】

脾内散见多个肿块。主体在T₂加权像呈低信号（图A：→），内部可见部分T₂加权像高信号区（图A、B：▶）。下部腰椎可见转移病变（图例未显示），考虑恶性疾病。

【鉴别要点】

增强扫描呈现不均匀的强化效果。

文献报道脾肿块常为单发性，但也有多发病变。T₂加权像中的低信号常提示出血，T₂加权像高信号常代表部分坏死或变性。需要鉴别血管瘤、错构瘤、转移性肿瘤，若转移到其他器官则可考虑恶性疾病。血管肉瘤可能伴有内出血和坏死。

■参考征象

增强CT局部高密度→p.235/MRI T₂加权像高信号→p.261

图 A：T₂加权像冠状位像；B：T₂加权像背侧（70余岁，男性）
（熊本大学提供）

四、脾结节病

【影像表现】

T₂加权像可见脾脏内散在低信号结节（图：→）。

【鉴别要点】

结节病是一种多系统、多器官受累的肉芽肿性疾病，脾受累并不罕见，据报道结节病患者有24%～59%累及脾。

T₁加权像呈低信号，T₂加权像亦呈低信号。脂肪抑制T₂加权像和动态增强早期中容易检出。在文献中，结节病可能呈结节状，也有多发弥漫性结节状表现。

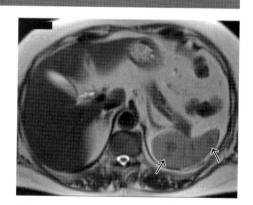

图 T₂加权像（70余岁，女性）
（香川县立中央病院 赤木史郎医生提供）

需要与转移瘤和淋巴瘤相鉴别，需要结合其他全身性病变和检查数据综合判断。还需要与脾结核相鉴别，后者为干酪样坏死肉芽肿，T₁加权像和T₂加权像可表现多种不同的信号强度。

■参考文献

1）Palas J，et al：The spleen revisited：an overview on magnetic resonance imaging Radiol Res Pract，2013：219-297，2013．

■参考征象

脾大→p.207/多发性脾肿瘤→p.225/增强CT低密度（圆形～类圆形）→p.239/MRI T₂加权像弥漫性低信号→p.264

脾

五、脾原发性恶性淋巴瘤及相关病变

【影像表现】

增强CT可见脾内低密度灶（图A：►），T_2加权像时结节呈低信号（图B：►）。

【鉴别要点】

脾内淋巴瘤最常表现为多个肿块，T_1加权像和T_2加权像均具有与正常脾实质相似的信号强度，因此可能难以识别病变。钆增强时病变强化效果比正常脾实质弱。虽然T_2加权像

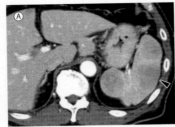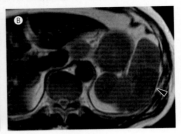

图　A：增强CT；B：T_2加权像（60余岁，男性）
（名古屋大学　铃木耕次郎医生提供）

病灶可能显示为低信号，如果肿瘤已扩散至整个脾，T_2加权像可能显示为弥漫性低信号，注意不要误认为是正常的脾实质。此外，当肿瘤发生囊变或坏死时，可以在T_2加权像上显示高信号。

需要结合基础疾病和肿瘤标志物进行评估。若有转移的情况下，信号变化取决于原发灶，T_2加权像多数呈高信号。

■参考征象

脾大→p.206，207/多发脾肿块→p.229/增强CT低密度（圆形～类圆形）→p.244/增强CT（楔状等）→p.248/MRI T_2加权像高信号→p.260/MRI T_2加权像弥漫性低信号→p.264

六、脾错构瘤

【影像表现】

脂肪抑制T_2加权像可见脾低信号结节（图：→）。

【鉴别要点】

错构瘤是由正常脾成分异常组合形成的病变。T_1加权像可显示为低信号或等信号，T_2加权像中显示为低信号，在某些情况下还可表现为不均匀的高信号。动态增强时有不均匀的强化，也有报道强化效果明显。增强后均匀强化，边界清晰，没有浸润趋势，但仅凭影像难以区别转移瘤和淋巴瘤，难以判断浸润趋势和有无基础疾病，必须结合病史和肿瘤标志物进行评估。

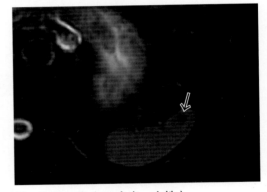

图　T_2加权像（70余岁，女性）
（山梨大学　市川新太郎医生提供）

■参考文献

1）Wang JH，et al：Multi-modality imaging findings of splenic hamartoma：a report of nine cases and review of the literature．Abdom Imaging，38：154-162，2013.

■参考征象

增强CT局限性高密度→p.233

七、脾炎性假瘤

【一般的影像表现和鉴别诊断】

T_1加权像呈等信号，T_2加权像呈低信号，但也有高信号的报道。也有T_2加权像病灶中心部呈低信号的报道。增强后不均匀强化，通常为单发，仅凭影像很难与错构瘤、血管瘤、恶性肿瘤等相鉴别。

■参考文献

1）Yan J，et al：Infammatory pseudotumour of the spleen：report of 2 cases and literature review．Can J Surg，51：75-76，2008.

■参考征象

增强CT低密度（圆形～类圆形）→p.242

第十节

MRI T$_2$加权像高信号

囊性肿块T$_2$加权像呈高信号，T$_2$加权像呈高信号主要反映了脾囊肿、脾淋巴管瘤和胰腺假性囊肿脾侵犯等病灶的液性成分。表皮样囊肿在T$_2$加权像上也可以呈高信号，但在弥散加权像上呈高信号，ADC值减低，依据这两点可鉴别诊断。脓肿在T$_2$加权像上也呈高信号，但弥散加权像呈高信号且ADC值减低，临床表现为发热及炎症反应升高，通常是免疫能力低下所致。

脾血管瘤与肝血管瘤一样，在T$_2$加权像上呈强烈的高信号，ADC值比囊肿低，动态增强可见血池效应（pooling）的特征。由于门静脉

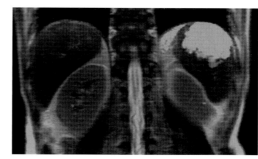

图 典型影像：脾淋巴管瘤
（熊本大学病例）

高压导致脾充血、出现脾大，静脉窦增生在T$_2$加权像中呈高信号。脾梗死时，T$_2$加权像梗死部呈楔状高信号。

胰腺恶性淋巴瘤T$_2$加权像呈等信号或低信号，但随着变性的发生信号增高。转移性脾肿瘤信号取决于原发灶，T$_2$加权像多为高信号。囊性转移形态上类似于囊肿。原发性脾血管肉瘤内部坏死和变性在T$_2$加权像上呈高信号。在硬化血管瘤样结节转化（SANT）的中心部T$_2$加权像呈低信号，边缘部分T$_2$加权像呈高信号，但也有报道称整个肿瘤在T$_2$加权像均呈低信号。

【技术讲座】 动态增强，脾ADC值

动态增强早期脾呈不均匀增强，这是因红脾髓和白脾髓之间对比剂通过的时间不同而引起的。因此，不能仅在增强早期判断梗死或肿块，重要的是增强后期进行比较。

文献报道脾的ADC值为1.26±0.23，ADC值在脾囊肿和淋巴管瘤中较高，而在恶性淋巴瘤中较低。

■参考文献

1）栗原美貴子：脾腫の質的診断におけるMRIの有用性．日本医学放射線学会雑誌，50：577-583，1990.

2）Palas J，et al：The spleen revisited：an overview on magnetic resonance imaging. Radiol Res Pract，2013：219-297，2013.

3）Raman SP，et al：Sclerosing angiomatoid nodular transformation of the spleen（SANT）multimodality imaging appearance of five cases with radiology-pathology correlation. Abdom Imaging，38：827-834，2013.

4）Yoshikawa T，et al：ADC measurement of abdominal organs and lesions using parallel imaging technique. AJR Am J Roentgenol，187：1521-1530，2006.

【鉴别诊断!】

【征象缩略图】

脾囊肿
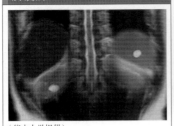
（熊本大学提供）
T₂加权像 冠状位
50余岁，男性【解说→p.257】

脾血管瘤
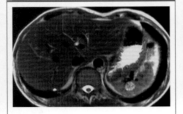
（熊本大学提供）
T₂加权像
50余岁，男性【解说→p.257】

脾淋巴管瘤
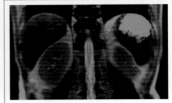
（熊本大学提供）
T₂加权像 冠状位
70余岁，【解说→p.258】

脾脓肿
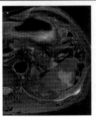
（山梨大学　市川新太郎医生提供）
脂肪抑制T₂加权像
50余岁，男性【解说→p.258】

淤血脾
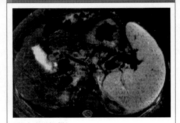
（熊本大学提供）
脂肪抑制T₂加权像
60余岁，女性【解说→p.259】

脾梗死
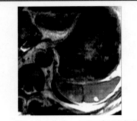
（NTT东日本关东病院　赤羽正章医生提供）
T₂加权像
60余岁，男性【解说→p.260】

脾原发性恶性淋巴瘤
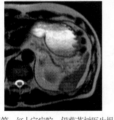
（名古屋第一红十字病院　伊藤茂树医生提供）
T₂加权像
50余岁，男性【解说→p.260】

脾原发性血管肉瘤
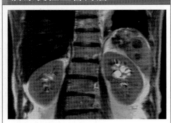
（熊本大学提供）
T₂加权像 冠状位
70余岁，男性【解说→p.261】

表现为T₂加权像高信号的疾病

一、脾囊肿

【影像表现】

脾内可见边界清晰的单发囊性病变，T₂加权像呈均匀高信号（图：→）。通常T₁加权像是均匀的低信号，弥散加权像不呈高信号，ADC值与水相同，增强后无强化。

【鉴别要点】

脾囊肿分为真性囊肿和假性囊肿。影像很难区分真性囊肿和假性囊肿，有必要结合创伤、炎症和脾梗死等病史进行鉴别。

表皮样囊肿可借助弥散加权像高信号来鉴别。脾脓肿在弥散加权像中也呈高信号。囊性转移瘤的表现与囊肿相似，必须注意转移瘤囊壁不规则的特征，且结合临床病程和脾瘤标志物等信息。淋巴管瘤通常呈多囊状结构，且具有间隔结构。

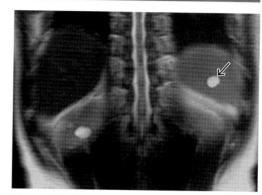

图　T₂加权像冠状位像（50余岁，男性）
（熊本大学提供）

■**参考征象**

钙化（高密度）→p.214/囊性脾肿瘤→p.220/增强CT低密度（圆形～类圆形）→p.240

二、脾血管瘤

【影像表现】

脾内T₂加权像不均匀高信号（图：→）。动态增强病灶强化从边缘中心填充，诊断为血管瘤。

【鉴别要点】

通常T₁加权像呈低信号或等信号，强化模式类似于肝血管瘤，强化从边缘向中心渐进性强化，但边缘结节状强化不明显，推测是由于脾动脉早期显著强化掩盖了边缘结节状强化。脾囊肿和脾淋巴管瘤增强T₁加权像内部无强化。如血管瘤伴变性，则恶性疾病区分有一定的困难。

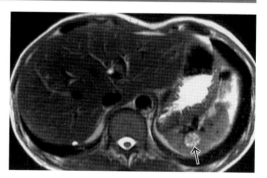

图　T₂加权像（50余岁，男性）
（熊本大学提供）

■**参考征象**

多发脾囊肿→p.227/增强CT局限性高密度→p.232/增强CT低密度（圆形～类圆形）→p.240

三、脾淋巴管瘤

【影像表现】

脾包膜下分叶状多房囊肿（图：→）。T$_2$加权像呈均匀高信号，并可见间隔（图：▶）。T$_1$加权像呈均匀低信号，弥散加权像未见高信号，ADC值与水相同。典型表现为间隔强化，但内部囊性部分无强化。

【鉴别要点】

脾淋巴管瘤发生部位通常位于包膜下，多房囊样病灶较多见，但也可能是单房性，与囊性肿块，如脾囊肿等鉴别有时较困难。

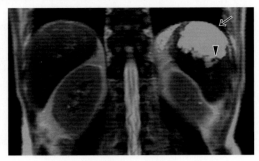

图 T$_2$加权像冠状位像（70余岁，男性）
（熊本大学提供）

■参考征象

囊性脾肿瘤→p.221/增强CT低密度（圆形～类圆形）→p.243

四、脾脓肿

【影像表现】

脾内不规则肿块，T$_2$加权像内部呈高信号（图A：→），边缘为低信号。弥散加权像内容物呈高信号（图B：→），这是脓肿的特征性表现。

【鉴别要点】

T$_1$加权像呈低信号，T$_2$加权像呈等至高信号，边界不清晰、边缘不规则，单发或多发。炎症反映可使边缘强化显著，但不及肝脓肿明显。弥散加权像呈高信号，ADC值降低。当内部存在气体，可呈无信号区并伴周围伪影。脾脓肿在免疫抑制状态下容易发生，如果诊断延迟，可能会致命。弥散加权像和

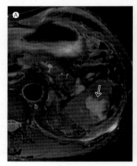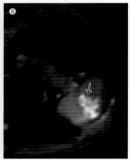

图 A：T$_2$脂肪抑制像；B：弥散加权像（50余岁，男性）
（山梨大学　市川新太郎医生提供）

ADC值可以帮助区分囊性转移灶和囊肿。表皮样囊肿可根据内部气体、周围水肿、临床有无发热或炎症反应等信息进行鉴别。

■参考征象

钙化（高密度）→p.216/囊性脾肿瘤→p.221/多发性脾肿瘤→p.225/增强CT低密度（圆形～类圆形）→p.238

五、胰腺假性囊肿脾内侵犯

【一般影像表现和鉴别诊断】

胰腺假性囊肿多继发于急性或慢性胰腺炎，也可由外伤引起的。Heider等报道6%的胰腺假性囊肿继发脾内侵犯，T$_1$加权像呈低信号，T$_2$加权像呈高信号，当内部出血时，呈现的是血液成分的信号改变。本病要与脾囊性疾病相鉴别，必要时可结合与胰腺的关系、腹痛等症状，以及胰酶升高等实验室数据一起进行分析。

■参考文献

1) Heider R, et al: Pancreatic pseudocysts complicated by splenic parenchymal involvement: results of operative and percutaneous management. Pancreas，23：20-25，2001.

■参考征象

囊性脾肿块→p.222/增强CT低密度（圆形～类圆形）→p.241

六、淤血脾

【影像表现】

脾大，脾在T$_2$加权像上呈高信号（图A、图B），由门脉高压症导致的脾淤血和静脉窦增生。

【鉴别要点】

脾恶性淋巴瘤在T$_2$加权像和增强T$_1$加权像上表现为肿块，可作为鉴别依据。SPIO-MRI检查病灶未见铁摄取。脾转移瘤，可见肿块。

■参考文献

1）栗原美貴子：脾腫の質的診断におけるMRIの有用性．日本医学放射線学会雑誌，50：577-583，1990.

■参考征象

脾充血：脾大→p.206
Gamma-Gandy小体：钙化（高吸收）→p.215/多发脾肿块→p.228/MRI T$_2$加权像低信号→p.252/MRI T$_2$加权像弥漫性低信号→p.263

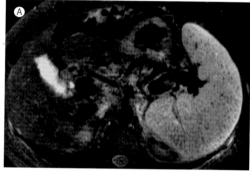

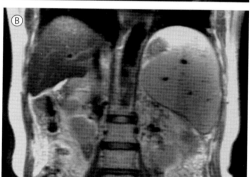

图　A：T$_2$加权脂肪抑制像；B：T$_2$加权冠状位像（60余岁，女性）
本章第九节"MRI T$_2$加权像低信号"Gamna-Gandy小体同一病例
（熊本大学提供）

七、脾梗死

【影像表现】

脾梗死后 T_1 加权像呈低信号，而 T_2 加权像呈不均匀高信号，根据梗死时间不同，会呈现各种信号。梗死区域呈楔状，在增强 MRI T_1 加权像中，可见楔状低强化区。

【鉴别要点】

需结合病灶形态和基础疾病进行判断。脾在动脉期强化不均匀，必须注意不要将强化不均匀与梗死相混淆。脾损伤可能有类似形态改变，要结合是否存在周围血肿及外伤病史等综合考虑。

■ 参考征象

形态异常（多脾，无脾，脾萎缩）→p.209/钙化（高密度）→p.216/增强 CT 部分低密度（楔状）→p.248

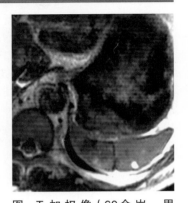

图　T_2 加权像（60余岁，男性）

（NTT东日本关东病院　赤羽正章医生提供）

八、脾原发性恶性淋巴瘤及相关病变

【影像表现】

喉癌术后患者，随访期间 PET/CT 检查发现脾脏高浓聚（SUV 为 11.56）。

MRI 显示脾内有 20mm 大肿块，T_1 加权像呈低信号，T_2 加权像呈高信号，弥散加权像呈高信号。从动态增强早期到晚期有逐渐的轻度强化。考虑恶性淋巴瘤，手术切除后诊断为恶性淋巴瘤为弥漫性大 B 细胞淋巴瘤（DLBCL）。

【鉴别要点】

淋巴瘤是脾多发性肿块中最常见的

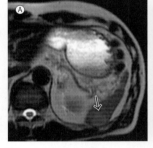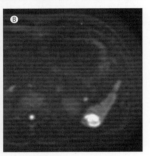

图　A：T_2 加权像；B：弥散加权像（50余岁，男性）
（名古屋第一红十字会病院　伊藤茂树医生提供）

疾病，T_1 加权像和 T_2 加权像的信号强度均与正常脾实质相似，难以区分病变。病灶的强化比正常脾实质弱，如果肿瘤累及整个脾时，T_2 加权像可能表现为弥漫性低信号，注意不要误认为是正常的脾实质。如果肿瘤发生囊变或坏死，则 T_2 加权像会呈高信号（图A：→）。必要时结合基础疾病和肿瘤标志物进行诊断。如考虑脾转移瘤，其信号取决于原发灶，T_2 加权像多呈高信号。

■ 参考征象

脾大→p.206，207/多发性脾肿块→p.229/增强CT低密度（圆形～类圆形）→p.244/增强CT（楔状）→p.248/MRI T_2 加权像低信号→p.254/MRI T_2 加权像弥漫性低信号→p.264

九、脾转移性肿瘤，周围脏器浸润和扩散

【一般影像表现与鉴别诊断】

转移性脾肿瘤主要源于乳腺癌和恶性黑素瘤，其次是肺癌、结肠癌、胃癌、卵巢癌、子宫内膜癌、前列腺癌等。信号表现模式与原发灶类似，T_1加权像多呈低～等信号，T_2加权像多呈高信号，增强T_1加权像典型表现为不均匀强化，边缘环形强化。肿瘤坏死部分在T_2加权像呈高信号。恶性黑素瘤的转移主要表现在T_1加权像上高信号，可能伴有淋巴结转移。

边缘不规则伴有浸润的肿瘤恶性可能大，有必要查找原发灶并行肿瘤标志物检查。本病通常与脾原发性恶性肿瘤难以区分，需要结合病史和既往史。

■参考征象

脾大→p.207/钙化→p.217/囊性脾肿块→p.222/多发性脾肿块 →p.228/增强CT局限性高密度→p.233/增强CT低密度（圆形～类圆形）→p.245/增强CT部分低密度（楔状）→p.249

十、脾原发性血管肉瘤

【影像表现】

脾散见肿块，主体在T_2加权像呈低信号（图A：→），肿块的部分在T_2加权像呈高信号（图B：►）。下腰椎可观察到转移灶（未呈），高度怀疑是恶性疾病。

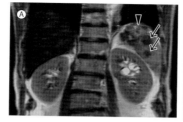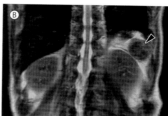

图　A：T_2加权像冠状位像，B：T_2加权像背侧（70余岁，男性）
本章第九节"MRI T_2加权像低信号"同一病例
（熊本大学提供）

【鉴别要点】

增强时呈不均匀强化。

文献报道脾内肿块有单发性，也有多发性。T_2加权像低信号常提示出血灶。T_2加权像可见肿块部分呈高信号，提示可能坏死或变性。本病与血管瘤、错构瘤和转移瘤相鉴别有时比较困难，如果其他脏器存在转移病灶，则可以提示恶性的可能。血管肉瘤可能伴出血和坏死。

■参考征象

增强CT局部高密度→p.235/MRI T_2加权低信号→p.253

十一、硬化性血管瘤样结节转变［sclerosing angiomatoid nodular transformation(SANT)］

【一般影像表现与鉴别诊断】

纤维性间质内有多发红褐色结节，T_1加权像因病灶中心出血而呈高信号，T_2加权像边缘处呈高信号、中心处呈低信号。在某些情况下，整个肿瘤T_2加权像中呈低信号。中央低信号反映了肿瘤内部纤维组织增生。

Karaosmanoglu等报道，增强后期呈从边缘向中心的强化，犹如车轮的"辐条"（spoke wheel pattern 车轮征），这是硬化性血管瘤样结节转变（SANT）的特征性表现，诊断时意义重大。

■参考文献

1）Karaosmanoglu DA，et al: CT and MRI findings of sclerosing angiomatoid nodular transformation of the spleen spoke wheel pattern. Korean J Radiol，9 Suppl: S52-55，2008.

■参考征象

增强CT局限性高密度→p.233/增强CT低密度（圆形～类圆形）→p.242

第十一节

MRI T$_2$加权像弥漫性低信号

脾结节病是一种全身性的肉芽知识疾病，在T$_1$加权像上呈低信号，在T$_2$加权像上也呈低信号。如果结节多发，则可呈弥漫性分布。Gamna-Gandy小体是门静脉高压导致脾慢性充血而产生微出血灶，在T$_2$加权像中可见弥漫性低信号，T$_2^*$加权像呈弥漫性低信号。

含铁血黄素沉着症等铁过载疾病，脾内铁质沉积，T$_2$加权像脾呈低信号。铁沉积也可发生在其他器官中。T$_2$加权像多呈弥漫型低信号。最近，铁过载疾病分为遗传性铁过载症（遗传性血色素沉着症，其他遗传异常）和继发性铁过载症两类。

脾恶性淋巴瘤与脾实质信号相仿，经常很难区分，但在T$_2$加权像中低于正常的胰腺实质。如果整个胰腺弥漫性肿瘤侵犯，T$_2$加权像也呈弥漫性低信号，应注意不要将其误认为是正常的脾实质。

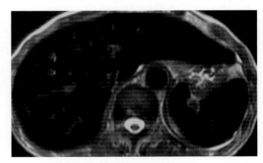

图　典型图像：含铁血黄素沉着
（熊本大学病例）

【鉴别诊断！】

◎含铁血黄素沉着症（→p.263）

◎Gamna-gandy小体（→p.263）

　脾结节病（→p.264）

　脾原发性恶性淋巴瘤及相关疾病（→p.264）

■参考文献

1）Elsayes KM，et al：MR imaging of the spleen：spectrum of abnormalities．Radiographics，25：967-982，2005．

【征象缩略图】

含铁血黄素沉着症

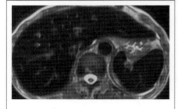

T$_2$加权像
70余岁，女性【解说→p.263】

Gamna-Gandy小体

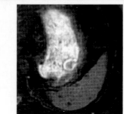

（山梨大学　市川新太郎医生提供）
脂肪抑制T$_2$加权像
60余岁，女性【解说→p.263】

脾结节病

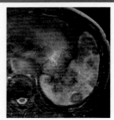

（山梨大学　市川新太郎医生提供）
脂肪抑制T$_2$加权像
70余岁，女性【解说→p.264】

脾原发性恶性淋巴瘤

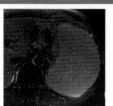

（川崎医科大学　山本亮医生提供）
T$_2$加权像
60余岁，女性【解说→p.264】

表现为T₂加权像弥漫性低密度的疾病

一、含铁血黄素沉着症

【影像表现】

T₂加权像中脾呈弥漫性低信号（图A、B：→）。肝在T₂加权像中也呈低信号。椎体T₂加权像也呈低信号（图B：▶）。考虑含铁血黄素沉着症（铁过载）。

【鉴别要点】

以前，铁过载症被分类为铁血黄素沉积症和血色素沉积病，但最近已被分类为遗传性铁过载症（遗传性血色素沉着症，其他遗传异常）和继发性铁过载症两类。除了血液疾病外，大量输血和铁过量摄取也是引起该病的原因。

虽然文献中有表现为局限性低信号的含铁血黄色沉积症报道，但典型表现还是脾弥漫性低信号。

含铁血黄素沉着于肝和骨髓也可以在T₂加权像上呈低信号，应结合各项检查综合诊断。

■参考征象

MRI T₂加权像低信号→p.252

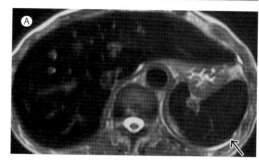
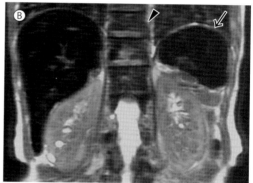

图　A：T₂加权像横断位；B：冠状位像（70余岁，女性）

（熊本大学提供）

二、Gamna-Gandy 小体

【影像表现】

脂肪抑制T₂加权像，脾中可见散在低信号结节。

【鉴别要点】

门静脉高压引起脾慢性充血，脾中发生微出血，导致T₂加权像上出现散在点状低信号，尺寸通常小于1cm。在T₂*加权图像中也呈低信号。如患者脾大且在梯度回波扫描时有点状低信号应考虑微出血，提示Gamna-Gandy小体。有报道称，Gamna-Gandy小体可表现为部分融合趋势，T₂加权像上见脾内散在点状低信号。

■参考征象

钙化（高密度）→p.215/多发性脾肿块→p.228/MRI T₂加权像低信号→P.252

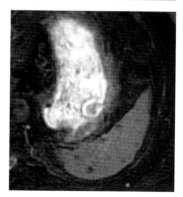

图　T₂脂肪抑制像（60余岁，女性）

（山梨大学　市川新太郎医生提供）

三、脾结节病

【影像表现】

脂肪抑制T_2加权像，在脾内呈多发结节样低信号。

【鉴别要点】

结节病是一种多系统、多器官受累的肉芽肿性疾病，在日本脾受累并不罕见，约占结节病患者的24% ～ 59%。

T_1加权和T_2加权像均呈低信号，在脂肪抑制T_2加权像和动态增强早期中容易检出。结节病可能呈结节状，也可呈多发弥漫性结节状。

需要与脾转移性肿瘤、淋巴瘤相鉴别，应结合全身病变和实验室检查综合考虑。要与脾结核相鉴别，但脾结核T_1加权像和T_2加权像均具有多种信号强度。

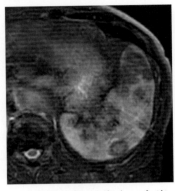

图　T_2脂肪抑制像（70余岁，女性）

（山梨大学　市川新太郎医生提供）

■参考文献

1）Palas J，et al：The spleen revisited：an overview on magnetic resonance imaging. Radiol Res Pract，2013：219-297，2013.

■参考征象

脾大→p.207/多发性脾肿瘤→p.225/增强CT低密度（圆形～类圆形）→p.239/MRI T_2加权像低信号→p.253

四、脾原发性恶性淋巴瘤及相关病变

【影像表现】

脾明显肿大，增强MRI早期可见多发结节状强化不良区域，增强后期见均匀强化（图示未呈）。弥散加权像整个脾呈高信号。PET-CT检查时整个脾呈FDG积聚。其他部位未见明显淋巴瘤病变，诊断为原发脾恶性淋巴瘤。

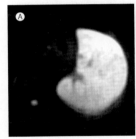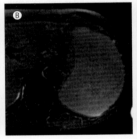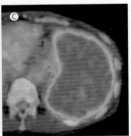

图　A：弥散加权像；B：T_2加权像；C：PET-CT（60余岁，女性）

本章第五节"多发性肿瘤"同一病例

（川崎医科大学　山本　亮医生提供）

【鉴别要点】

淋巴瘤是脾多发性肿块中最常见的病变，T_1加权像和T_2加权像的信号强度均与正常脾实质相似，难以区分病变。钆对比剂强化作用比正常脾实质弱。T_2加权像可能呈低信号，如果肿瘤遍布整个脾，T_2加权像可呈弥漫性低信号，要注意勿将这种情况误认为正常的脾实质。当肿瘤发生囊变或坏死，T_2加权像可表现为高信号。

诊断时需要结合基础疾病和肿瘤标志物。与脾转移瘤相鉴别，脾转移瘤的信号取决于原发灶，T_2加权像多呈高信号。

■参考征象

脾大→p.207/多发性脾肿块→p.229/增强CT低密度（圆形～类圆形）→p.244/增强CT部分低密度（楔状）→p.248/MRI T_2加权像 低信号→p.254/MRI T_2加权像高信号→p.260

索 引

胆囊、胆管

日语	中文	英语	缩略语	影像表现解说　刊登页一览
アーチファクト（フローボイド，総胆管の圧排）	伪影（流空，胆总管的血管压迫）	flow artifact, vascular compression		胆管狭窄/闭塞→p.26
壊死性胆嚢炎	坏死性胆囊炎	necrotic cholecystitis		内膜断裂、不连续→p.51
黄色肉芽腫性胆嚢炎	黄色肉芽肿性胆囊炎	xanthogranulomatous cholecystitis	XGC	胆囊壁增厚→p.5/胆囊、胆管脂肪层不清晰→p.18/胆囊床异常阴影→p.44/CT平扫胆囊壁低密度→p.70
肝外胆管癌	肝外胆管癌	extrahepatic bile duct cancer		胆管壁增厚→p.12/胆囊、胆管脂肪层不清晰→p.22/胆管狭窄/闭塞→p.30/胆管扩张→p.37
肝細胞癌の胆嚢床浸潤	肝细胞癌的胆囊床浸润	gallbladder bed invasion of the hepatocellular carcinoma		胆囊壁增厚→p.8/胆囊、胆管脂肪层不清晰→p.22/胆管扩张→p.40/胆囊床异常阴影→p.44
肝内結石症	肝内胆管结石	intrahepatic cholelithiasis		胆管狭窄/闭塞→p.31/胆管扩张→p.34/CT平扫胆管内高密度→p.62/MRI T_1加权像胆囊、胆管内高信号→p.74/MRI T_2加权像胆囊、胆管内低信号→p.77
肝門部胆管癌	肝门部胆管癌	hilar cholangiocarcinoma		胆管壁增厚→p.12/胆囊、胆管脂肪层不清晰→p.21/胆管狭窄/闭塞→p.29/胆管扩张→p.36
気腫性胆嚢炎		emphysematous cholecystitis		胆囊壁增厚→p.7/胆囊、胆管脂肪层不清晰→p.20/内膜断裂·不连续→P.52/CT平扫胆囊壁低密度→p.69
急性胆嚢炎	急性胆囊炎	acute cholecystitis		胆囊壁增厚→p.4/胆囊、胆管脂肪层不清晰→p.18/胆囊床异常阴影→p.43/CT平扫胆囊壁低密度→p.69
急性閉塞性化膿性胆管炎	急性闭塞性化脓性胆管炎	acute obstructive suppurative cholangitis	AOSC	胆管壁增厚→p.14/胆囊、胆管脂肪层不清晰→p.22/胆管狭窄/闭塞→p.30
原発性硬化性胆管炎	原发性硬化性胆管炎	primary sclerosing cholangitis	PSC	胆管壁增厚→p.13/胆管狭窄/闭塞→p.27/胆管扩张→p.38
膵·胆管合流異常	胰、胆管汇合异常	arrangement of pancreaticobiliary ducta system, pancreatobiliary maljunction		胆管扩张→p.39
総胆管結石（症）	胆总管结石	choledocholithiasis, common bile duct stone		胆管壁增厚→p.15/胆管狭窄/闭塞→p.27/胆管扩张→p.34/CT平扫胆管内高密度→p.61/MRI T_2加权像胆囊、胆管内低信号→p.78
総胆管嚢腫（先天性胆道拡張症）	胆总管囊肿（先天性胆管扩张）	choledochal cyst		胆管扩张→p.35

续表

续表

日语	中文	英语	缩略语	影像表现解说　刊登页一览
右肝円索	肝圆韧带	right-sided ligamentum teres		胆囊位置异常→p.49
遊走胆囊	游走胆囊	wandering gallbladder		→参照"胆囊扭转"
IgG4関連胆管炎	IgG4相关胆管炎	IgG4-related cholangitis		胆囊壁增厚→p.8/胆管壁增厚→p.14/胆管狭窄/闭塞→p.28/胆管扩张→p.39
Mirizzi症候群	米里奇（Mirizzi）综合征	Mirizzi syndrome		胆管狭窄/闭塞→p.28/胆管扩张→p.36
Vater乳頭部癌（十二指腸乳頭部癌）	十二指肠乳头部癌	carcinoma of papilla of Vater（carcinoma of duodenal papilla）		胆管扩张→p.38

胰腺

日语	中文	英语	缩略语	影像表现解说　刊登页一览
悪性膵管内乳頭粘液性腫瘍	恶性胰管内乳头状黏液瘤	malignant IPMN		胰管扩张→p.103/胰管狭窄→p.112/囊性→p.116/多发性胰腺肿块→p.154/胰管内、静脉内瘤栓→p.158
外傷性膵炎	外伤性胰腺炎	traumatic pancreatitis		→参照 "胰腺损伤"
カルチノイド	类癌	carcinoid		→参照 "胰腺神经内分泌肿瘤"
急性膵炎（壊死性膵炎）	急性胰腺炎（坏死性胰腺炎）	acute pancreatitis（acute necrotizing pancreatitis）		胰腺肿大→p.84/囊性→p.123/胰腺周围脂肪密度升高→p.163/平扫CT低密度→p.174增强CT乏血供肿块→p.190
急性膵炎（間質性浮腫性膵炎）	急性胰腺炎（间质性水肿性胰腺炎）	acute pancreatitis（interstitial edematous pancreatitis）		胰腺肿大→p.84/囊性→p.122/胰腺周围脂肪密度升高→p.163/平扫CT低密度→p.174/增强CT乏血供肿块→p.190
結核性リンパ節炎	结核性淋巴结	tuberculous lymphadenitis		囊性→p.123/含钙化肿块→p.149
自己免疫性膵炎	自身免疫性胰腺炎	autoimmune pancreatitis	AIP	胰腺肿大→p.85/胰腺萎缩→p.93/胰管狭窄→p.108/多发性胰腺肿块→p.153/胰腺周围脂肪密度升高→p.164/增强CT乏血供肿块→p.191
脂肪浸潤（脂肪置換）	脂肪浸润（脂肪置换）	fatty replacement of the pancreas		胰萎缩→p.93/平扫CT低密度→p.173
腫瘤形成性膵炎	肿块性胰腺炎	mass-forming pancreatitis		胰腺肿大→p.86/胰管走行异常→p.98/胰管狭窄→p.109/实性→p.132/胰腺内钙化→p.139/含钙化肿块→p.143/增强CT富血供肿块→p.182
漿液性囊胞腫瘍	浆液性囊性肿瘤	serous cystic neoplasm	SCN	囊性→p.117/含钙化肿块→p.146/增强CT富血供肿块→p.183
漿液性囊胞腫瘍（非典型例）	浆液性囊性肿瘤（不典型病例）	serous cystic neoplasm（macrocystic type, solid variant）	SCN	囊性→p.118/实性→p.135/平扫CT低密度→p.179/增强CT富血供肿块→p.184
膵悪性リンパ腫	胰腺恶性淋巴瘤	pancreatic lymphoma		胰腺肿大→p.87/实性→p.135/多发性胰腺肿块→p.154/胰腺周围脂肪密度升高→p.166/增强CT乏血供肿块→p.196
膵仮性囊胞	胰腺假性囊肿	pseudocyst of the pancreas		胰管狭窄→p.112/囊性→p.121/含钙化肿块→p.145/多发性胰腺肿块→p.155MRI T₁加权像高信号结节→p.198
膵管内管状乳頭腫瘍	胰管内小管乳头状肿瘤	intraductal tubulopapillary neoplasm	ITPN	胰管扩张→p.105/胰管内、静脉内瘤栓→p.158
膵管内乳頭粘液性腫瘍	胰管内乳头状黏液性肿瘤	intraductal papillary mucinous neoplasm	IPMN	胰管扩张→p.103/囊性→p.116/多发性胰腺肿块→p.154
膵管内乳頭粘液性腫瘍（悪性）	胰管内乳头状黏液性肿瘤（恶性）	malignant intraductal papillary mucinous neoplasm	malignant IPMN	胰管扩张→p.103/胰管狭窄→p.112/囊性→p.116/多发性胰腺肿块→p.154/胰管内、静脉内瘤栓→p.158

日语	中文	英语	缩略语	影像表现解说　刊登页一览
膵管非癒合	胰管不愈合	pancreas divisum		胰管走行异常→p.96
膵実質の変化（年齢による）	胰腺实质随年龄的变化	aging change of the pancreas		胰萎缩→p.91/胰内钙化→p.139/平扫CT低密度→p.173
膵神経内分泌腫瘍（典型例）	胰神经内分泌肿瘤（典型病例）	neuroendocrine tumor of the pancreas(typical case)	NET	胰管萎缩→p.105/实性→p.129/主胰管及静脉内瘤栓→p.159/平扫CT低密度→p.178/增强CT富血供肿块→p.182
膵神経内分泌腫瘍（非典型例）	胰神经内分泌肿瘤（不典型病例）	neuroendocrine tumor of the pancreas（ atypical case ）	NET	胰管扩张→p.105/胰管狭窄→p.111/囊性→p.119/实性→p.129/含钙化肿块→p.147/多发性肿块→p.152/主胰管及静脉内瘤栓→p.159/增强CT乏血供肿块→p.195
膵真性嚢胞	胰真性囊肿	true cyst of the pancreas		囊性→p.121/多发性胰腺肿块→p.155
膵石症	胰石症	pancreatolithiasis		胰管扩张→p.101/囊性→p.124/胰内钙化→p.138/平扫CT高密度→p.168
膵腺房細胞癌	胰腺泡细胞癌	acinar cell carcinoma of the pancreas		胰管扩张→p.104/实性→p.130/主胰管及静脉内瘤栓→p.159/胰周脂肪密度升高→p.165/平扫CT低密度→p.176/增强CT富血供肿块→p.185/增强CT乏血供肿块→p.193
膵損傷	胰损伤	pancreas Injury		胰肿大→p.87/胰管狭窄→p.109/胰周脂肪密度升高→p.164
膵動静脈奇形	胰动静脉畸形	arteriovenous malformation of the pancreas	AVM	增强CT富血供肿块→p.187
膵内副脾	胰内副脾	intrapancreatic spleen		充实性→p.134/增强CT富血供肿块→p.187/MRI T₁加权像高信号结节→p.201
膵粘液癌	胰黏液癌	mucinous carcinoma of the pancreas		胰管狭窄→p.111/囊性→p.118/实性→p.131/含钙化肿块→p.147/平扫CT低密度→p.177/增强CT乏血供肿块→p.194
膵粘液性嚢胞腫瘍	胰黏液囊性肿瘤	mucinous cystic neoplasm of the pancreas	MCN	囊性→p.117/含钙化肿块→p.145
膵のIgG4関連疾患	胰腺IgG 4相关疾病	IgG4-related disease of the pancreas		→参照"自身免疫性胰腺"
膵破骨細胞型巨細胞性腫瘍	胰破骨细胞型巨细胞性肿瘤	osteoclastic giant cell tumor of the pancreas		囊性→p.120/含钙化肿块→p.146/平扫CT高密度→p.168/增强CT乏血供肿块→p.194 /MRI T₁加权像高信号结节→p.198
膵無形成，膵低形成	胰腺不发育，胰腺发育不全	pancreatic agenesis, hypoplasia		胰萎缩→p.91/胰管走行异常→p.97

续表

日语	中文	英语	缩略语	影像表现解说　刊登页一览
膵リンパ上皮囊胞	胰腺淋巴上皮囊肿	lymphoepithelial cyst of the pancreas		囊性→p.122/MRI T$_1$加权像高信号结节→p.200
膵類表皮囊胞	胰腺表皮囊肿	epidermoid cyst of the pancreas		囊性→p.120/MRI T$_1$加权像高信号结节→p.199
退形成性膵管癌	胰腺间变性癌	anaplastic carcinoma of the pancreas		实性→p.131/主胰管及静脉内瘤栓→p.160/胰周脂肪密度升高→p.165/CT平扫低密度→p.177/增强CT富血供肿块→p.186/增强CT乏血供肿块→p.193
通常型膵癌	普通型胰腺癌	pancreatic ductal adenocarcinoma		胰管扩张→p.102/胰管狭窄→p.111/实性→p.128/含钙化肿块→p.144/多发性胰腺肿块→p.153/主胰管及静脉内瘤→p.160/胰周脂肪密度升高→p.165/平扫CT低密度→p.175/增强CT乏血供肿块→p.192
通常型膵癌(groove領域の)	普通型胰腺癌（沟槽区域）	groove pancreatic carcinoma		胰管扩张→p.104/实性→p.133/胰周脂肪密度升高→p.166/平扫CT低密度→p.176/增强CT乏血供肿块→p.192
転移性膵腫瘍	转移性胰腺肿瘤	metastatic neoplasm of the pancreas		胰肿大→p.88/实性→p.134/含钙化肿块→p.148/多发性胰腺肿块→p.152/平扫CT低密度→p.179/增强CT富血供肿块→p.185
閉塞性膵炎（膵癌合併例）	梗阻性胰腺炎（合并胰腺癌病例）	obtructive pancreatitis associated with pancreatic cancer		胰萎缩→p.92/胰管扩张→p.102/胰管狭窄→p.110/胰周脂肪密度升高→p.165/平扫CT低密度→p.175
慢性膵炎	慢性胰腺炎	chronic pancreatitis		胰肿大→p.85/胰萎缩→p.92/胰管扩张→p.101/胰管狭窄→p.108/胰内钙化→p.138/含钙化肿块→p.143
輪状膵	环状胰腺	annular pancreas		胰管走行异常→p.98
groove膵炎	沟槽状胰腺炎	groove pancreatitis		胰肿大→p.86/实性→p.132/含钙化肿块→p.144/增强CT乏血供肿块→p.191
groove領域の通常型膵癌	沟槽区域的普通型胰腺癌	groove pancreatic carcinoma		胰管扩张→p.104/实性→p.133/胰周脂肪密度升高→p.166/平扫CT低密度→p.176/增强CT乏血供肿块→p.192
hemochromatosis	血色素沉着症	hemochromatosis		平扫CT高密度→p.169
polycystic kidney disease	多囊肾	polycystic kidney disease		→参照“真性囊肿”
solid pseudopapillary neoplasm	实性假乳头状肿瘤	solid pseudopapillary neoplasm	SPN	胰肿大→p.88/囊性→p.119/实性→p.130/含钙化肿块→p.148/平扫CT低密度→p.178/增强CT富血供肿块→p.186/CT乏血供肿块→p.196/MRI T$_1$加权像高信号结节→p.199
von Hippel-Lindau病	脑视网膜血管瘤病	von Hippel-lindau disease		→参照“胰真性囊肿”

脾

日语	中文	英语	缩略语	影像表现解说　刊登页一览
アーチファクト（線質硬化現象）	伪影（线束硬化现象）	beam hardening artifact		造影CT部分的低吸收（くさび状など）→p.247
うつ血脾	淤血脾	splenic congestion		脾肿→p.206/MRI T$_2$强调像高信号→p.259
膵仮性嚢胞の脾内進展	胰腺假性囊肿脾内浸润	splenic invasion of the pancreatic pseudo-cyst		囊性脾肿块→p.222/增强CT低密度（圆形~类圆形形）→p.241/MRI T$_2$加权像高信号→p.259
転移性脾腫瘍	转移性脾肿瘤	splenic metastasis		脾大→p.207/钙化→p.217/囊性脾肿块→p.222/多发性脾肿块→p.228/增强CT局限性高密度→p.233/增强CT低密度（円圆形类圆形）→p.245/增强CT部分低密度（楔形等）→p.249/MRI T$_2$加权像高信号→p.261
脾炎症性偽腫瘍	脾炎性假瘤	inflammatory pseudotumor of the spleen		增强CT低密度（圆形~类圆形）→p.242/MRI T$_2$加权像低信号→p.254
脾過誤腫	脾错构瘤	splenic hamartoma		局限性高密度→p.233/MRI T$_2$加权像低信号→p.254
脾結核	脾结核	splenic tuberculosis		钙化（高密度）→p.214/多发性脾肿块→p.226
脾血管腫	脾血管瘤	splenic hemangioma		多发性脾肿块→p.227/增强CT局限性高密度→p.232/增强CT低密度（圆形~类圆形）→p.240/MRI T$_2$加权像高信号→p.257
脾梗塞	脾梗死	splenic infarction		形态异常（多脾，无脾，脾萎缩）→p.209/钙化（高密度）→p.216/增强CT部分低密度（楔形等）→p.248/MRI T$_2$加权像高信号→p.260
脾サルコイドーシス	脾结节病	splenic sarcoidosis		脾大→p.207/多发性脾肿块→p.225/增强CT低密度（圆形~类圆形）→p.239/MRI T$_2$加权像低信号→p.253/MRI T$_2$加权像弥漫性低信号→p.264
脾浸潤,播種（周囲臓器からの腫瘍による）	脾浸润、播散（来自周围脏器的肿瘤）	tumor direct invasion dissemination		→参照"转移性脾肿块"
脾臓（原発）悪性リンパ腫（および関連病変）	脾脏（原发性）恶性淋巴瘤（及相关病变）	malignant lymphoma (and related disorders)		脾大→p.206，207/多发性脾肿块→p.229/增强CT低密度（圆形~类圆形）→p.244/增强CT部分低密度（楔形等）→p.248/MRI T$_2$加权像低信号→p.254/MRI T$_2$加权像高信号→p.260/MRI T$_2$加权像弥漫性低信号→p.264
脾臓原発血管肉腫	脾脏原发血管肉瘤	angiosarcoma of the spleen		增强CT局限性高密度→p.235/MRI T$_2$加权像低信号→p.253/MRI T$_2$加权像高信号→p.261

续表

日语	中文	英语	缩略语	影像表现解说　刊登页一览
脾损傷	脾外伤	spleen injury		形态异常（多脾，无脾，脾萎缩）→p.210/钙化（高密度）→p.217/CT增强局限性高密度→p.235/增强CT部分低密度（楔形等）→p.249
脾捻転	脾扭转	splenic torsion		形态异常（多脾，无脾，脾萎缩）→p.210
脾囊胞	脾囊肿	splenic cyst		钙化（高密度）→p.214/囊性脾肿块→p.220/增强CT低密度（圆形~类圆形）→p.240/MRI T$_2$加权像高信号→p.257
脾膿瘍	脾脓肿	splenic abscess		钙化（高密度）→p.216/囊性脾肿块→p.221/多发性脾肿块→p.225/增强CT低密度（圆形~类圆形）→p.238/MRI T$_2$加权像高信号→p.258
脾リンパ管腫	脾淋巴管瘤	splenic lymphangioma		囊性脾肿块→p.221/增强CT低密度（圆形~类圆形）→p.243/MRI T$_2$加权像高信号→p.258
ヘモジデローシス	含铁血黄素沉着症	hemosiderosis		钙化（高密度）→p.215/多发性脾肿块→p.228/MRI T$_2$加权像低信号→p.252/MRI T$_2$加权像弥漫性低信号→p.263
無脾症,多脾症	脾缺如、多脾症	asplenia and polysplenia		形态异常（多脾，无脾，脾萎缩）→p.209
遊走脾	游走脾	wandering spleen		形态异常（多脾，无脾，脾萎缩）→p.210
Gamna-gandy body	铁质沉着结节	Gamna-gandy body	G-Body	钙化（高密度）→p.215/多发性脾肿块→p.228/MRI T$_2$加权像低信号→p.252/MRI T$_2$加权像弥漫性低信号→p.263
sclerosing angiomatoid nodular transformation	硬化性血管瘤样结节转变	sclerosing angiomatoid nodular transformation	SANT	增强CT局限性高密度→p.233/增强CT低密度（圆形~类圆形）→p.242/MRI T$_2$加权像高信号→p.261

索引

续表